JN414781

"Valerie DeLaune는 하지 통증의 예방과 보존적인 자기-치료에 관해서 모든 사람들이 알아야만 하는 것을 간단하고, 알기 쉬운 용어를 사용해서 명백하게 설명한다. 통증유발점 치료가 자주 대체 의학으로 분류된다는 것을 저자가 지적하고 있다 하더라도, 이러한 밝혀진 테크닉들은 최근 연구에 의해서 뒷받침되고 다 년간의 효과적인 임상 경험에 기초를 두고 있다. 통증유발점 치료의 장점은 일반 사람들이 자기-관리 테크닉들을 빨리 배우고 그것들을 일상적으로 적용하고, 그들의 일관된 그리고 때때로 급격한 통증 감소와 정상 활동들로 되돌아가는 것에 의해서 그들 자신의 성공을 측정할 수 있는 것이다. 근육근막 통증유발점들이 당신의 하지 통증의 원인이라면, 이 책이 자기-치유로 가는 당신의 여행에서 중요한 도구가 된다는 것을 알 것이다."

– Renee Gladieux Principe, NCTMB, 마사지 치료사 이며 Pressure Positive 회사의 영업 부사장

"내가 추천하는 자기-도움 책들은 거의 없는데 왜냐하면 대부분이 지나치게 단순화되어 있거나, 너무 많은 사전 지식을 요구하기 때문이다. 이 책은 훌륭한 예외에 속한다. 나는 거의 30년 이상 통증유발점 치료를 일상적으로 사용해 왔는데, 평지풍파를 일으킬 정도로 새로운 도구를 만났다. 동시에, 특별한 지식이 없는 사람들도 이 책에서 이득을 볼 수 있다. DeLaune는 하지를 위한 통증유발점 치료의 독립적이며 또 그녀의 시리즈들의 부분으로서 효과가 있는 놀라운 책을 만들었다. 사람들이 그들의 몸을 돌보는 법과 책임감을 갖기 시작할 때마다, 그들은 수준 높은 조절을 이룰 수 있다. 이것은 삶의 질을 높여 준다. 읽고, 즐기고 대부분을 적용해 보아라."

– Steven Lavitan, DC, 카이로프랙터, 공인 침술사이며 영양사.

발, 발목, 무릎 및 하지의 통증유발점 치료법 자가-치료 워크북

Trigger Point Therapy for Foot, Ankle, Knee & Leg Pain

A SELF-TREATMENT WORKBOOK

발, 발목, 무릎 및 하지의 통증유발점 치료법

자가-치료 워크북

Trigger Point Therapy for Foot, Ankle, Knee & Leg Pain

YOUR SELF-TREATMENT WORKBOOK

Valerie DeLaune, L.Ac

영 문 출 판 사

■ 옮긴이

이민규

서울대학교 치과대학원 석사, 박사
현) 이천 현대치과의원장
역저: 두통과 편두통의 통증유발점 치료법(영문출판사)
　　　통증유발점 치료 및 스트레칭을 통한 근육통 치료(영문출판사)

천시욱

서울대학교 의과대학원 석사, 박사
포천중문의과대학 정형외과 외래교수
현) 이천 천시욱정형외과원장

발행인의 쪽지

이 출판물은 다뤄진 주제에 관해서 정확하고 권위 있는 정보를 제공하려고 디자인되었다. 그것은 발행인이 정신적, 재정적, 법적, 또는 다른 전문적인 서비스들을 주는 데에 관여하지 않았다는 이해를 가지고 판매된다. 전문적인 도움 또는 상담이 필요한 경우, 권한이 있는 전문가의 서비스를 구해야만 한다.

Trigger Point Therapy for Foot, Ankle, Knee & Leg Pain
YOUR SELF-TREATMENT WORKBOOK
by Valerie DeLaune, L.Ac.

Copyright © 2010 by Valerie DeLaune, L.Ac., and New Harbinger Publications, 5674 Shattuck Ave., Oakland, CA 94609

Translation copyright © 2012 Yeong Mun Publishing Company

발, 발목, 무릎 및 하지의 통증유발점 치료법

2012년 5월 18일 초판인쇄
2012년 5월 25일 초판발행

지은이 : Valerie DeLaune, L.Ac.
옮긴이 : 이 민 규 외
발행인 : 박 병 조
발행처 : 도서출판 영문출판사
등　록 : 1987년 12월 21일 제2-419호
주　소 : 서울시 강남구 삼성동 69-1
전　화 : (02) 514-5590, 776-5590
팩　스 : (02) 756-8943
E-mail : yeongmunsa@empal.com
정　가 : 20,000원
ISBN　978-89-7224-293-2　93510

※ 파본은 교환해 드립니다.

차 례

Contents

감사의 말
Acknowledgments

인구의 38% 정도가 시기에 상관없이 통증을 갖고 있다. 일반 의사의 진료에서, 환자들의 30%는 통증유발점들에 의해 발생한 고통을 겪고 있지만(Simons 2003), 여전히 의과대학에서는 근육통과 통증유발점들에 대해 아주 적은 중요성을 두고 있다. 감사하게도, 몇몇의 선구자들이 통증유발점들을 조사하고 연관 패턴들과 다른 증상들을 문서화하고, 그 모든 정보들을 의료 치료사들과 일반인들에게 가져다 주는 끊임없는 작업을 해왔다.

트라벨과 사이먼 박사의 일생의 작업, 그리고 트라벨과 사이먼 박사에 의해 쓰여진 책들을 소개해준 나의 신경근육 치료 교수님인, Jeanne Aland가 없었다면 이 책을 쓰는 것은 불가능 했을 것이다. 세 분 모두 세상을 떠나셨지만, 나와 나의 모든 환자들에게 그들의 고된 작업과 헌신은 영원히 고마운 일이라는 것을 안다. 그들의 작업은 그들의 연구와 기꺼이 다른 이들을 훈련시키고자 하는 마음 때문에 고통에서 해소된 수 십 만 명의 환자들을 통하여 계속 나아간다.

Dr. Janet Travell

트라벨 박사는 1901년에 태어났고 가업을 따라 의사가 되었다. 처음에 그녀는 심장학을 전공했지만, 그녀의 아버지처럼 곧 통증 이완 분야에 관심을 갖게 되었다. 그녀는 그녀의 아버지의 진료에 참여했고, Cornell 의과대학에서 가르쳤고, 통증유발점 주사들을 포함한 새로운 고통 치료제들을 개척하고 연구했다. 그녀의 개인 진료에서, 그녀는 심하게 손상된 허리 고통 때문에 목발을 짚고 다니며 몇 계단 조차 거의 내려갈 수 없었던 케네디 상원의원을 치료하게 되었다. 이 시기는 TV에서 막 전국의 집집마다로 정치인들의 이미지들을 보여주기 시작했을 때고, 대통령 후보에게는 건강하게 보여지는 것이 중요한 요소가 되었다. 목발을 짚고 다니는 것은 아마도 케네디 대통령의 선거에는 손실을 주었을 것이다.

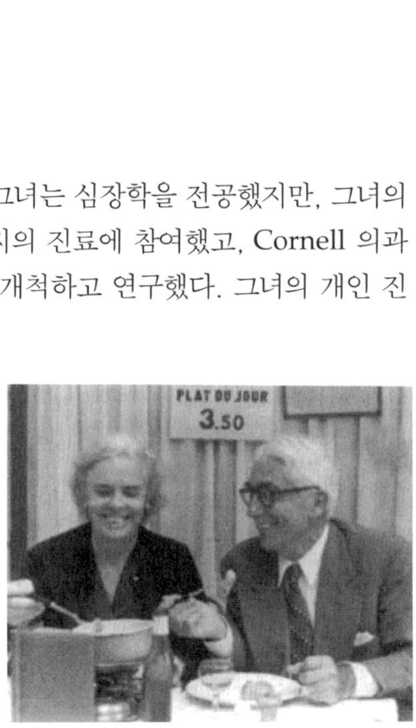

트라벨 박사는 백악관의 첫 여성 의사가 되었고, 케네디 대통령이 서거한 후에 그녀는 존슨 대통령의 치료를 위해 유임했다. 그녀는 교직, 강의, 그리고 만성 근막통증에 대해 글쓰기 같은 그녀의 열정들로

돌아가기 위해 1년 반 정도 후에 사임했다. 그녀는 90대까지도 일을 계속했고 1997년 8월 1일에 95세의 나이로 눈을 감았다.

데이비드 G. 사이먼 박사

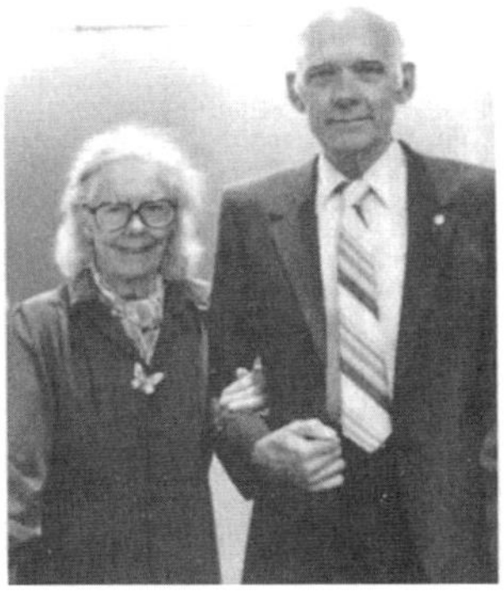

우주비행사 주치의로 직업을 시작한 사이먼 박사는 1960년대에 텍사스에 있는 Brooks 공군 기지의 우주 의학과에서 트라벨 박사가 강의를 할 때 그녀를 만났다. 그는 곧 트라벨 박사와 팀을 만들고 통증 치료를 위해 참조할 수 있는 국제 논문들을 연구하기 시작했다. 그는 몇몇의 다른 사람들도 통증유발점들을 발견하고 있지만, 다른 전문용어를 사용하고 있다는 것을 알아냈다. 그는 연구실과 진료실 환경에서 통증유발점들의 생리학을 연구하고 문서화했고 통증유발점들의 과학적 해석을 알아내기 위해 노력했다. 트라벨과 사이먼 박사는 의사들을 위해 쓴, 통증유발점들의 원인과 치료에 대한 종합적인 두 권의 책을 만들었다. 사이먼 박사는 통증유발점들의 생리학 연구를 계속했고, 트라벨 박사와 공저한 통증유발점 책들을 업데이트 했으며, 2010년 4월 5일 87세의 나이로 돌아가실 때까지 통증유발점 연구 논문을 공부하셨다. 또한 그는 데이비드 G. 사이먼 학회의 과학적 고문 위원이었는데, 그 학회는 근막 통증 증후군과 통증유발점 치료의 이해와 지식을 국제적으로 조장하는 목적을 갖고 있다.

다른 고마운 분들

많은 추가적인 연구원들이 통증유발점들의 연구에 기여해왔다, 그리고 많은 의사들과 다른 치료사들은 통증유발점들을 배우고, 그 정보를 그들의 환자들에게 주는데 시간을 보내왔다. 이 중요한 정보를 이용 가능하게 만드는 것으로 고통 완화에 역할을 한 모든 이들에게 감사 드리고 싶다.

나의 편집자들 Jess Beebe, Jess O' Brien, 그리고 Jean Blomquist는 조직적인 제안들을 제고하고 나에게 각 각의 교정본들을 훨씬 더 좋게 만들 수 있게 영감을 주는데 훌륭한 일을 했다. 스틸 사진을 제공해준 Art Sutch, Skip Gray, 그리고 Jaime Clapp; 연관 패턴 사진들의 모델이 되어준 David Ham, 그리고 그래픽 디자인 작업을 맡아준 Sarah Olsen에게 감사 드린다. Virginia Street(자넷 트라벨의 딸)과 사이먼 박사가 몇몇의 사진들을 제공했다.

나는 당신과 이 정보를 공유할 수 있도록 만들어준 수 천명의 환자들과 무엇이 그들에게 효과가 있었는지 공유해준 몇 몇의 의사들에게 많은 은혜를 입었다. 그리고 다시 한 번, 내가 이 책을 완성하기 위해 아주 많은 시간의 일을 하는 동안 인내심 있게 기다려 준 내 애완견 Sasha에게 고마움을 주고 싶다, 비록 지금은 약간 참을성이 없지만. 그녀는 "창을 통해서 애처로이 쳐다보는 법을 배웠고 아무리 냉정한 사람일지라도, 그녀의 부탁을 들어주지 않을 수 없을 것이다. 그녀는 나에게 자주 휴식을 취하고 운동을 위해서 걷는 내 자신의 자기-도움 테크닉을 완전하게 따르도록 만들어 주었다.

서 론
Introduction

당신이 이 책을 구입했다면, 하지, 무릎, 발목, 또는 발 통증이 자주 생기거나 또는 너무 심하거나, 쇠약하게 하는 것을 겪고 있을 확률이 높다. 당신은 통증을 치료하는 데에 "특효약"이 좀처럼 없다는 것을 알 필요가 있다. 사실상, 이것은 통증의 원인들이 자주 광범위하고 복잡하기 때문이다. 내재하고 있거나, 지속 인자들이 치료될 때까지, 통증은 보통 재발한다. 하지, 무릎, 발목, 또는 발 통증은 아주 다루기 힘든 문제일 수 있는데 그 원인들의 일부가 좀처럼 인식되지 않았기 때문이다.

당신의 의료 제공자가 알지 못할 수도 있는 것
What Your Health Care Provider May Not Know

통증유발점들에 관해서 알아야 할 가장 중요한 것은 그들이 상당히 일관된 패턴들로 통증을 다른 지역으로 "연관"한다는 것이다. 예를 들어, 당신의 위 다리의 바깥쪽에서 느껴지는 통증은 그 부위의 어떤 근육(측광근)으로부터 올 수도 있는데, 그러나 그것은 더 위에 있는 어떤 근육(소둔근)에 위치한 어떤 통증유발점에서 올 수도 있다. 연관 패턴들의 지식은 실제로 그 통증을 일으키는 통증유발점들을 어디서 살펴야 하는 출발점을 우리에게 준다.

통증유발점들과 연관통의 지식 기초가 없다면, 어떤 의료 제공자라도 통증 증후군들을 효과적으로 치료할 수 없다. 비록 통증유발점들과 그들의 연관 패턴들이 수십 년 동안 문서화 되었고 통증유발점들에 관한 임상 경험이 있는 우리들은 통증유발점들이 실제라는 것에 어떤 의심도 절대 해본 적이 없지만, 오직 보다 최근에 갖은 과학적인 이중 블라인드 조절된 플라시보 실험들이 그들의 존재를 "확인"할 수 있었다(Shah et al. 2008; Chen et al. 2007). 이 확인은 통증유발점들에 관한 주제가 과학과 의학 잡지들에 더 압력을 주게 하였지만, 그러나 의료 제공자들에게 이 단어가 알려지는 것은 아직도 더디다.

나는 사람들이 그들의 단 하나의 의지가 그들의 통증과 함께 사는 것을 배워야 한다고 들어온 꽤 간단한 수백 증례들을 치료해 왔다. 그 이유는? 그들의 의사 또는 다른 제공자들이 통증유발점들에 관해서 알지 못했거나 또는 어떤 "대체" 치료사에게 의뢰를 할 마음이 없었다. 감사하게도, 그것은 변하고 있다. 새로운 의사들은 의과 대학에서 넓은 범주의 대체 치료들을 접하게 되었고, 수 년간 의료 행위를 해 온 일부 의사들은 다른 치료

옵션들을 탐구하는 일에 흥미를 가지고 있다.

그들의 통증 문제들에 대한 해결책의 최소한 부분으로 통증유발점 치료를 상당히 확신하지만, 그들이 통증유발점들에 관해서 알고 있는 어떤 시술자를 찾을 수 없기 때문에 완전히 좌절한 사람들을 자주 접해왔다. 이 글에서처럼, 마사지 치료사들, 물리 요법들, 및 물리치료사들은 통증유발점들을 치료하는 경험을 가장 많이 가졌다고 생각되는 전문가들이다. 그러나, 비록 그들이 통증유발점들에 관하여 알기는 하지만, 그들은 지속 인자들(통증유발점들을 만들고 활성화시키며 그리고 오래 가는 경감을 위해서 절대적으로 해결해야 할 필요가 있는 것들)에 관해서 많이 배우지 않았을 수도 있다. 이것은 대부분의 통증유발점 훈련에 있어서 단지 부족하다고 내가 믿는 어떤 것이다.

당신 자신이 통증유발점들에 관해서 배우고 이 책 속의 자기-도움 운동들을 하는 것이 중요한 이유가 된다; 이 책 속의 정보로, 당신은 당신의 의료 제공자보다도 더 잘 통증유발점들을 치료할 수도 있다. 당신이 통증유발점들에 관해서 이미 알고 있는 어떤 사람을 찾을 수 없다면, 당신의 치료 약속 일에 이 책을 갖고 가라. 당신의 시술자에게 통증유발점들과 당신의 연관 패턴들을 교육 시켜라. 많은 사람들이 생각하는 것과 반대로 소비자의 요구는 건강 관리를 이끌 수 있다. 나는 지난 10년 이상 건강 보험 회사에게서 이것을 보아 왔다; 그들은 침술, 마사지 요법, 및 수기 요법들(예를 들어, 통증유발점 요법, 근막이완, 롤핑, 및 의학적 바디워크와 관련된 종류들)을 전 보다 훨씬 더 많이 포함시킬 가능성이 있으며, 그것은 의료 소비자가 그것을 고집하기 때문이다. 또한 건강 보험 회사들은 의료 소비자들이 보다 낮은 비용의 치료를 받게 하는 것이 길게 볼 때, 그들의 돈을 절약하게 해 준다는 것을 마침내 깨닫고 있다.

나의 배경 My Background

나는 1989년에 마사지 학교를 다녔고 스웨덴식 마사지를 배웠다. 나는 매우 좋은 일반적인 마사지하는 방법을 배웠지만, 환자들의 근육 문제들을 해결하기 위해 노력하는 일은 종종 실패했고 원인조차 파악할 수 없었다. 나는 Heartwood 기관의 카탈로그에서 신경근육 처치(neuromuscular therapy; 근막이완이라고 불리는 심부 조직(deep tissue) 마사지의 한 방식과 통증유발점들의 치료를 결합한 것)에 대한 강습이 있는 것을 보고 그 설명에 매우 호기심을 느꼈다. 1991년에 Jeanne Aland의 그 강습에 참석했고, 그것은 환자들을 치료하는 나의 접근법을 완전히 바꿨다. 나는 이것을 배우자마자, 나는 심지어 고통을 안고 살아가야만 한다고 믿게 된 사람들의 증례에서 조차도 꾸준히 문제들을 해결하기 시작할 수 있었다.

수 천명의 환자들을 치료하는 수 년 동안, 나만의 관찰들을 트라벨과 사이먼 박사의 기법에 추가해왔고, 그리고 다양한 자기-도움 테크닉들을 개발했다. 1999년에 침술에 박사 학위를 받았고, 그런 후로부터 침술로 통증 증후군들의 치료와 통증유발점들을 전문적으로 치료해 오고 있다.

이 책의 구성
How This Book Is Organized

당신이 이 책을 읽어 가면서, 어떻게 근육 문제들이 다리, 무릎, 발목, 또는 발 통증에 매우 중요한 역할을 할 수 있는 지와, 다른 비근육 상태들이 통증과 구조적 손상의 초기 선동자가 되는 지를 배우게 될 것이다. 통증유발점들은 통증에 자주 관련되기 때문에, 자기-치료 테크닉들을 배우는 것이 오래 가는 경감을 얻는데 매우 절대적이다.

파트 I은 통증유발점들의 배경 정보와 가능한 빠르게 고통 치료를 하는 것이 왜 중요한지를 통증유발점들 연구에서 새로운 것들에 관한 업데이트를 포함해서 제공한다. 중심 감작(central sensitization)의 발견과 그것이 어떻게 통증을 인체의 다른 부분들로 보내는 방식은 통증 증후군을 이해하고 치료하는 데에 매우 중요하다. 파트 I은 또한 다리, 무릎, 발목, 또는 발 통증의 다양한 원인들과 통증유발점들에 대한 그들의 관계, 그리고 어떻게 비만과 당뇨가 하지 문제들을 악화 시킬 수 있는 지를 설명한다.

파트 II는 이 책의 자기-도움 항목들을 다루기 시작한다. 그것은 당신의 특정한 상황들과 증상들의 적절한 요인들을 밝혀내는 데 도와줄 것이며, 그들을 해결하는데 도움이 되기 위해서 당신이 취해야 할 제안들을 줄 것이다. 많은 것들이 통증유발점들의 활성화를 초래하고 활성화되게 유지한다: 몇 가지만 뽑아 본다면, 발의 회내(pronation; 발목은 걸을 때마다 너무 많이 안쪽으로 그리고 아래쪽으로 구른다) 그리고 회외(supination; 발과 발목은 과도하게 바깥쪽으로 구른다), 잘못 디자인된 신발, 만성적인 재손상, 급만성 질환, 정서적 요인들, 그리고 잘못된 식사들이 있다. 이러한 지속 인자들은 다리, 무릎, 발목, 또는 발 통증을 해결하기 위해서 자기-도움 압력과 파트 III에 있는 스트레칭 테크닉들과 함께 다뤄져야 할 것이다.

파트 III는 가능성 있는 통증유발점들을 포함하고 있는 근육들의 위치를 찾아내는 방법, 그런 통증유발점들에 압력을 가하는 방법, 그리고 근육을 스트레칭 하는 방법을 위한 설명들을 제공한다. 7장은 치료 가이드라인들을 자세하게 설명하고, 8장은 다리, 무릎, 발목, 또는 발 통증의 잠재적 원인들로서 당신이 고려하기를 원하는 근육 장들(chapters)을 가리켜주는 지침을 제공한다. 9장에서 23장까지는 당신의 통증을 초래하는 특정한 근육들을 식별하는데 도움을 준다. 그들은 특정한 통증유발점들의 일반적 증상들의 리스트들을 포함하고, 그들의 통증유발점들을 위한 지속 인자들을 해결하는 유익한 힌트들을 제공하고, 자기-치료 테크닉들과 스트레칭들을 설명한다.

이 책의 활용 방법 How to Use This Book

파트 I과 II를 읽는 것이 당신이 파트 III에서 배우게 될 압력 테크닉과 스트레치를 위한 기초를 당신에게 줄 것이다. 그 다음, 당신이 파트 II의 압력 테크닉과 스트레치를 하기 시작함에 따라, 파트 I과 II로 다시 돌아가는 것이 도움이 된다는 것을 알 것이다. 지속 인자들에 관한 파트 II는 특히 도움이 될 것인데 왜냐하면, 모든 가능성에서 볼 때, 이러한 지속 인자들의 조합이 당신의 통증에 포함되기 때문이다. 당신이 당신의 통증유발점들을 일으키거나 악화시키는 것들을 손 볼 때까지 당신의 통증유발점들로부터 (그러므로 당신의 통증에서부터) 오래가는 경감을 얻을 수 없을 것이다.

이것은 단번에 고치는 것이 아니다. 그 어떤 치료법도 15분 내 또는 쉬운 다섯 단계보다 적은 방법으로 당신의 통증을 치유할 수 없다. 어떤 테크닉 또는 치료사라도 당신을 위해 그것을 할 수 없다. 가능하다면 통증유발점들을 치료할 수 있게 훈련된, 신경근육 마사지 치료사나 물리치료사와 같은, 치료사들에게 당신의 통증유발점들을 찾아내게 도움을 받고, 이 책을 그들의 작업을 보충하는데 사용할 수 있기를 당부한다. 내 경험상, 매주 전문적인 치료들을 받고 추가적으로 집에서 자기-치료를 하는 사람들은 전문적인 치료들만 받는 사람보다 적어도 다섯 배 정도 빠르게 나았다.

운이 없게도, 내가 위에서 말했듯이, 당신을 도와줄 전문가를 찾는 것이 불가능할 수도 있다. 전문가의 안내 없이 통증유발점들을 알아내는 것은 오래 걸릴 수도 있다, 하지만 이 책과 함께라면 당신 스스로 통증유발점들을 거의 다 알아낼 수 있을 것이다. 모든 장들을 다 읽어야 하고, 당신의 근육 속의 통증유발점들을 찾아내고, 자기-치료 테크닉들을 당신의 고통이 없어질 때까지 정기적으로 사용해야 한다. 당신 자신에게 물어보라, "내 시간을 내 고통 해소를 위해 쓰는 게 가치가 있을까?" 답이 "예" 라면, 당신은 이 책의 정보를 매우 유용하다고 느낄 것이다.

반드시 현실적인 목표를 세워라. 당신이 꼭 여러 가지를 함께 작업해야 하는 이유가 있지 않은 아닌 이상 한 번에 몇 가지의 근육에만 집중하라. 비현실적인 목표들을 세우는 것은 당신을 낙담하게 하며 포기하게 만드는 원인이 될 수 있다. 많은 수의 자기-도움 테크닉들과 제안들을 서두르며 제대로 하지 못 하는 것보다 몇 가지만 골라서 그것들을 제대로 하는 것이 더 낫다. 당신은 아마 다섯 가지 다른 근육들에 압력을 적용하고, 스트레칭을 하고, 교정장구를 구하고 당신의 잘못된 신발을 교체하고, 식사 방법을 바꾸고, 매일 걷기를 시작하는 것을 첫 주에 모두 할 수 없을 것이다. 당신의 속도를 조절함으로써 진행을 즐기고, 시간을 두고 지속 인자들을 돌봐라.

어떤 치료사와 함께 하고 있다면, 그들이 당신에게 중요한 순으로 무엇을 먼저 완료해야 할지 우선 사항을 결정하는데 도움을 줄 수 있어야 한다. 치료사가 당신에게 한 번에 너무 많은 요구를 한다면, 당신은 '뭘 해야 할 지 모르겠고 우선 사항을 결정할 필요가 있다' 고 반드시 말해야 한다. 치료사들이 환자에게 너무 많은 지시 사항을 주기가 쉬운데 특히, 학업을 막 마치고 많은 유용한 아이디어들과 제안들로 가득 찬 신참 치료사들이 그렇다.

이 책 안에는 수 백 가지의 제안들이 있다. 지속 인자들에 대한 파트 II와 근육에 대한 장들 안의 "도움이 될 힌트"를 읽으면서 당신은 당신의 통증 연관 패턴들의 잠재적 원인들을 파악할 수 있다. 당신의 상황에 관계 있는 것일 지도 모르는 무엇이든 밑줄을 쳐라. 그러고 난 후에 당신의 목표들을 성취할 수 있게 시간을 바치는 계획을 짜라. 통증을 없애는 것은 탐정 수사와 비슷하다 — 무엇이 당신의 고통을 야기시키고 또한 무엇이 그것을 해결하는 지는 당신에게만 고유한 원인들의 조합이 될 것이다. 이 책은 당신에게 고통에서 벗어나기 위한 방법에서 자아 발견 과정을 위한 많은 수단을 준다.

역자 서문

근육근막 통증의 주된 원인인 통증유발점들의 치료를 위해서 일반인들이 간단히 따라서 할 수 있도록 쉬운 용어와 도해로서 발, 발목 및 하지 통증을 혼자서 다루게 해 준다. 통증 치료를 위한 사용 도구도 주위에서 쉽게 구할 수 있으며, 이와 함께 스트레칭 방법도 잘 보여 주고 있다. 또한 통증유발점 치료를 위해서 근육 치료뿐만 아니라 부수되는 지속인자들에 대한 설명과 이를 적용하고 교정하는 간단한 방법들을 잘 나타낸 책이다. 번역 작업에 참여해 주신 여러분에게 감사를 드립니다. 또한 이 책이 출간되기까지 애를 써주신 영문출판사 박병조 사장님과 직원분들에게 고마움을 표합니다.

대표 역자 이민규

제 I 부

통증 유발점들, 발, 발목 무릎, 및 하지 통증

TRIGGER POINTS & FOOT, ANKLE KNEE, AND LOWER LEG PAIN

다리, 무릎, 발목, 또는 발 통증으로 고통 받고 있다면, 당신은 너무 자주 진정한 원인이 밝혀지지 않은 채로 관절염, 힘줄염, 족척근막염, 또는 정강이 스프린트로 진단될 것이다. 종종 그 원인은 하나 또는 그 이상의 근육들의 통증유발점들이나, 진단하는 시술자가 통증유발점들을 잘 모르기 때문이다. 통증유발점들은 대부분의 통증 증후군에서 매우 큰 역할을 하는데, 이것이 뜻하는 것은 통증유발점들을 치료하고 지속인자들을 없앰으로써 당신이 커다란 경감, 또는 심지어 완전한 경감까지도 얻을 수 있다는 것이다.

당신이 자기-도움 테크닉을 빨리 시작하고 치료사에게 치료를 될 수 있는 한 빨리 받을수록, 당신은 더 빨리 좋아짐을 느낄 것이다. 이것은 중요한데, 치료받지 않은 통증은 증폭되는 순환을 만들어서 통증을 더 만성적이고 치료가 잘 안 되게 만들기 때문이다.

제 1 장

통증유발점들이란 무엇인가?
What Are Trigger Points?

이 장에서 당신은 다음을 배울 것이다: 통증유발점들이 무엇인가? 어떻게 형성되는가? 또 눌렀을 때 어떻게 느껴지는가? 통증유발점 자체에서부터 멀리 인체의 부분으로 그들이 어떻게 통증을 연관하는가? 통증 이외에 그것들이 일으키는 증상은 무엇인가? 그들이 방치된다면 무슨 일이 생기는가?

통증유발점들의 특징 Characteristics of Trigger Points

근육은 인체의 가장 큰 기관이며, 특징적으로 인체 무게의 거의 50%를 차지한다. 인체는 대략 400개의 근육(놀랍게도 개인적인 차이는 있다)이 있으며, 그것들 중의 어떤 것이라도 통증유발점들을 만들 수 있으며, 연관통과 기능장애를 만들 여지가 있다. 증상은 참을 수 없이 괴로운 통증에서부터 아프지 않은 움직임 제한과 자세의 틀어짐까지 다양하다.

근육의 결절, 팽팽한 밴드 및 통증
(Knots, Tight Bands, and Tenderness in the Muscle)

근육은 서로 다발 짓고 결합조직에 둘러 쌓인 많은 세포들, 또는 섬유들로 구성된다. 각각의 섬유는 수많은 근원섬유들(myofibrils)을 갖고 있다. 대부분의 골격근들은 대략 만 개에서 이만 개의 근원섬유로 되어 있는데, 각각의 근원섬유는 끝과 끝이 연결된 근육섬유마디들(sarcomeres)의 고리로 구성된다. 근육 수축은 근원섬유마디에서 일어난다. 어떤 통증유발점들이 있을 때, 수 많은 근육섬유마디들은 작고 두꺼워진 부위로 수축되고, 근원섬유의 근육섬유마디의 나머지는 당겨져서 얇아진다. 동일한 부위에서 이러한 수축이 여러 군데서 생긴 것은 아마도 우리가 느끼기에 근육의 "결절(혹; knot)" 또는 "팽팽한 밴드(tight band)"일 것이다. 이러한 근육 섬유들은 쓰일 수가 없는데, 왜냐하면 그들은 이미 수축되어 있기 때문인데, 그것이 통증유발점들을 포함한 어떤 근육을 강화시킬 수 없는 이유가 된다.

눌렀을 때, 통증유발점들은 보통 매우 아프다. 수축된 상태를 유지하고 있는 섬유는 아마도 과민성 신경화학물질들(neurochemicals; 신경계에 영향을 주는 인체 생성 물질)을 방출하게 해서 통증유발점들이 눌려질 때 느껴지는 통증을 만든다. 통증 강도의 레벨은 근육에 가해진 스트레스에 따라 다양하다. 또한 통증의 강도는 정서적 요인들, 질병, 및 불면증을 포함한, 제 Ⅱ 부에서 다룬 지속인자들의 어느 것의 발현에 따라 다양할 수 있다.

건강한 근육들은 일반적으로 결절 또는 팽팽한 밴드를 포함하지 않으며, 누를 때 아프지 않고 사용하지 않을 때는, 부드러운 느낌이며 만져보면 유연하며, 만성 통증을 지닌 사람들에게서 보이는 딱딱하고 조밀한 근육과는 다르다. 사람들은 근육들이 훈련을 많이 하고 강화운동을 해서 딱딱하고 조밀한 느낌이라고 종종 나에게 말하나, 건강한 근육들은 쓰지 않을 때, 심지어는 훈련을 한 후라도 부드럽고 유연한 느낌이다.

연관통 *(Referred Pain)*

통증유발점들은 인체의 국소 부위와/또는 다른 부위로 통증을 연관할 수 있으며, 그리고 가장 일반적인 패턴들이 잘 기록되고 그려져 왔다. 이들은 연관 패턴(referral patterns)이라 불린다. 대략 반 정도에서, 통증유발점들은 당신이 증상을 느끼는 그 곳에서 위치하지 않는다. 제Ⅲ부에서, 당신의 통증 패턴과 비교할 수 있는 일반적인 통증 연관 패턴의 그림을 볼 수가 있고, 이것이 당신의 통증을 일으킨 통증유발점 또는 통증유발점들이 어디에 있는지를 가늠하게 해 준다. 그 대신, 당신이 그러한 위치들을 찾아 볼 필요를 알지 못하고, 또 오직 당신이 통증을 느끼는 곳만을 시술한다면, 아마도 경감을 얻지 못할 것이다. 예를 들어, 가자미근(당신의 장딴지의 부분)의 통증유발점들은 무릎 뒤쪽 위로, 장딴지를 따라서, 그리고 발꿈치 안과 발바닥으로 통증을 일으키며, 그리고 다음으로 발꿈치 통증은 자주 족저근막염이라고 오진된다.

오래 동안 통증을 갖고 있어 왔다면(아래 기술된), 중심 감작(central sensitization)이 가장 흔하게 발견되는 패턴과 다른 통증 연관을 일으킬 수 있다. 또한 그것은 한 지역에 있는 여러 근육들의 통증유발점들 모두가 한 부위로 통증을 연관할 수도 있어서, 이 모든 것이 연관통의 실제 원인을 결정하기 힘들게 만든다. 이것이 뜻하는 것은 당신은 오직 흔한 연관 패턴들만을 생각해서 어떤 잠재적인 통증유발점의 역할을 절대적으로 배제할 수 없다는 것을 뜻하는데, 다른 요인들이 당신에게 흔치 않은 연관 패턴을 갖도록 만들 수 있기 때문이다. 이전의 통증이 더 강렬할수록, 그것과 연관된 감정이 더 강렬해지고, 그것이 더 오래 흘렀다면, 중심 감작은 더 많은 편차를 가장 흔한 연관 패턴들에게 만들 수 있다(Simons, Travell, 그리고 Simons 1999).

통증유발점에 압력을 가할 때, 당신은 자주 연관통 또는 다른 증상을 만들어 내는데, 그러나 압력을 가할 때 연관통 또는 다른 증상을 만들지 않는 것을 특정 통증유발점이 없다고 생각해서는 안된다. 어떤 문제를 일으킬 수 있는 통증유발점들을 치료하려고 하라. 그리고 개선이 있다면, 잠시 동안이라도, 당신이 치료한 통증유발점들 중의 하나가 진짜로 문제의 최소한 부분이라고 여겨라. 이 이유로, 한 회에 모든 가능한 통증유발점들을 치료하지 말아라. 왜냐하면 치료한 어떤 통증유발점들이 실제로 당신에게 경감을 주었는지 알지 못하기 때문이다.

연관된 따끔거림, 무감각, 또는 화끈거리는 감각들은 통증유발점들이 어떤 신경 주위를 조이든지 압박하는 결과인 가능성이 많다. 예를 들어, 좌골신경(sciatic nerve)은 엉덩이 부위의 이상근(궁둥구멍근; piriformis) 밑이나 사이로 지나가는데, 이상근의 통증유발점들이 좌골신경을 누를 수 있고, 이것은 다리 뒤를 따라 달리는 유사좌골 통증을 일으키며, 찢어진 디스크 또는 뼈 돌기가 요추 신경근을 눌러서 생기는 진성 좌골신경통을 닮았다.

허약과 근육 피로 (Weakness and Muscle Fatigue)

통증유발점들은 관여된 근육들을 약하게 하고 동조를 못하게 만들며, 또 근육이 오래 견디지 못하게 만든다. 많은 사람들은 이 증상을 보고 약한 근육을 강화할 필요가 있다고 여기나, 통증유발점들이 우선적으로 비활성화 되지 않으면, 강화(strengthening; conditioning) 운동법은 통증유발점을 포함한 근육 대신에 주위의 근육들을 불러모을 가능성이 커서, 통증유발점들을 포함한 근육을 더 약화시키고 건강을 손상시키게 만든다.

통증유발점들을 함유한 근육들은 보다 쉽게 피로해지고 근육의 사용이 중지되었을 때, 빠르게 이완된 상태로 돌아가지 못한다. 이에 더하여, 통증유발점들은 당신이 연관통을 겪는 곳들에서 다른 근육들을 굳게 하고, 약하고 피로하게 만들 뿐만 아니라, 통증에 대응해서 한 부위를 전반적으로 팽팽하게 만든다.

다른 증상들 (Other Symptoms)

통증유발점들은 근육 문제들과 정상적으로는 연관이 되지 않은 증상들을 일으킬 수 있다. 예를 들어, 내광근의 통증유발점들은 무릎의 통증을 만드는 것 이외에도, 예기치 않은 무릎 풀림을 만들며, 측광근의 통증유발점들은 허벅지 바깥쪽 위로 통증을 만드는 것 이외에도, 무릎 덮개(슬개골)를 걸리게 만들어서 당신의 다리를 굽힐 수 없게 만든다.

뻣뻣한 관절, 피로, 전체적인 무력증, 경련, 떨기, 및 마비된 부위 및 다른 이상한 감각들이 생길 수 있다. 한 근육의 한 통증유발점이 이러한 증상을 일으킨다는 생각이 아마도 당신에게 (또는 당신의 의료 시술자에게) 들지 않았을 것이다.

활동 단계 및 잠복 단계 (Active Phase Vs. Latent Phase)

어떤 통증유발점은 그것이 자극을 어떻게 받는 가에 따라서, 활동성 또는 잠복 단계일 수 있다. 그 통증유발점이 활동성(active)이라면, 그것은 통증 또는 다른 감각들을 연관하고 운동 범위를 제한한다. 통증유발점이 잠복성(latent)이라면, 그것은 오직 감소된 운동 범위와 허약을 만들 수 있으나, 통증은 일으키지 않는다. 당신의 통증이 더욱 잦고 강함에 따라, 더 많은 수의 활동성 통증유발점들을 가질 가능성이 크다.

상해 같은 근육에의 어떤 충격으로 시작한 통증유발점들은 보통 처음에 활동성이다. 나쁜 자세 또는 나쁜 인체 역학, 반복된 사용, 신경 뿌리 자극, 또는 제 Ⅱ 부에서 다룬 지속인자들의 어떤 것일지라도, 활동성 통증유발점들을 만들 수 있다. 활동성 통증유발점들은 어떤 시점에서 통증을 연관하는 것을 멈추고 잠복성이 된다. 그러나, 이러한 잠복성 통증유발점들은 쉽게 활동성으로 다시 될 수 있어서, 사실상 옛날의 문제 — 아마도 잃어버렸던 어떤 것 — 가 재악화 될 때를 가지고 새로운 문제를 겪는다고 믿게 할 수 있다.

잠복성 통증유발점들은 과사용, 과신장, 또는 차갑게 된 근육에 의해서 재활성화될 수 있다. 제 Ⅱ 부에서 다룬 지속인자들의 어떤 것일지라도 이전의 잠복성 통증유발점들을 활성화 시킬 수 있으며 근육에 가해진 충격에 의해서 시작되는 새로운 통증유발점들을 보다 만들기 쉽게 해 준다. 잠복성 통증유발점들은 또한 처음에 활성화 됨이 없이 점차적으로 발전할 수도 있어서, 그것들이 거기 있다는 것 조차도 알지 못할 것이다. 13명의 건강한 사람들에게서 각자의 8개의 동일한 근육을 검사한 연구에서(Simons 2003), 두 명은 그들 근육들의 7개에서 잠재 통증유발점들이 발견됐고, 한 명은 6근육들에서 잠재 통증유발점들이, 3명에서는 5근육들에서 잠재 통증유발점들이, 2명에서 3개의 근육들에서 잠재 통증유발점들이, 2명에서 두 근육들에서 잠재 통증유발점들이, 2명에서 한 근육에서 잠재 통증유발점들이, 그리고 오직 한 명만이 여덟 개의 근육의 어느 것에서도 잠재 통증유발점들이 없었다. 이것의 뜻은 대부분의 사람들이 최소한 약간의 잠재 통증유발점들을 갖고 있고, 그것은 쉽게 활동성 통증유발점들로 바뀔 수가 있다는 것이다. 또한 이것은 어떤 사람들은 다른 사람들 보다 근육 통증의 문제를 일으키기 쉽다는 것을 의미한다.

일차와 위성 통증유발점 (Primary and Satellite Trigger Points)

일차(primary 또는 key) 통증유발점은 어떤 다른 근육 속에 위성(satellite) 또는 이차(secondary) 통증유발점을 만들 수 있다. 후자는 일차 통증유발점의 연관 지역 속에 있기 때문에 형성될 수 있다. 대신으로, 위성 통증유발점을 가진 근육은 일차 통증유발점을 가진 근육의 대용품이기 때문에 과부하 되기가 쉬울 수 있으며, 일차 통증유발점을 가진 근육의 장력을 떠맡는다. 자기-치료를 할 때, 당신의 통증유발점들의 어떤 것은 위성 통증유발점들일 수도 있다는 것을 알아야만 하며, 그들을 만든 일차 통증유발점들이 치료될 때까지 그들을 효과적으로 치료할 수 없다. 제 Ⅲ 부에서는 이러한 것들에 관한 안내를 제공할 것이다.

생화학물질들의 상승 (Elevated Biochemicals)

하나의 획기적인 2008 연구(Shah et al.)는 활동성 통증유발점들 내와 주위에서 11개의 상승된 생화학물질들을 측정할 수 있었는데, 염증 매개체들, 신경펩티드, 카테콜아민 및 시토카인(우선적인 감작 물질과 면역계 생화학물질들)들을 포함한다. 이에 더하여, 표본들의 pH는 인체의 다른 부위들에 비해서 강한 산성이었다. Issbener, Reeh, 및 Steen들에 의한 1996년의 한 연구는 국소적인 산성 pH는 감각 수용체들의 통증 역치 감각 레벨을 낮춘다는 것을 발견했는데, 그 근육에 급성 손상이 없더라도 마찬가지였다. 이것의 뜻은 하나의 주어진 부위에서 당신의 pH 레벨이 더 산성일수록, 당신은 다른 사람들과 비교해서 통증을 더 겪을 것이다. 인체 전반의 산성 pH와 위에서 말한 물질들의 상승으로 사람들이 통증유발점들을 만들기가 쉬워지는지 아닌지를 발견하기 위한 많은 연구가 요구된다.

통증유발점들을 치료하지 않고 방치하면 어떻게 되는가?
What Happens When You Leave Trigger Points Untreated?

사람들이 어떤 종류의 통증 문제를 처음 만났을 때, 그들은 보통 없어질 것을 기대하며 기다린다. 때때로 그렇기도 하나, 때때로 그렇지 않기도 한다. "두고 보는 것"의 문제는 통증유발점들이 치료되지 않고 놓아둘 때, 근육들은 손상을 입을 수 있고 궁극적으로 중추신경계의 변화로 통증의 해로운 순환으로 가게 만든다. 이러한 중추신경계 관여는 아마도 당신이 만성 통증을 왜 겪는 지를 설명한다.

근육 섬유의 손상 (Damage to the Muscle Fibers)

통증유발점들이 근원섬유의 일부를 수축되어 있는 상태로 만드는 이유를 기억하는가? 이것이 너무 오래 계속되면, 근원섬유는 중간이 끊어져서 각각의 끝으로 물러나서 가운데가 빈 간극을 남긴다. 이런 방식으로 손상된 근육섬유들은 고쳐질 수 없고 필요 시 절대로 다시 쓰일 수가 없다(Simons, Travell, and Simons 1999).

중추신경계의 감작 (Central Nervous System Sensitization)

우리 몸들의 급성 스트레스 반응들의 목적은 우리를 보호하고 우리 삶에서 어떤 것을 바꿀 필요가 있다고 우리에게 알리는 것인데, 뜨거운 스토브 버너로부터 몸을 떼든지, 위험한 상황으로부터 도망가고, 또는 손상된 몸 일부에게 치유할 시간을 주는 것들이다. 그러나 정서적 및/또는 신체적 스트레스(통증을 포함해서)가 지속될 때, 단지 몇 일 조차도, 부적응의 반응이 생긴다: 중추 신경계의 손상, 특히 교감신경계와 시상하부-뇌하수체-부신계〔hypothalamus-pituitary-adrenal (HPA) system〕의 손상. 이것은 중심 감작(central sensitization)이라고 불린다.

근육들에 있는 어떤 종류의 신경 수용체들은 정보를 척수와 뇌간의 회백질의 부분 안에 위치한 뉴런들로 중계한다. 통증은 거기에서 증폭되고 그리고 나서 다른 근육 부위들로 중계되므로, 그렇게 함으로써 통증의 지역은 처음에 이환된 부위를 넘어서 확장시킨다. 일단 중추 신경계가 관여되거나 이 방식으로 감작된다면, 지속된 통증은 이 뉴런들에게 오래 가거나 영구적인 변화를 만들게 되는데, 그것은 *신경전달물질*〔neurotransmitters: 한 뉴런에 의하여 만들어지거나 분비된 화학 물질로 뉴런들 사이에 있는 *시냅스*(synapses) — 또는 작은 간격 — 를 건너서 퍼져나가서 다른 뉴런을 자극하거나 억제한다〕을 통해서 인접한 뉴런들에게 영향을 준다. 또한 이것은 정상적으로 통증에 대항해왔던 신경계의 부분이 그것의 일을 하는 데에 오작동하거나 실패하게 만든다(Borg-Stein and Simon 2002; Niddam 2009; Latremoliere and Woolf 2009). 그 결과로, 낮은 레벨의 신체적 그리고 정서적 스트레스 요인에 의해서도 통증은 더 쉽게 시작될 수 있고, 또 더 강해지고 더 오래 갈 수 있다. 골관절염과 류마토이드 관절염과 같은 만성 염증 상태들 또한 중추 신경계 감작을 일으켜서 해악한 사이클의 통증을 만들게 된다.

그리고 정서적 그리고 신체적 스트레스 요인들이 중추 신경계 감작을 일으킬 수 있는 반면에, 중추 신경계 감작에 의한 지속된 통증은 정서적 그리고 신체적 스트레스로 이끌 수 있다(Niddam 2009). 단지 중추 신경계 부적응 변화들 홀로 자기-지속이 될 수 있고 통증을 일으키는데, 원천적 또는 어떤 부가적인 스트레스들의 어느 것이 없더라도 일으킨다(Latremoliere and Woolf 2009).

그러므로 통증을 치료하지 않고 오래 놓아둘수록, 관여된 뉴런들 수가 늘어나고 그리고 많은 근육들이 영향을 받아서, 새로운 부위에 통증을 일으키며, 교대로 더 많은 뉴런들이 관여되게 만들며 — 그리고 그 문제들이 더 크게 될수록, 그 통증이 만성적 문제로 갈 가능성이 커지게 된다. 통증이 빨리 치료될수록, 개시되게 하는 스트레스 요인들과 지속인자들을 다루는 것을 포함해서, 근육들이 더 많이 관여되고 중추 신경계가 변화하는 영구적인 문제들로 될 가능성은 줄어들 것이다.

인체 반대편 감작 (Sensitization of the Opposite Side of the Body)

당신은 당신의 신체 반대 편의 같은 부위가 비록 아프지 않았는데도 불구하고, 누르면 역시 아프다는 것을 안다면 놀랄 수도 있다. 반 이상에서, 반대편에 압력을 가하면 실제로 아프다. 최근에 그곳을 손상 받지 않았다면, 특징적으로 양 쪽이 궁극적으로 관여된다(예를 들어, 우측 장딴지가 아프다면, 좌측 장딴지에 통증점들이 있기가 쉽다). 그것이 직접적으로 안 좋은 인체 역학, 맞지 않는 신발, 또는 과사용 상해에 의한 것인지, 또는 간접적으로 만성 퇴행성 또는 염증성 상태들, 만성 질환, 및 중심 감작에 의한 것인지에 상관이 없이 한 다리에 영향을 준 것이 무엇일지라도 다른 다리에 영향을 줄 가능성이 크다. 그 이유로, 나는 거의 항상 양쪽을 시술하고, 당신도 양쪽의 자기-치료를 하라고 권한다.

연구원들이 근육 전기 활동을 기록하기 위해서 목 또는 등의 양쪽 같은 점에 바늘 전극을 꽂아서 사용한 연구가 이러한 관찰을 뒷받침 한다(Audette, Wang, and Smith 2004). 어떤 활동성 통증유발점이 신체의 한 쪽에서 자극이 되었을 때, 그것은 반대쪽의 해당 부위에 전기 근육 활동을 유도한다. 잠복성 통증유발점들은 같은 결과를 만들지 않는다. 이것은 더 나가서 중추신경계 감작의 개념을 뒷받침하는데, 이것은 시간이 감에 따라 대응하는 통증유발점들을 인체의 반대편에 생기게 한다.

어떻게 통증유발점들이 생기는가 How Trigger Points Form

갑작스런 외상 또는 상해 후에 통증유발점들이 생기거나, 또는 그들은 점차적으로 만들어 질 수 있다. 일반적인 시작과 지속 인자들은 기계적 스트레스, 상해, 영양 문제, 정서적 요인, 수면 문제, 급성 또는 만성 감염, 기관의 기능장애와 질환 및 다른 의학적 상태 들이다. 제Ⅱ부는 이러한 통증유발점들의 원인과 지속인자들에 관하여 자세히 다룰 것이다.

통증유발점들의 형성에 신뢰할 수 있는 메커니즘에 관한 최근의 가설의 일부는 *에너지 위기 성분 이론*(energy crisis component theory)이다. 각 세포의 어떤 부분인, *근형질 세망*(sarcoplasmic reticulum)은 이온화된 칼슘을 저장하고 방출하는 역할을 한다. 근육 섬유를 수축시키는 신경말단의 형태를 *운동단판*(motor end plate)이라고 부른다. 이 신경말단은 아세칠콜린(acetylcholine; 신경전달물질로 근형질 세망이 칼슘을 방출하게 시킨다)을 방출하며, 그래서 근육 섬유가 수축한다. 정상적으로 작동할 때에는, 근육 섬유의 수축이 더 이상 필요 없을 때, 신경단은 아세칠콜린 분비를 멈추고, 근형질 세망의 칼슘 펌프가 칼슘을 근형질 세망으로 거두어 들인다. 외상 또는 운동단판의 아세칠콜린 방출이 매우 증가한다면, 넘치는 양의 칼슘이 근형질 세망에서 유리될 수 있어서, 근육의 한 구획을 최대한으로 수축하게 만들고, 에너지 수요와 국소적 순환 손상을 최대한으로 이끈다. 순환 장애가 생긴다면, 칼슘 펌프가 칼슘을 근형질 세망으로 펌프 해서 되돌릴 때 필요한 연료와 산소를 얻지 못하게 되고, 그래서 근육 섬유가 수축을 계속한다.

또한 근육 섬유들의 끝에 있는 부위들은 (뼈 또는 근육이 건에 붙는 곳) 섬유 중앙의 수축에 의해서 부착부들이 스트레스를 받음에 따라 아프게 된다(Simons, Travell, and Simons 1999). 일단 중추신경계가 감작되면, 여러 가지 물질들이 유리된다: *히스타민*(histamine; 혈관의 확대와 투과성을 만드는 화합물), *세로토닌*(serotonin; 혈관을 수축시키는 신경전달물질), *브라디키닌*(bradykinin; 말초혈관을 확대시키고 작은 혈관의 투과성을 증가시키는 호르몬) 및 물질 P(substance P; 통증 역치 조절에 관련된 화합물). 이 물질들은 신경계를 자극해서 국소적으로 아세칠콜린을 더 유리시켜서, 기능장애 사이클의 지속화에 보태진다 (Borg-Stein and Simons 2002). 이러한 해로운 사이클은 어떤 종류의 외적인 개재가 근육섬유의 수축된 부분을 스트레칭 시킬 때까지 계속된다. 불안과 신경성 긴장 또한 *자율신경계*(autonomic nervous system; 신경계의 부분으로 아세칠콜린 유리와 혈관과 선들의 불수의적 기능을 조절한다) 활동을 증가시켜서, 일반적으로 그것이 통증유발점들과 그들과 연관된 증상들을 악화시킨다(Simons 2004). Partanen, Ojala, 및 Arokoski(2009), Shah et al.(2008), 및 Kuan(2009)들에 의한 연구들이 Simons의 가설을 뒷받침한다.

결론 Conclusion

통증유발점들은 누르면 아프고, 통증유발점을 형성하는 다수의 수축은 근육 속의 작은 혹같이 느껴진다. 건강한 근육들은 통증유발점들을 갖지 않고, 누를 때도 아프지 않다. 만약 통증유발점들이 치료되지 않고 놓아두게 되면, 근육세포에 가해진 손상은 수리될 수 없고, 심지어 중추신경계에 오래가는 변화를 일으킬 수도 있어서, 통증유발점들, 통증 및 손상의 자기-지속 사이클을 만든다. 통증유발점들은 통증 이외의 증상을 일으킬 수 있어서, 그것이 고려되어야만 하고, 그것은 어떤 근육이 통증유발점들을 갖고 있는가를 정하는데 당신에게 도움을 줄 수 있다. 연관 패턴이 일반적인 패턴에서 벗어나서 통증유발점들의 위치를 결정하기 어렵게 만들 때 특히 중요하다.

다음 장에서는, 통증유발점들의 치료에 대한 것을 조금 더 그리고 언제 의사를 찾아야 되는 가에 대하여 배울 것이다.

제 2 장

당신은 통증없이 살 수 있다
You Don't Need to Live with Pain

통증유발점들을 가능한 빨리 치료하는 것이 중요하며, 이것이 만성적인 문제를 덜 만들게 해 준다. 이 장은 발 빠른 치료의 중요성을 설명하고, 치료에서 무엇을 얻고 또 언제 의사를 찾아야 하는지에 관해서 설명을 해 줄 것이다. 제Ⅲ부는 자기-치료를 위한 전반적인 안내와 다리, 무릎, 발목, 또는 발 통증에 관여된 통증유발점들을 어떻게 치료하는지 가르쳐 준다.

통증은 치료될 수 있다 Pain Is Treatable

부모 중의 하나가 같은 종류의 컨디션일 때, 유전적인(genetics) 것이 틀림이 없고 그것과 함께 살아가야만 한다고 사람들이 자주 생각한다. 나는 그 상태가 비록 유전적일 지라도, 그것이 개선될 수 없다는 가정을 절대로 하지 않는다. 당신은 부모에게서 많은 것들을 배울 수가 있다 — 식습관, 운동 습관, 스트레스를 주는 상황을 대처하는 법, 심지어 자세와 몸짓 등등 — 이 모든 것들이 당신 자신의 건강에 영향을 준다.

나는 내가 어떤 이를 돕지 못한다는 생각을 해 본 적이 없고, 또 어떤 이를 카이로프랙터, 자연요법사, 또는 외과의사 들과 같이 그들을 도울 수 있는 사람들에게 의뢰할 수 없다는 생각을 전혀 한 적이 없다. 당신이 당신의 의학적 컨디션과 같이 살아야 한다는 말을 들었더라도, 당신은 그것을 바꿀 수 있다고 생각해라 — 최소한 당신이 모든 치료 옵션을 다해 볼 때까지.

빠른 치료의 중요성 The Importance of Prompt Treatment

"통증이 사라지기를 바라고 있어요", 라고 환자들이 말하는 것을 아주 자주 듣는다. 때때로 증상들은 몇 일 안에 없어져서 다시 돌아오지 않는다. 그러나, 보다 자주, 통증이 없어지기를 오래 기다릴수록, 더 많은 수의 근육들이 만성 통증과 기능장애의 체인 반응에 관여가 된다. 한 근육이 다치고 통증유발점들을 형성하고, 연관된 지역은 (당신이 통증 또는 다른 증상을 느끼는 곳) 다치기 시작하고 뭉쳐지며, 그 자신의 위성 통증유발점들을 형성하고, 그 지역은 통증을 또 다른 어떤 곳으로 연관하는 것이 계속 된다. 또는 통증이 잠시 좋아졌으나, 통증유발점들은 실제로 비활성화 단계에 있으면서 활성화할 준비를 하고 있으며 다시 한 번 통증 또는 다른 증상들을 일으킨다.

1장에서 설명했듯이, 궁극적으로 근육 세포에 영구적인 구조적 손상과 중추 신경계의 감작이 만들어진다. 오랫동안 통증유발점들이 치료되지 않은 채로 있을수록 문제는 더욱 복잡해지고, 더 아프게 되며, 더 쇠약하게 하고, 더 좌절시키고, 치료하는데 시간이 많이 걸리고 비용이 많이 들어간다. 여기에 더해서, 오래 기다릴수록, 완전한 경감을 얻기가 힘들다 — 그리고 당신의 통증유발점들이 만성적으로 주기적으로 재활성화 될 가능성이 커진다.

통증 사이클의 파괴 (Breaking the Pain Cycle)

어느 곳이 다치기 시작하면, 당신은 그 지역을 긴장시킨다. 그리고 더 다치게 되어서 근육은 더 뭉치게 되고, 통증 사이클을 지속화시키고 상승시킨다. 지속인자들을 없애고 통증유발점들을 치료하는데 도움을 주는 어떤 방법이 그 사이클을 부수는데 도움이 될 수가 있다: 통증유발점 자기-치료, 스트레칭, 열, 및 냉, 카이로프랙틱 또는 접골 치료, 마사지, 초음파, 자연요법, 바이오피드백, 통증유발점 주사, 상담, 및 심지어는 진통제도 해당된다.

내가 아스피린(aspirin)과 이부프로펜(ibuprofen) 따위의 진통제(analgesics)를 주는 것을 보고 사람들이 종종 놀라움을 표시하는데, 그러나 통증 사이클을 빨리 깰 수 있는 무엇이라도 증상들이 심해지거나 다른 근육들에 영향을 주는 것을 막을 수 있다. 여기 더해서, 진통제는 당신이 극도로 아픈 경우에 치료의 첫 단계를 견딜 수 있게 해 준다. 그러나 단지 당신의 통증 레벨이 감소한 것이기 때문에 이것이 통증유발점들이 없어진 것이 아니라는 것을 알아야 한다. 당신은 우선적으로 아직도 가능한 치료를 찾아야 할 필요가 있다. 진통제는 통증의 날을 가장 무디게 할 수 있으나, 당신이 그것을 오랜 기간의 해결책으로 간주하지 않는다면, 당신은 문제의 원천을 치료할 필요가 있다.

근육 이완제(muscle relaxants)는 통증유발점들로 기인한 통증을 가진 사람들에게 용도가 거의 없는데, 근육 경련이 통증의 원인이 아니기 때문이다. 또한, 이러한 약은 처음에는 *보호 스프린팅*(protective splinting; 통증유발점들을 갖고 있는 약해진 근육들을 보호 또는 보상하기 위해서 근육들이 수축함)을 만드는 근육들의 긴장을 풀어 준다. 이러한 보호 스프린팅의 제거는 통증유발점들을 갖고 있는 근육에 부하를 증가시켜서 또 다른 통증을 만든다.

왜 통증유발점 처치가 효과가 있는가 (Why Trigger Point Therapy Works)

통증유발점들의 마사지와 자기-치료는 근육 세포들에게 적절한 세포 대사 과정인 산소와 영양분을 받아들이기 시작하고, 대사 산물들을 제거하게 해 줄 것이다. 또, 통증유발점들에 작용하고 그것을 이미 다친 것보다 약간만 더 다치게 하여서, 인체가 엔돌핀 같은 통증을 막는 화학물질들을 유리하게 만들어서 통증 사이클을 부순다.

얼마나 오래 치료를 받아야 하는가?
How Long Will Therapy Take?

사람들이 치료를 시작할 때 흔하게 받는 질문은 "치료를 얼마나 오래 받아야 합니까?"이다. 나의 일반적인 원칙은 그 상태가 얼마나 오래 진행되어 왔고 그리고 의학적 상태(어떤 종류의)를 많이 갖고 있을수록, 더 많은 수의 세포들이 관여하게 된다는 것이고, 그것의 뜻은 치료가 더 복잡하고 더 오래 걸린다는 것이다. 완벽하게 건강하며 오직 최근에 작은 손상만을 받았다면, 당신은 치료를 오래 받을 필요가 없다.

증상에서 벗어나는데 얼마나 오래 걸리는 가를 결정하는 주요 인자는 얼마나 성실하게 자기-치료를 하는 가, 그리고 어떻게 정확하게 당신의 지속인자들(제 Ⅱ 부에서 논의됨)을 찾고 그것을 제거하는데 성공하는 가이다. 내가 서론에서 말했듯이 내 경험으로, 집에서 자기-치료를 하고 이에 더해서 매주 전문 치료를 받는 사람들은 오직 전문 치료만을 받는 사람들에 비하여 최소한 다섯 배나 빠른 진전을 보인다. Travell과 Simons 박사가 말한, "환자에게 행해지는 치료는 최소로만 하고 환자가 할 것을 가르치는데 모든 노력이 집중되어야 한다. 환자들이 (증상 관리 전체에) 조절을 늘리는 운동을 함에 따라서 그들은 신체적으로 정서적으로 개선될 것이다"(1992, 549).

나는 환자들에게 보통 두 번째 또는 세 번째 치료의 끝 무렵에, 얼마나 많은 치료가 필요한 가에 관한 상당히 좋은 조치를 다음에 따라서 줄 수 있다: 그들의 의학적 상태, 나에게 느껴지는 그들의 근육이 어떤지, 자기-치료와 지속인자들 시술에의 성실도 및 시작한 첫 몇 주 동안의 개선(또는 나빠짐) 정도. 만약 당신이 치료사를 만나고 있다면, 몇 주가 지난 후에 얼마나 오래, 얼마나 자주 치료를 받으러 와야 하는 지를 물어 보아라.

작은 퍼센트의 사람들은 그들이 좋아지기 전에 조금 나빠질 것인데, 대부분이 복잡한 경우에서다. 또는 통증이 돌아다닐 수도 있거나, 오로지 제일 나빴던 부위가 개선되고 이제는 다음으로 나빴던 자리가 더 느끼기 때문에 통증이 돌아다닌다고 느낄 수 있다. 나는 당신이 치료에 열중할 것을 권한다. 자기-치료가 편안하지 않다면, 치료의 횟수를 줄이던지 가하는 압력을 줄이던지 하는 불편함을 없애는 방법을 찾아 보아라. 당신의 통증과 다른 증상들을 기록해 놓는 것이 도움이 된다. 8장에 있는 빈 챠트를 복사해서 당신의 통증을 기록하는 데에 사용해라. 이것이 당신이 진전을 했나 안 했나의 판단을 도와 주는데, 심지어 당신이 당신의 증상에서 아무 변화를 느끼지 못 할 때에도 도움이 된다. 또한 당신과 가까운 사람에게서 피드백을 얻어라. 그들은 당신의 움직임과 활동 레벨, 심지어 당신이 인식하지 못하는 것 조차도 알아차릴 수 있다.

나는 내가 환자들을 도와줄 수 없었던 오직 몇 증례가 있는데, 이 증례에서 사람들이 이 전문가에서 저 전문가로 찾아 다니며 도움을 거의 조금 또는 아무 도움도 못 받고 너무 좌절해서 (그리고 그렇다는 것이 이해가 된다) 그들이 포기하기 전에, 그들이 비록 개선을 보였다고 하더라도, 나에게 몇 번의 치료할 시간을 주지 않았다. 당신이 좋아지기 전에 약간 나빠진다면, 이것이 그들을 치료의 초기 단계에서 쉽게 포기하게 만든다. 당신의 상태가 초기에 나빠져도, 그것이 효과가 없다고 결정하기 전에 어느 정도의 시간을 내어 어떤 치료를 받으라고 권한다. 대부분의 전문가들은 그들의 가방에 많은 방책들을 갖고 있고, 어떤 것이 효과가 없으면, 그들은 다른 것을 써 보려고 한다. 그들에게 당신의 몸을 배우고 당신이 그것을 사용하는 법을 관찰할 시간을 주어라. 그러나, 치료사가 당신을 관리하고 돌볼 시간을 내지 않는 것처럼 보인다면, 반드시 당신을 더 잘 돌보아줄 어떤 이를 찾아 보아라.

언제 의료 제공자(의사)를 찾아야만 하는가?
When Should You See a Health Care Provider?

당신이 이 책의 자기-도움 테크닉을 써서 경감을 얻지 못한다면, 당신은 의사를 찾아 갈 필요가 있다. 통증유발점들 이외의 다른 어떤 것이 당신의 다리, 무릎, 발목, 또는 발 통증을 일으키거나 관여한 것이 있을 수 있다. X-ray와 다른 진단 검사들이 골관절염, 찢어진 인대들 또는 건들, 및 스트레스 골절들과 같은 어떤 상황을 밝힐 수 있다. 통증유발점들이 원인이 된 연관 증상들은, 보다 심각한 상황 또는 그들과 수반하여 일어나는 다른 것을 닮을 수 있다. 문제의 궁극적인 원인을 결정하는 어떤 검사를 받아야 하는데, 그것은 가장 효과적으로 치료가 될 수 있는 것을 결정할 것이다.

당신의 다리와 발의 통증이 다음의 증상들의 어떤 것과 같이한다면, 심각한 상황을 즉각적으로 배제하기 위해서 의사를 찾아야만 한다:

- 통증이 갑작스럽게 생겼고, 심하거나, 외상성 손상으로 시작될 때, 특히 당신이 그 당시에 소음을 들었거나, 어떤 사람이 당신을 단단한 것으로 때렸다고 생각될 때
- 통증이 2주 이상 지속할 때
- 통증의 강도가 시간이 가면서 증가하거나, 그 증상들이 다를 때 (변화들은 보다 다른 중요한 원인의 암시일 수 있다)
- 통증이 홍조, 열, 심한 부종, 또는 이상한 감각일 때, 특히 장딴지 위로
- 아물지 않는 발진 또는 궤양을 만들었을 때
- 만성적인 장딴지 경련을 갖고 있을 때
- 순환이 나쁘거나, 아픈 정맥류, 및 매우 차가운 다리, 발, 팔, 또는 손 일 때

희망적으로, 당신의 의사는 어떤 심각한 상황을 가려 낼 것이다. 구조적 손상 또는 만성 상태들로 인한 통증이라고 진단을 받았다면, 통증유발점들의 자기-치료와 지속인자들의 치료와 제거의 조합으로 당신 통증의 모든 것 또는 많은 경감을 아마도 얻을 것이다. 의료 제공자가 내린 진단에 상관이 없이, 나의 전반적인 치료 원칙은 동일하다: 가능한 모든 내재한 원인을 찾아서 없애며, 통증유발점들을 치료한다.

결론 Conclusion

이 장에서 배운 가장 중요한 것은 당신이 불필요하게 통증과 같이 살 필요가 없다는 것이다. 담당 치료사가 옵션의 모든 것을 알지 못한다 하더라도, 치료의 옵션은 존재한다. 이부프로펜 같은 진통제와 냉열의 사용은 통증 사이클을 깨는데 도움이 될 수 있으나, 그것들은 통증유발점들의 치료와 지속인자들을 없애는 것의 대안은 아니다. 치료의 기간은 당신 개개인의 의학적 상태와 그 상태가 얼마나 오래 지속해 왔는지에 따라서 달라지며, 당신의 자기-치료와 지속인자들을 찾아서 관리하는 것에 얼마나 전념했는가에 따라 달라진다. 당신은 좋아지기 전에 나빠질 가능성도 있다. 위에 나열한 증상의 어떤 것을 가졌거나 이 책 속의 자기-도움 테크닉이 도움이 안 될 때에는 의사를 찾아라.

다음 장은 다리, 무릎, 발목, 또는 발 통증의 특수한 종류들과, 관련 상태들을 일으키고 지속화 시키는 통증유발점들의 역할에 관하여 다룰 것이다.

제 3 장

발, 발목, 무릎, 및 하지 통증
Foot, Ankle, Knee, and Lower Leg Pain

하지(아래 다리), 족부 통증의 빈도는 극적인 증가를 걷고 있는데 급성 손상 수의 증가와 하지에 영향을 끼치는 내과적 상태를 가진 사람 수의 증가 때문이다. 관련 의료비도 상승하고 있다(Hinkers 2009).

급성 손상은 주로 부적절한 훈련으로 인한 스포츠 손상 때문이다("예비병" 증후군 — weekend warrior syndrome — 을 포함하여). 스포츠를 매우 좋아하는 사람이라면, 스트레칭을 함께한 적절한 준비운동과 경미한 운동이 오래 동안 손상을 막아 줄 것이다. 다른 방법으로 다른 근육군들을 사용하는 소위 교차-훈련(cross-training)이 여러 가지 근육을 강화시켜주므로 도움이 된다. 당신이 오직 한 두 가지 운동에만 열중한다면, 일정한 근육만을 쓰게 되어 다른 근육은 약화되어 이것이 급 · 만성 손상을 일으키게 되고, 또 통증유발점을 형성하게 되는 것이다.

만성 내과 질환인 당뇨병, 죽상동맥경화증, 및 비만 등은 안좋은 음식과 함께 좌식 생활 습관과 연관되어 자주 생기는데, 이 또한 통증유발점을 유발시키는 간접 원인이 된다. 왜냐하면 하지 근육은 전체 몸무게를 지탱하기 때문에, 특히 기계적 스트레스에 손상 받기 쉽고, 심장에서 제일 멀어서, 상기 만성 질환으로 혈액 순환이 잘 안될 수 있기 때문이다.

이번 장에서는 외상이나 만성질환으로 인한 가장 흔한 통증의 원인에 대하여 설명하고, 어떻게 통증유발점이 직 · 간접적으로 관여하는지를 알아보고자 한다.

무릎 통증 Knee Pain

여기에는 몇 가지 원인이 있는데, 관절염이나 슬개골 배열 문제, 관절주위 점액낭의 염증, 과사용손상 또는 갑작스러운 외상으로 인한 연골, 건, 및 인대 손상 등이 그것이다. 갑자기 무릎이나 다리에 충격을 받아서 무릎 부위에 심한 통증이 있다면, 여러분은 구조 손상 유무를 알기 위해 의사에게 진찰을 받아야 할 것이다.

찢김 또는 파열의 일종으로 진단을 받았다면, 수술을 받을 수도 있다. 통증유발점 자기-도움 테크닉은 수술 전후에 근육을 이완시키고 회복을 촉진시키며, 말초 및 중심감작의 잠재적인 장기간 영향을 효과를 최소화 시켜 준다.

서서히 시작되는 통증은 주로 과사용 손상, 낭염 따위의 염증, 또는 관절염 등의 퇴행성 변화로 기인한다. 당신이 통증을 줄일 수 있는지를 보기 위해서, 이 책에 기술된 통증유발점 자기-도움 테크닉을 시도해 보아라. 만일 통증을 신속히 줄이거나 없애지 못하면, 구조적 손상이 있는지를 알기 위해서 공급자(의사)를 찾아야 할 것이다. 원인이 무엇인지에 상관 없이, 당신은 통증유발점에 계속 압력을 가해야 할 것이다.

1장에서 말한 중심 감작을 기억하는가? 무릎 관절에서 나오는 정보는 척수 신경의 표면 및 심부 후각(dorsal horn) 모두에서 처리되고, 심부 조직은 특히 중심 감작을 야기시킨다. 즉, 관절염과 염증성 관절질환 모두에서 오는 중심 감작은 관절 주위로 통증이 퍼져 나가며, 궁극적으로 주위 근육에까지 통증유발점을 형성하게 된다. 슬관절 인공 치환술을 받은 환자가 여전히 통증을 느끼는 이유가 이 때문이며 아마도 통증유발점 통증 연관통의 결과일 수 있는데, 비록 통증유발점들이 내재한 질환의 근원적인 부분이 아닌데도 그렇다.

무릎 관절에 영향을 끼치는 흔한 원인에 대하여 자세히 알아보고 통증유발점을 야기시키거나 그 결과로 인한 문제들을 집어보기로 하자.

골관절염 (Osteoarthritis)

골관절염은 제일 흔한 관절질환으로 무릎 관절에 제일 많이 발생한다. 쿠션 역할을 하는 연골이 제일 먼저 닳기 시작하고, 그 다음으로 퇴행성 변화가 진행됨에 따라, 그 밑에 있는 뼈까지도 닳아 없어진다. 그 결과 뼈 가장자리가 두꺼워지고, 그것들은 소위 골증식체(osteophytes) 또는 골극(spur)이 형성된다. 이 경우 퇴행성 과정의 어느 단계에서 관절 통증이 시작되는 지는 불분명하다. 골관절염에서 온 통증은 보통 발병 부위에만 국한되지만, 고관절염의 경우 무릎 통증을 일으킬 수 있다.

증상으로는 심부 통증이 있고 운동 후에 악화되거나 그 부위에 체중이 가할 때, 관절 속에 깊숙이 쑤시는 통증, 뻣뻣함, 제한된 가동성, 삐걱거리는 소리, 관절 부종, 및 밤에 더 악화되고 비 오는 날 더 아픈 통증들이다. 관절을 쉬게 하면 통증이 덜해진다. 초기에는 간헐적으로 아프지만 병이 진행하면 지속적으로 통증이 있게 된다.

나이, 비만, 근력 약화, 과거의 외상 등이 위험 요소이며 남성보다 여성에 보다 많이 나타난다. 미국 성인의 과반수가 85세 즈음에 최소한 한 쪽 슬관절에 골관절염이 발생하며, 체중 문제와 함께한 나이 및 체질량에 비례해 증가된다. 비만 환자의 66%가 한 쪽 또는 양 쪽 무릎에 골관절염이 있다(Murphy et al. 2008). 다른 위험 요소로는 구조적 배열상 문제, 근력 약화, 유전적 소인, 및 힘든 노동, 무거운 것 들어올리기, 무릎 굽히기, 및 반복적인 동작을 요하는 직업군 들이 있다. 일단 관절염이 시작되면, 점차 악순환에 빠진다. 무릎이 아프면 운동을 덜하게 되고, 근력이 약해지면 체중이 늘어 더욱 퇴행성 변화가 심해지는 것이다.

나이가 든다거나 유전적 소인은 어쩔 수 없다고 하더라도, 주위 환경을 바꾸어 가구 배치를 인체공학적으로 한다거나 음식을 조절하고 자세를 바꾸는 것 등은 비교적 쉽게 할 수 있는 것이다. 또 구조 배열상의 문제, 근력 약화 등은 의사, 카이로프랙터, 물리치료사의 도움을 받아 병의 진행을 멈추거나 그것이 시작되기 전에 그것을 예방할 수 있을 것이다. 제Ⅱ, Ⅲ부에 있는 여러 자기-도움 테크닉으로 이미 생긴 통증유발점을 치료하고 부가적인 통증유발점들이 형성하는 것을 막는데 도움이 될 수 있을 것이다.

슬개골대퇴골 통증(슬개 연골연화증) [Patellofemoral Pain (Chrondromalacia Patellae)]

슬개골(kneecap; patella)이란 관절에 제일 가까운 쪽이 연골로 덮여있는 작은 뼈이다. 그 연골은 충격을 흡수하고 그리고 슬개골 뒤의 하지와 허벅지뼈(경골과 대퇴골)의 끝들로 만들어진 홈을 따라 슬개골이 부드럽게 움직일 수 있도록 한다.

슬개골 주위에서 서서히 진행한 통증은 보통 근육 불균형 때문인데, 여기에서는 측광근과 대퇴직근이 수축되어 있고 내광근이 조절되지 않고 있다. 이렇게 되면 이것이 슬개골을 약간 외측으로 당기고, 그것은 더 이상 홈 속에서 올바른 길로 다니지 못하게 된다. 연골은 밑에 있는 뼈와 마찰을 일으켜 시간이 지날수록 손상을 받게 된다. 슬개골 앞쪽에 충격이 가해져서 연골이 손상을 입으면, 그것은 작은 찢김 또는 연골을 거칠게 만들어서, 통증을 만든다.

연골이 상하게 되면, 무릎을 펼 때 갈리거나 딸각거리는 소리가 나고, 계단을 내려갈 때 통증이 더 악화되며, 오랫동안 앉아 있다 서면 아프고, 슬개골을 누를 때 아플 가능성이 있고, 살짝 붓기도 한다.

근육불균형문제는 제Ⅲ부에서 말한 측광근과 대퇴직근의 통증유발점을 찾아 자기-도움 테크닉과 내광근을 강화시켜서 일반적으로 쉽게 해결할 수 있다. 연골이 손상되지 않았다면, 당신은 틀림없이 빠른 경감을 얻을 것이다. 한편 엉덩이 근육이나 대퇴근막장근에 대한 치료가 필요할 수도 있으나, 그것은 이 책에서 다루지 않는다. 족부 내회전 교정도 도움이 될 수 있는데, 4장에서 "자기-도움 테크닉: 올바른 신발을 골라라"에서 다룰 것이다.

연골이 이미 손상되었다면. 수술이 필요할 수 있지만, 앞에서 말했듯이, 이 책 속의 테크닉들이 당신의 수술 전후에 도움을 주며, 슬개골을 제 위치에 배열하고 연골 손상 악화를 방지할 수 있을 것이다.

장경인대 증후군 [Iliotibial Band Syndrome (Runner' s knee)]

장경인대란 골반의 위쪽과 대퇴근막장근에 붙어 있고, 다리 옆을 따라 내려가서, 무릎 바로 아래 경골 외측에 붙는 결합조직이다. 이것이 만일 긴장되고 수축되면, 달리기 선수에서 흔히 보듯이, 무릎 외측의 대퇴골 기저부 골 돌출부와 마찰을 일으키게 된다.

증상으로는 무릎 바깥 쪽에 달릴 때 심해지는 통증, 허벅지 바깥쪽을 따라 팽팽함, 다리를 구부리거나 펼 때 통증, 다리를 벌릴 때 힘이 빠지고, 둔부근육이나 대퇴근막장근이 당기는 느낌이 든다.

진정한 장경인대 증후군은 소둔근의 뒤쪽이나 대퇴근막장근, 측광근 등에 있는 통증유발점들에서 온 연관통과 혼동되기 쉬운데, 왜냐하면 처음 두 근육들의 통증유발점들에서 온 연관통은 허벅지의 바깥쪽에서 느껴지고, 그리고 측광근은 연관통은 대퇴외측 뿐만 아니라, 슬관절까지 뻗쳐 있기 때문이다. 이 책은 허벅지에서가 아닌 무릎에서 그 아래쪽까지의 연관통에 대해 기술하고자 하므로, 자기-도움 테크닉들은 오직 측광근 만을 다루고 있다. 그래서 이 측광근의 치료도 장경인대증후군으로 인한 통증을 줄여주고 해결할 수 있을 것이다. 그러나 부가적인 근육들을 다룬 책들을 위해서 이 책 끝에 있는 자료들을 보아라.

대퇴사두근 및 슬개골 건병증 (Quadriceps Muscles and Patellar Tendinopathy)

대퇴사두근 건이 당신의 대퇴사두근을 슬개골에 부착시키고, 그리고 슬개골 건은 당신의 슬개골에서부터 경골(두 개의 하지 골 중 큰 것)까지 이어져 있다. 건들에 스트레스가 가해지면, 미세한 찢김(예전에 건염 — tendinitis — 또는 건증 — tendinosis — 으로 알려짐)을 만들 수 있다. 건들에는 풍부한 혈액 공급이 없기 때문에 근육보다 더 늦게 아문다.

많은 요인들이 건병증에 관여되며, 특히 갑작스런 운동 강도와 빈도의 증가, 하지 골격의 배열상의 문제, 근육의 불균형, 대퇴부 혹은 하퇴부의 근 긴장, 과체중 등이 그것이다. 증상으로는 통증의 강도가 세지고 그 건을 사용할 때 우두둑 소리 또는 느낌, 또는 밤 또는 걸을 때 통증과 뻣뻣함의 증가 들이다; 또한 그 부위는 누르면 아프고, 열이 나고, 벌겋게 붓기도 한다. 그 증상들은 점액낭염과 혼동되기가 쉽다. 이 책에서 가르치는 방법들로 통증유발점들을 치료하여 건들을 당기고 있는 근긴장을 풀 수 있고, 더 이상의 건 손상을 방지하며, 통증을 줄이거나 멈추고, 건들이 치유되도록 한다.

뒤넙다리근(슬괵근) 근육들/ 건병증 및 근긴장
(Hamstring Muscles/Tendinopathy and Strains)

뒤넙다리근(슬괵근) 근육들의 긴장이 근육과 힘줄에 스트레스를 주고 손상을 입히는 것은 대퇴사두근의 경우와 같다. 뒤넙다리근(슬괵근) 건들은 무릎 부위 바로 밑의 하퇴골에 부착된다.

건병증의 증상으로는 건 부착부 위를 누를 때 아프고 장딴지에 힘을 주고 억지로 무릎을 구부리려 할 때 통증, 및 운동 후 뻣뻣함이다. 뒤넙다리근(슬괵근)에 있는 통증유발점을 이 책에 기술한 방법으로 치료를 하면 건들을 당기고 있는 근육의 긴장을 풀어 줄 수 있으며, 근육들과 건들에의 더 이상의 손상을 막고, 통증을 완화시키거나 멈추게 하고, 건들이 치유되도록 한다. 대퇴이두근이 완전히 찢겼다면 (특정한 운동에서 요하는 빠른 움직임에서만 생기기 쉽다), 그 부위는 붓게 될 것이다. 당신이 부종 또는 심한 통증이 있다면, 치료와 평가를 위해 의사 진찰을 받아야 한다. 긴장된 근육들과 통증유발점들을 치료하는 것이 이러한 종류의 손상을 막는데 도움이 될 수 있는데, 이완된 근육이 긴장한 근육에 비해서 덜 다치기 쉽기 때문이다.

점액낭염 (Bursitis)

진짜 점액낭염은 (팽팽한 근육에서 기인한 인대 또는 건이 마찰에 관여해서 그것이 낭염을 생기게 할 수 있는) 간접적인 가능성을 제외하고, 통증유발점들과 연관이 거의 없지만, 실제로 통증유발점으로 인한 연관통이 있을 때, 관절 내 또는 주위 통증이 점액낭염으로 오진되는 경우가 종종 있어서 언급하고자 한다.

점액낭(bursa)이란 액체가 들어있는 작은 주머니로 그것은 피부, 건들, 근육들, 및 인대들이 그 밑에 있는 뼈와 마찰 없이 잘 미끄러지도록 도와 준다. 주로 무릎이나 대퇴골 전자부 위(대부분의 사람들은 그들의 힙 뼈 부위를 가리킨다), 어깨 및 팔꿈치 같은 관절들의 속 또는 가까이에 존재한다. 무릎 주위 점액낭염은 점액낭으로 외상이나 반복적인 외압에 의한 자극(반복적으로 무릎을 꿇고 있는 것) 및 감염으로 생긴다. 증상으로는 슬개골과 슬개골 바로 위 통증 및 압통이 있으며, 무릎을 꿇을 때 아프고, 붓고 열이 날 수 있거나 심지어 물이 찬 혹이 생기거나 곪을 수 있다. 나는 그 관절을 싸고 있는 근육들의 통증유발점들을 확인해볼 가치가 있다고 믿는데, 통증유발점들과 팽팽한 근육들이 점액낭의 마찰과 자극을 일으키는 경우, 또는 당신의 무릎 통증을 일으키는 것이 실제 낭염이 아닐 경우가 있기 때문이다.

반월상 연골판 찢김 (Meniscus Tears)

무릎 안에 있는 충격 흡수 조직으로 내측과 외측에 각 한 개씩 연골판이 있는데 급성 손상이나 퇴행성 변화로 인해 손상될 수 있고, 특히 내측 연골판 손상이 흔하다.

증상으로는 부종, 통증이 있고 관절의 바로 옆 무릎의 안쪽 또는 바깥 쪽의 통증이 있다. 무릎을 구부릴 때 통증이 악화되고 관절 잡음이 들리기도 한다. 이것은 의사의 진단을 받을 필요가 있다. 갑작스러운 외상으로 소리가 나면, 의사의 진찰을 반드시 받아야 할 것이다. 파열의 정도가 작으면 (찢김이 있을 때), 손상의 정도에 따라서, 보존적인 요법 — 냉 찜질을 하거나 투약, 초음파 또는 레이저 치료, 마사지/수기 치료, 그리고 컨디셔닝 운동들 — 들이나 또는 손상이 심각하다면 수술을 받아야 한다. 침이나 한약도 도움이 될 것이다(42쪽). 보존적이거나 수술 옵션의 어떤 경우에서라도, 어쨌든 관절에 무리를 주지 않는 선에서 통증유발점 자기-압박 치료가 도움이 될 것이다. 물론 당신의 의료 제공자의 안내 없이 함부로 스트레칭해서는 안된다. 가이드라인으로 통증을 사용해라: 만약 아프다면, 하지 말아라 — 최소한 당신이 물리치료사의 감독을 받을 때까지.

무릎 인대 손상 및 파열 (Knee Ligament Sprains and Tears)

인대(ligament)란 뼈와 뼈 사이를 잇는 결합 조직이다. 무릎에는, 두 개의 십자인대와 내측측부인대가 대퇴골을 경골에 붙게 한다. 외측측부인대는 대퇴골을 비골(하지에 있는 가는 뼈) 머리에 붙게 한다.

인대 손상은 과사용이라기보다는 보통 다쳐서 생기며, 반월상 연골판 손상을 만들거나 이것과 수반해서 생길 수 있으며, 또는 관절 연골(대퇴골과 경골 사이의 패드)의 손상에 의해서 생긴다. 증상은 손상부위에 통증이 살짝 있기도 하고, 심하면 통증이 심하고 무릎 관절의 불안정성이 있기도 하며, 어떤 인대가 침범되고 손상의 심함에 따라서 부을 수도 있다. 반월상 연골판 찢김에 대한 치료가 무릎 인대 찢김에도 적용된다.

장딴지 통증 Calf Pain

장딴지의 근육은 비복근과 가자미근 그리고 그 외 작은 근육들로 되어 있다. 통증유발점들이 이런 근육들을 쉽게 다치게 하고 걷는 것을 어렵게 할 수도 있다.

죽상동맥경화증이나 당뇨병 등으로 다리의 혈액순환이 잘 안되면, 다리와 발에 통증유발점들이 잘 생기기 쉽다. 순환 장애가 심할수록, 통증유발점들과 통증이 있을 것이고, 운동 능력이 더 떨어져서, 기존 질환이 악화되는 악순환을 밟는다.

장딴지에 영향을 주는 보다 흔한 상태로는 근 긴장, 구획증후군들, 경부목(골막 자극), 근 경련, 건병증 및 건 파열, 및 스트레스 골절 등이 있다. 이들 모두 적절한 치료를 못한 통증유발점들에 의해 발생될 수 있다.

장딴지 근육 긴장 (Calf Muscle Strains)

긴장(strain)이란 근육 섬유들의 손상인 반면에, 염좌(sprain)는 인대 손상을 말한다. 긴장은 손상 정도따라 등급이 매겨진다. 1등급 긴장은 경미한 파열로 10% 정도 까지 근섬유 손상이 있고, 손상 후 약 2-5일간 근육이 당기고 아픈 증상이 지속되는데, 당신은 아직까지 그럭저럭 근육을 사용할 수 있다. 2등급 긴장은 근 섬유의 90% 정도 까지 손상이 있으며, 날카로운 통증이 있고 걸으면 더 악화되어 1주 이상 침범부위가 당기고 아프며, 멍이 들고 붓기도 한다. 3등급은 완전 파열로, 90% 이상 파열된다. 멍이 심하게 들어 붓고 심하게 아파서 근육이 장딴지 꼭대기 가까이로 당겨 올라가기도 한다(마치 롤 브라인드가 말려 올라가는 것과 같다).

장딴지 긴장들은 보통 긴장된 장딴지 근육들에 갑작스런 힘이 가해져 생긴다. 완전한 파열을 겪고 즉각적인 수술을 받기 전에, 제1. 2° 손상을 이 책에 기술된 테크닉으로 사용해 볼 수 있는 경고 사인으로 간주해야만 한다.

구획 증후군 (Compartment Syndromes)

근육 구획(muscle compartments)이란 강한, 섬유 조직(근막; fascia)으로 둘러싸인, 인체 특정 부분 내의 근육군을 말한다. 근막은 구획을 뼈에 부착시키며, 각 구획은 혈관과 신경 공급을 받는다. 예를 들어, 하퇴부에는 4개의 근육 구획들이 있다: 후방구획은 가자미근과 비복근을 포함하는 표면후방구획과 장지굴근, 장무지굴근, 슬와근, 후경골근 등을 포함하는 심부후방구획으로 나뉜다. 전방구획은 전경골근, 장무지신근, 장지신근, 셋째 비골근 등을 포함하고 외측 구획에는 장비골근 단비골근 등이 있다(이들 근육들의 장과 그들의 위치는 제Ⅲ부를 보아라).

구획 증후군이란 근육 구획 내 압력이 올라가 혈액과 림프 순환에 악 영향을 끼치고, 그로 인해 당김증, 묵직한 통증이 나타나고 관여된 근육들이 전체 복부에 통증이 퍼지게 한다. 한 개 이상의 근육들이 부으면 통증과 이상감각이 생기고, 운동 후 더 악화된다. 시간이 흐를수록 증상이 악화되어 운동 후 통증이 더 오랫동안 지속된다. 이 때에는 즉시 의사 진찰을 받는 것이 중요하다. 치료를 받지 못하고 방치하면, 구획 증후군은 궁극적으로 근육과 신경에 상처를 만들고 다른 영구적인 손상을 주게 된다. 구획 내의 근육 내압을 측정하는 적극적 진단 방법도 있어서, 성공적으로 치료될 경우 통증유발점을 체크해야만 하는데, 왜냐하면 이런 구획증후군의 결과로 그들이 잘 생길 수 있기 때문이다.

정강이 스프린트(경부목) 및 경골 골막 스트레스 증후군 (Shin Splints and Tibial Periosteal Stress Syndromes)

전방구획 증후군은 가끔 "전방 경부목(anterior shin splints)" 이라고 하는데, 운동 시 하지의 앞쪽 또는 중간에 나타나는 몇몇 만성 통증을 언급할 때 종종 과거에 사용된 "경부목(shin splints)" 이라는 일반 용어와 혼동되기 쉽다. 보다 최근에는, "경부목"이란 용어는 근 부착과 더불어 골 표면의 자극을 특별히 언급할 때를 일컫고 소위 골막 자극(periosteal irritation)이라고도 한다. 다리 앞쪽에서, 골막 자극은 달리기 선수가 주법을 바꾼다던가, 트랙 또는 특히 내리막경사에서 훈련을 시작할 때, 또는 너무 딱딱하거나 연한 신을 신고 달릴 때 잘 생기게 된다. 이 때에도 통증유발점 자기-도움 테크닉이 유용하다.

장딴지 경련 (Calf Cramps)

장딴지 경련은 잠잘 때, 또는 발가락을 세우고 오랫동안 앉아있을 때 자주 발생한다. 장딴지 경련은 비복근 통증유발점의 가장 흔한 증상 중 하나이지만, 다른 근육들도 관여할 수 있다. 장딴지 경련은 또한 탈수나 불충분한 전해질 흡수(칼륨, 칼슘, 마그네슘, 및 소금), 부갑상선기능저하증, 파킨슨씨 질환, 당뇨병 등으로 야기된다.

장딴지 경련이 일어나면, 제Ⅲ부에 있는 자기-도움 테크닉들과 더불어, 수분을 많이 흡수하고 멀티미네랄 보충제를 섭취하도록 한다. 염분섭취를 극히 제한하고 땀을 많이 흘리고 있다면, 특별한 경우가 아니라면 소금 섭취를 늘리도록 한다. 또한 리튬, 시메티딘, bumetanide(이뇨제), 빈크리스틴(백혈병 치료제),

phenothiazines 등과 같은 약들도 근경련을 일으킬 수 있다. 멀티비타민을 복용한다면, 비타민 E가 400 IU 정도 함유되어 있는지 확인하고, 최대 2주 동안 먹도록 하며, 경련이 빨리 없어진다면 양을 줄여라. 또한 임신 중에 근경련이 있을 시엔 B_2(리보플라빈)을 복용하도록 한다.

아킬레스 건병증 및 파열 (Achilles Tendinopathy and Ruptures)

아킬레스건은 발목 부위 뒤에 있는 큰 건인데 비복근과 가자미근을 발뒤꿈치 뼈에 붙게 한다. 이 건은 발을 굽히고 펴게 해서, 당신을 걷거나 뛰게 해 준다.

위에서 말한 다른 건병증처럼, 아킬레스 건병증도 염증 과정에 의해서 보다는 그 건에 대한 미세 손상으로 발생한다. 손상은 당신의 활동에 따라서 수 일 또는 오래 동안에 걸쳐 발생하기도 한다.

급성 아킬레스 건병증의 증상으로는 운동 시작할 때 통증이 있으나 운동을 계속함에 따라서 감소하는 통증, 아킬레스 건에 압력을 가할 때 통증 및 쉬면 감소하는 통증 들이다. 만성 건 병증의 증상들은 수 주, 수 개월에 걸쳐 발생하는 통증, 운동 내내 통증, 오르막길에 더 악화되는 통증, 뻣뻣함을 동반한 통증 (특히 아침이나 휴식을 취할 때), 아킬레스 건에 압력을 가할 때 통증, 힘줄에 혹, 건 위가 붓거나 두꺼워짐, 및 피부가 벌겋게 되기도 한다. 또한 뒤꿈치 뒤에 있는 점액낭이 아킬레스 건병증의 부분으로서 자극을 받아서 후종골부 점액낭염(retrocalcaneal bursitis)이 되기도 한다. 또한 뒤꿈치 뒤의 통증 (특히, 오르막 길 또는 부드러운 면을 달릴 때), 통증과 부종 및 그 부위를 누를 때 스폰지 같은 저항 등이 증상이 될 수도 있다.

아킬레스 건병증의 원인으로는 운동량의 증가(거리, 속도, 또는 언덕), 신발 또는 훈련 표면의 변화, 휴식 시간의 결여, 힐 신기(비록 낮은 굽일지라도), 족부 내회전, 약한 장딴지 근육들, 및 발목 관절의 동작 범위를 줄이고 아킬레스 건에 스트레스를 주는 팽팽한 장딴지 근육들 등이 있다. 이 책의 제Ⅱ, Ⅲ부에 소개된 자기-도움 테크닉으로 아킬레스건에 가해지는 스트레스를 감소시키고 치유되도록 도와줄 것이다.

장딴지 근육들이 만성적으로 긴장 되어 있는데 스포츠 활동에서 급격한 움직임을 만들면, 아킬레스 건이 부분 또는 완전 파열 되기도 한다. 부분 파열의 증상으로는 아킬레스 건에 갑작스럽고, 날카로운 통증이 있게 되고 (또는 손상 후 24시간 내에), 운동을 시작하면 통증이 다시 나타나고 휴식 후에도 다시 생기며, 아침에 뻣뻣해지고 약간 붓기도 한다. 완전 파열이 있을 때에는 마치 누군가가 장딴지에 물체를 세게 던져 맞은 느낌이 들고, 탁 소리가 들리기도 한다. 이때에는 상당히 많이 붓고 잘 걸을 수 없으며 발 끝으로 설수 없게 된다. 손상이 올바르게 회복되기 위해서 2일 내에 수술을 받을 필요가 있다. 수술이 비수술적인 옵션들 보다 재파열의 빈도를 낮출 수 있으나 모든 수술들은 합병증의 위험이 있기 마련이다.

의심의 여지없이, 자기-도움 테크닉으로 아킬레스건이 파열되기 전에 종아리 근육을 치료하는 것이 추천된다. 일단 힘줄이 파열되면 병원에 가서 도움을 받아야 하지만, 이후엔 이런 자기-도움 테크닉으로 재손상을 방지하도록 해야 한다.

경골 또는 비골의 스트레스 골절 (Stress Fractures of the Tibia or Fibula)

경골(두 개의 하퇴부 뼈 중 굵은 뼈)의 스트레스 골절의 증상들은 장거리를 달린 후에 생기는 통증, 골절부(보통 하퇴의 낮은 1/3)에 통증과 부종, 및 정강뼈(경골)를 누를 때 통증이다. 비골(두 뼈 중 작은 것)의 스트레스 골절은 덜 흔하며, 그 통증은 경골 쪽이라기 보다는 하퇴의 보다 바깥쪽에 위치할 것이다.

경골 골절의 원인으로는 장거리 달리기로 인한 뼈로의 과부하, 달리는 표면의 갑작스런 변화 및 뼈에 가해지는 수없이 쌓이는 작은 충격 등이다. 비골 골절의 원인은 골 주위 근육들의 당김이 그 뼈에 토크를 발생시키는 것과 족부 내회전 등이다. 이 책에 소개된 테크닉으로 골절을 방지하고, 또 일단 스트레스골절이 발생했을 때에는 더 큰 손상을 막고 치유될 수 있도록 할 수 있을 것이다.

심부 정맥 혈전증 (Deep Vein Thrombosis)

심부 정맥 혈전증(DVT)은 정맥의 피딱지(혈전)인데, 장딴지에 가장 흔하며, 그것은 주로 수술이나 장시간 비행 탑승 후 생기기가 쉽다. 당신이 50세 이상이고, 혈액 순환이 나쁘며, 과체중이라면 DVT에 주위험군이며, 만일 이 혈전에 떨어져 나가서 심, 폐, 뇌 등으로 이동하면 치명적이 될 수 있다. 증상으로는 장딴지에 지속적 통증이 있고, 부으면서 열감이 있고, 근육에 심부 통증이 있으며, 가끔 국소적으로 벌겋게 피부색이 변한다. 만일 이런 증상이 있으면 어떤 종류라도 마사지 같은 것은 받지 말고 즉시 병원을 찾아가야 한다. 절대로 이 책에 있는 장딴지 근육에 관한 테크닉을 실행하지 말아라.

발목 및 발 통증 Ankle and Foot Pain

발목과 발은 몸 전체를 지탱시켜주며 충격흡수, 밸런스 유지, 이동 수단으로서 우리 몸의 뼈 중 1/4이 발에 있고, 33개의 관절과 100여 개 이상의 근육들, 건들 및 인대 등이 있다. 발목과 발에 어떤 문제가 생기면 몸 전체에 영향을 미치게 되는데, 예를 들어 치유되는 동안에 목발을 집어야 한다.

발목과 발에 영향을 주는 제일 흔한 문제들은 염좌(삠), 근과 건의 팽팽함과 그 결과로의 손상, 후경골근 증후군, 족저근막염, 스트레스 골절, 무지외반, 및 족지 굴곡 등이 있다.

발목 염좌 (Ankle Sprains)

미국에서만 하루에 2만3천~2만7천 건의 외측 발목 염좌가 발생하는데, 발목이 삔 환자의 55%는 의료기관을 찾지 않기 때문에, 아마 실제는 이보다 훨씬 많을 것이다. 일단 발목이 삐게 되면 70% 이상 재발하는데, 이는 "감각운동 시스템(sensimotor system)"이라고 알려진 균형-피드백 시스템을 유지시켜 주는 중추신경계의 변화뿐 아니라 발목의 복잡한 구조물에 손상 때문이다(Wickstrom and Cordova 2009).

가장 흔한 발목 염좌는 발목의 외측인대가 늘어나고 찢기기 때문에 생기는 것이다. 내측 인대(발목의 내측 편에 위치하고 다른 발목을 마주한 쪽)도 삘 가능성이 있으나, 그것은 골절이 일어났을 때 더 잘 생긴다. 모든 인대 염좌처럼, 발목 염좌는 심한 정도에 따라 1, 2, 3°로 나뉜다.

경도 염좌는 오직 약간의 불편함 만을 느낄 수 있다. 염좌가 더 심해질수록, 더 많은 부종과 멍, 통증, 및 관절이 불안정해진다. 만약 당신의 발목이 심하게 삐었다면, 당신은 인대가 파열되고 발목 관절이 틀어져 있을 수도 있다. 또한 힘줄이나 다른 관절조직의 손상, 및 작은 골절들도 나타날 수 있으므로 손상의 정도를 알기 위해서 X-선 촬영을 요할 수 있다.

발 회내 및 회외 등도 발목 염좌를 쉽게 야기 시킬 수 있으므로, 넓적하고 굽이 높지 않은 편평한 신발과 함께 당신의 발을 안정시키는 교정장구가 추천된다(제Ⅱ부를 보라). 장딴지 근육들은 발목 염좌에 대한 반응으로 팽팽해 지므로, 팽팽함을 줄이고 장래의 골절을 막기 위해서 이 책 제Ⅲ부에 있는 자기-도움 테크닉을 할 필요가 있다.

비골근과 건 손상 (Peroneal Muscle and Tendon Damage)

장비골근, 단비골근, 및 셋째 비골근이 하지의 바깥쪽에서 존재한다. 건병증의 증상으로는 발목의 바깥쪽 또는 뒤꿈치가 붓고, 활동에 따라서 아프며, 통증이 있고, 발을 어떤 방향으로 움직이면 통증이 생긴다. 옆 경사로 위를 달릴 때, 과사용, 족부 회내, 장딴지 근육 긴장(특히, 비골근) 등의 손상의 원인이 된다. 발목 염좌는 비골근 건이 바깥쪽 발목 뼈(바깥쪽 복사뼈; lateral malleolus)를 넘어 앞쪽으로 미끄러져 나가게 만들 수 있다. 단비골근이 긴장하면 건의 파열을 일으킬 수 있다. 제Ⅲ부에 있는 비골근 장을 보고 그리고 4장에 있는 "자기-도움 테크닉: 올바른 신발을 선택해라"를 보아라. 자기-도움 테크닉이 손상을 막는데 도움이 될 것이다.

후경골근 증후군 (Tibialis Posterior Syndrome)

후경골근 증후군은 또 다른 건병증이다. 후경골근은 비복근이나 가자미근 깊숙이 다리 뒤쪽에 위치한다; 즉, 그것은 경골과 비골 바로 옆에 있다. 증상으로 발바닥에 통증을 가장 많이 느끼게 되고 중간 발목뼈(안쪽 복숭아뼈) 주위에 부종이 있게 된다. 발이 안쪽으로 돌아가면(족부 회내), 이 손상을 입기가 쉬운데 이는 적절한 굽을 가진 신발이나 교정장구 착용으로 쉽게 고칠 수 있다. 제Ⅲ부의 자기-도움 테크닉들로 후경골근 복부와 건을 이완시킬 수 있다.

족저근막염, 뒤꿈치 통증 및 뒤꿈치 돌기 (Plantar Fasciitis, Heel Pain, and Heel Spurs)

뒤꿈치 통증은 여러 원인으로 발생하는데, 타박상이나 뒤꿈치 골절(달리면서 반복적으로 딛는 것으로 기인한다), 종골부 점액낭염, 족근관증후군, 족저근막염으로 생길 수 있고, 장딴지 근육들 — 주로 가자미근 — 로부터 온 연관통일 수 있다. 뒤꿈치 통증의 가장 흔한 것은 족저근막염과 통증유발점들이며, 서로 상관관계로도 생길 수 있다. 불행하게도, 많은 임상가들이 통증유발점에 익숙지 않아 뒤꿈치 통증 주 근원지를 발견하지 못한 채 미쳐 진단을 못 내리고 치료를 못하게 된다.

족저근막염 (Plantar Fasciitis)

그것의 이름("-염")과 원래 생각되는 것과는 달리, 족저근막염은 염증 과정이라기 보다는 뒤꿈치에 있는 큰 뼈에 족저건막(plantar aponeurosis; 발의 앞 볼과 뒤꿈치 사이에서 발견되는 편평하고 넓은 건들) 근막 부착에 가해지는 과부하가 원인이다. 이러한 긴장 과부하는 비복근, 가자미근, 무지외전근, 단지굴근, 및/또는 단지외전근의 과긴장이 그 원인이다. 족척방형근 또한 관여될 수 있다.

족저근막염으로 인한 통증은 서서히 발전하지만 처음엔 운동량이 증가하면서 점차 뚜렷해진다. 아침에 통증이 악화되고, 근육과 족저근막이 스트레치 될 때까지 첫 몇 발자국 디딜 때 매우 아프다. 또한 통증이 뛰거나 점프한 후, 또 저녁 때 다시 악화되고, 발을 안쪽으로 돌릴 때 더 문제가 된다.

통증유발점치료, 초음파치료, 깊은 발꿈치 컵이 있고 아치를 받히는 좋은 교정장구 들이 효과적인 치료법이다. 뛰거나 점프하기, 걷기 등은 가급적 증상이 가라 앉을 때까지 피하는 게 좋다. 또한 과체중이 발에 많은 스트레스를 가할 수 있으므로 체중을 줄일 필요가 있다. 많은 반복적인 스테로이드 국소주사는 족저건막 파열을 일으킬 수 있으므로 주의를 요하고, 먼저 위의 방법을 시도해야만 한다. 점차 증상이 심해져

절름거리게 되면, 더 많은 근육이 침범하게 되고, 등이나 목까지 올라가므로, 치료를 늦추면 안된다.

뒤꿈치 돌기(종골극) (Heel Spur)

종골극이란 뒤꿈치뼈(종골; calcaneus)에 과외로 생기는 작은 돌출된 뼈 조각을 말하는데, 당신의 발의 아치와 가까운 쪽에 위치한다. 종골극이 있어도 아프지 않을 수 있고, 족저근막염과 통증이 종골극 없이 생기기도 하지만, 대개 함께 발생한다. 족저근막염은 수 년간 종골극 형성을 야기 한다고 생각되어 왔지만, 2007년 연구 결과는 (Li and Muehleman) 족저건막과 근육 부착들의 견인의 결과로 골극이 형성된다는 학설의 반론을 강하게 제기했다. 종골극이 있는 시체를 부검해서, 종골극은 종골의 섬유 방향과 골극의 위치, 및 골극의 근섬유조직의 다양한 부착부를 조사하여, 이러한 조직들이 뒤꿈치를 당기는 견인으로 인하여 종골극이 형성되지 않는 것으로 결론을 내렸다. 그들은 연구에 기초를 두고 볼 때, 수직적 부하(vertical loading)로 인해서 뒤꿈치 뼈가 미세골절이 생기는 것을 막기 위해서 이 골극이 뒤꿈치 뼈를 보호하려는 기능으로 실제 작용한다고 주장했다. 또한 그들은, 점차 나이가 들어감에 따라 종골극의 수가 증가하는 양상을 주시했고, 많은 사람에게서, 뒤꿈치 부하가 수년간 과부하의 결과이며, 이에 덧붙여서 아치 그리고 다른 발 구조들의 개인적 다양성에 기인한다고 보았다. 그들은 또한, 운동하지 않는 사람에게서는, 높은 체질량지수(body mass index; 신장과 체중의 비례에 근거한 신체 지방의 측정)와 골극이 뒤꿈치 통증의 두 개의 주요 요인을 주시하였다. 그들의 가설이 맞는다면, 골극은 체질량에 비례해 발생될 것이어서, 체중 증가 만으로 뒤꿈치 통증과 골극 형성을 일으킬 수 있거나 각기 별도로 생기게 할 수 있을 것이다.

스트레스 골절 (Stress Fractures)

발에 있는 몇 개의 뼈가 소위 스트레스 골절을 입기 쉬운데, 주상골, 종골, 및 중족골 등이 있다. 증상으로는 활동 시 통증이 악화되고, 골절 부위에 붓거나 통증이 있을 수 있다. 그래도 걸을 수 있으며 방사선 촬영으로 반드시 확진 되지 않는다. 왜냐하면 스트레스 골절은 X-선에 잘 안보일 수 있기 때문이다. 그래서 골 주사(Scan)나 MRI가 필요할 수 있다. 스트레스 골절은 뛰거나, 장거리 등산, 또는 과체중 등 지속적으로 반복된 과부하가 원인이며, 팽팽한 장딴지와 발 근육들도 관여할 가능성이 있다. 그래서 이 책의 자기-도움 테크닉이 이런 손상의 방지에 도움이 될 수 있다.

발 건병증 (Foot Tendinopathies)

발에는 여러 곳에 수 많은 힘줄이 있는데, 발과 발가락을 움직이도록 한다. 가장 흔한 족부 건병증의 증상은 통증이고 가끔 붓기도 한다. 잘 맞지 않는 신발, 과사용, 발 회내, 과체중, 장딴지와 발의 팽팽한 근육들이 발 건병증의 원인이다. 가장 좋은 해결책으로 알맞은 신발을 신는 것이 (제 Ⅱ 부에서 자세히 다룸) 중요하고, 이 책에 있는 자기-도움 테크닉으로 근 긴장을 해소하거나, 체중을 줄여라.

집게발 발가락, 망치발가락, 및 말렛 발가락
(Claw Toes, Hammertoes, and Mallet Toe; 왜곡 족지, 추상 족지, 및 추지)

이런 변형은 주로 발가락의 긴 신근들이 장시간 긴장되어 나타나나, 종종 긴장된 장딴지 근육도 관여한다. 위 3가지 경우, 발가락 관절이 구부러져 올라간다. 집게발 발가락(왜곡 족지)을 가진 사람은 높은 아치를 갖고 있으며, 집게발 같은 발 모양이 된다. 자기-도움 테크닉으로 최소한 일부 호전 될 수 있으며, 적절한 신발이 더 이상의 변형과 악화를 막는데 필수적이다.

건막류 및 무지외반 (Bunion and Hallux Valgus)

무지외반이란 엄지 발가락이 전위되어 변형을 일으켜 아픈 상태를 말한다. 장무지굴근의 팽팽함과 통증유발점들이 무지외반의 생성을 돕고, 더 많이 뼈가 벌어질수록, 더 큰 힘이 뼈에 가해져서, 점차 영구적으로 변한다. 또한 단무지굴근, 무지내전근 및 무지외전근들이 (표면 내재성 발 근육들, 23장) 약해지면, 뼈가 더 벌어진다. 건막류란 엄지 발가락 쪽에 있는 보호성 윤활 패드가 부어 있는 상태인데 이것이 생길 수 있고 그리고 통증을 더 악화시킬 수 있다.

어릴 때와 10대 뼈 형성기에 하이힐을 신지 않도록 하는 것이 성인 이후 건막류 형성을 억제하는데 상당히 중요하다. 통증유발점 치료가 병의 진행을 막을 수도 있으며, 심지어는 무지외반과 그 결과로의 건막류의 일부의 퍼져나감을 되돌릴 수도 있다. 이러한 상태를 가졌다면, 적절한 신발과 교정장구의 착용이 필수적이다.

족지 굴곡 (Toe Drop)

전경골근에 있는 통증유발점에 의해 족지 굴곡 변형이 생긴다. 그래서 보행 시 발을 들어 올릴 수 없게 되면, 걸리거나 넘어지게 된다. 급성 손상 또는 땅 표면이 고르지 않은 곳에 익숙하지 않아 오르막이나 내리막 길을 걷는 것이 전경골근 통증유발점을 만들 수 있다. 이 상태의 치료는 제Ⅲ부를 참조하라.

결론 Conclusion

이 번 장에서는, 다리와 족부 통증의 여러 원인과 통증유발점과의 상관 관계에 대하여 알아 보았다. 즉, 근육 긴장이 어떻게 손상을 잘 받고 만성 통증을 일으키며, 이것이 어떻게 통증유발점을 만들어서 영구 통증을 일으키는지 알아 보았다.

이 책의 다음 장은 통증유발점의 주요 원인과 통증유발점의 활성화 요인에 대하여 기술하고자 한다, 그래서 왜 통증유발점이 생기는지 알아보고 지속적 인자들을 다루는 방법을 제시하고자 한다.

제 Ⅱ 부

무엇이 통증유발점들을 일으키고 무엇이 그들을 계속시키는가: 지속인자들

WHAT CAUSES TRIGGER POINTS AND KEEPS THEM GOING: PERPETUATING FACTORS

다양한 지속인자들을 바로잡음이 없이 근막 통증을 치료한다면, 환자는 치료와 재발의 끊임없는 사이클로 빠지는 운명에 처해진다. 보통, 하나의 스트레스는 통증유발점을 활성화시키고, 그 다음으로 다른 인자들이 그것을 지속화시킨다. 일부 환자들에서는, 이러한 지속인자들이 너무 중요해서 그들의 제거가 어떤 국소적인 치료 없이도 통증의 완전한 경감을 만들게 한다.

— Travell과 Simons 박사 (1983, 103)

여기서는 통증유발점들을 활성화시키거나 지속화시키는 약간의 전반적인 원인들을 개설하고 당신이 다리, 무릎, 발목, 또는 발 통증을 제거하는데 도움이 될 지속인자들을 어떻게 다루는지에 대해 많은 방법을 제공한다(제Ⅲ부에서, 특정 근육들을 다룬 장은 각 근육의 특성에 맞는 설명을 할 것이다). 나는 인체 역학, 식사, 및 다른 지속인자들이 당신의 통증에 어떻게 관여하는지를 알기 위하여 당신이 각각의 장을 읽을 것을 권한다. 복수의 요인들이 종종 관여되고, 이 시점까지, 당신이 이러한 요인들이 당신의 통증에 관여할 수 있는지를 알지 못했었을 수 있기 때문이다. 일반적인 지속인자들은 다음과 같다: 구조적 스트레스, 손상, 척추 배열이상, 영양 부족, 나쁜 식습관, 음식물 알러지, 정서적 요인들, 수면 문제, 급성 또는 만성 감염, 호르몬 불균형, 및 장기 기능장애 및 질환.

당신이 지속인자들을 다뤄감에 따라서, 그 과정이 너무 압도적이지 않도록 보조를 맞추어야 한다. 시간을 두고 당신의 지속인자들을 시술해라. 당신은 아마도 필요한 변화를 한 번에 만들 수는 없다. 당신이 당신의 지속인자들을 다루기 시작함에 따라, 계속 진행하고 그리고 제Ⅲ부의 자기-도움 테크닉을 시작해라. 통증유발점들에 압력을 가하는 것은 아마도 통증과 다른 증상들을 잠정적 또는 오랜 기간 동안 경감시킬 것이다; 그러나, 그것이 내재한 지속인자들을 해결하지 못 할 것이다. 통증유발점들 처치를 통해서 잠정적인 경감을 얻었으나 당신의 증상들이 빨리 재발된다면, 통증유발점들이 틀림없이 하나의 요인이지만, 그러나 보다 오래가는 경감을 얻기 위해서는 지속인자들에 대처할 필요가 있을 것이다.

제 4 장

인체역학
Body Mechanics

어떻게 앉고, 서고, 걷고, 자고, 전반적으로 당신 근육들을 치료하는 것들이 통증유발점들의 형성과 지속화에 막대한 영향을 미친다. 올바른 자세, 당신에게 맞고 당신을 받혀주는 가구, 제대로 맞는 옷, 및 어떤 동작의 조정들이 당신의 치유를 매우 빠르게 하며 오래가는 경감을 가져다 준다. 올바른 자세를 배우는 것은 특히, 머리 위치, 통증유발점들을 치료하는데 매우 중요한데, 이유는 머리를 앞으로 내민 자세가 다리와 발까지 내려가는 통증유발점들을 만들고 지속시키기 때문이다. 새로운 상해를 빨리 치료하는 것이 통증유발점들의 형성을 막는데 도움이 될 수 있고, 오래된 상해의 치료뿐만 아니라, 척추 배열 이상과 골격계의 다른 문제들의 치료가 통증유발점들의 지속을 멈추는데 도움이 될 수 있다.

기계적인 스트레스 인자들 Mechanical Stressors

맞지 않거나 닳은 신발, 적절한 워밍업 없이 스포츠 운동, 오랜 시간 동안 서거나 앉아있기, 및 골격 비대칭 같은 만성적인 기계적 스트레스 인자들이 통증유발점 악화의 자기-지속 사이클을 일으킨다. 그들은 다리, 무릎, 발목, 또는 발 통증에 관여된 통증유발점들의 가장 흔한 원인들과 지속 인자들에 속한다. 다행스러운 것은, 거의 항상 그들을 고칠 수가 있고, 그것들을 최소화하거나 없애는 것이 당신의 통증 사이클을 파괴하기 위해서 할 수 있는 가장 중요한 것들 중의 하나다.

근육 오용 (Abuse of Muscles)

스포츠를 하는 것은 많은 요인들 때문에 통증유발점들을 만들 수 있다: 부적절한 워밍업, 다른 것들이 사용을 덜하고 있는 동안 어떤 근육들 또는 근육군들의 과사용, 인체 일부에 직접적인 가격을 받음, 염좌, 건 찢김, 및 골절. "예비병(weekend warrior)"이라면, 일주일에 오직 하루 이틀 전력을 다하는 운동 활동들을 한다면 특히 다치기 쉽다.

당신의 자세 또한 당신의 전신에 영향을 줄 수 있다. 책상 또는 소파에서 웅크리고 있거나, 또는 침대에서 책을 읽는다면, 당신의 근육들은 당신의 다리와 발까지 전체가 고통을 겪을 것이다. 나쁜 인체 역학 (바른 자세로 물건을 들어 올리지 못함), 오랜 기간의 부동 자세(휴식 없이 책상에 앉아 있거나 서있기), 반복된 움직임(의자에 앉아서 다리를 움직여 여기저기 돌아다님), 및 오랜 기간 동안 몸을 어색한 자세로 유지(스쿼팅 같은 것)하는 것들이 근육의 오용이다. 아래 나열된 자기-도움 테크닉들이 당신 근육들의 오용을 막는데 도움이 될 것이다.

자기-도움 테크닉: 스포츠를 할 때 훈련과 워밍 업을 올바르게 해라. 각각의 활동 전에 적절하게 스트레치를 하고, 모든 근육이 단련되도록 양 쪽을 훈련하며, 부상의 위험을 줄이기 위하여 거리, 반복 회수, 및 중량을 점차적으로 늘려라.

자기-도움 테크닉: 당신의 인체 역학을 인지해라. 하체에 옷을 입을 때 꼭 앉아서 해라. 이렇게 하는 것이 당신 다리와 발의 부가적인 상해를 막는데 도움이 될 것이고, 또한 넘어지는 것을 막아 준다. 또한, 물건을 들어 올릴 때 허리가 아닌 당신의 무릎을 사용해서 올바르게 들어 올려라.

자기-도움 테크닉: 잦은 휴식을 취해라. 당신이 오랫동안 앉아있어야만 하는 어느 때라도 자주 휴식을 취해라. 하나의 묘책은 타이머를 방 건너 쪽에 두는 것이다; 그것을 끄려면 일어나야만 할 것이다.

맞지 않는 가구 (Misfitting Furniture)

잘 맞지 않는 가구는 근육 통증의 하나의 주된 원인인데, 특히 작업장에서 그렇다. 당신의 허벅지 뒤쪽에 균등하지 않은 압력을 주는 의자에 앉아있는 것은 당신의 뒤넙다리근(슬괵근) 근육들에 통증유발점들을 만들며, 당신의 양 발이 바닥에 똑같이 닿도록 만들지 못 하는 의자는 당신의 하지와 발에 통증유발점들을 만든다. 그러나 당신의 사무실 구조를 증진시키기 위해 당신이 할 수 있는 많은 것들이 있고, 그들의 대다수가 요추 지지대, 전화기 헤드 셋, 및 원고대(copyholder)처럼 너무 비싸지 않다. 단지 당신의 컴퓨터 스크린 밑에 올바른 높이로 올리기 위해서 두꺼운 카탈로그를 두는 것도 큰 차이를 만든다. 바로 쓸 수 있는 이러한 고안품들을 갖추는 것이 당신이 그것을 가능한 많이 사용하게 할 것이다.

당신에게 맞는 사무실 가구를 구해라 (Get Office Furniture That Fits You)

맞지 않는 가구를 고치거나 교체하는 것은 통증유발점들로부터 경감을 얻는데 도움이 되기 위하여 당신이 할 수 있는 가장 쉬운 것들 중의 하나다. 일단 고치고 나면, 당신의 자기-도움의 부분으로 매일 또는 자주 그것을 할 필요가 없게 된다. 그래도 당신은 당신의 자세의 인식을 할 필요가 있으며, 그러나 당신이 그것을 알지 못한다고 해도 당신의 비생산적인 자세 습관들의 일부를 고쳐주는 가구는 훨씬 간단한 방법이다. 당신의 사무실을 방문해서 당신의 사무실 배열을 평가할 수 있는 인체공학을 전문적으로 다룬 회사를 찾는 것을 고려해라. 그들은 약간의 조정을 할 수가 있고 당신의 신체에 맞는 가구를 고르는 것을 도와 줄 것이다. 당신의 고용주는 비용에 난색을 표할 수도 있으며, 그러나 나쁜 작업환경의 결과로 건강에 문제가 생기게 되면, 그들은 작업 시간의 공백과 노동자들의 보상 요구에 직면하게 될 것이다. 당신의 고용주가 이것에 지불을 하려 하지 않는다면, 당신 자신이 지불을 하는 것을 고려해라. 당신이 통증 없이 지낸다는 것이 최우선이기 때문이다.

의자. 당신의 팔꿈치와 앞팔은 당신의 작업 면 또는 적절한 높이의 팔받침 위에 평탄하게 놓아야만 한다. 팔받침은 충분히 높게 해서 당신이 옆으로 기울이기 않고 당신의 팔꿈치를 지지해야 하는데, 그러나 당신의 어깨가 치켜 올라가지 않도록 너무 높아서는 안된다. 의자는 딱딱하고 바퀴 달린 의자는 피해야만 하는데, 의자에 앉아서 주위로 돌아다니는 것이 다리와 발의 통증유발점들을 만들고 지속시키기 때문이다. 당신의 무릎은 당신의 책상 아래 잘 맞아야만 하고, 당신의 의자는 충분히 가까워서 당신이 등받이에 기댈 수 있어야 한다. 좋은 의자는 요추부와 등 중간 모두를 받혀주고 수직에서 약간 뒤로 경사진 등 받침이 있다. 시트는 허벅지의 앞 부분이 시트의 앞쪽 가장자리에 허벅지가 눌려지지 않고 발바닥은 바닥에 평편하게 댈 수 있도록 충분히 낮아야만 하고, 모든 압력이 엉덩이에 놓여지지 않도록 충분히 높아야 하며, 당신의 엉덩이에 맞도록 약간 파져야 한다. 당신의 책상과 컴퓨터뿐만 아니라 당신의 발도 바닥에 적절한 높이로 앉아있을 수 없다면, 당신의 뒤넙다리근(슬괵근) 근육들로의 압력을 피하기 위해서 발 스툴을 구할 필요가 있다. 주위를 둘러 본다면, 15만원 정도에서 조절 가능한 멋진 의자를 구할 수 있을 것이다.

컴퓨터 스크린. 당신의 컴퓨터 스크린은 당신 바로 앞에 있어야만 하는데, 눈 높이 약간 아래이며 윗면이 약간 뒤로 경사져야 한다. 당신이 하드 카피를 작업한다면, 그것은 스크린 옆에 붙어 있어서 머리를 아래로 숙이거나 옆으로 많이 돌리지 않고 가능한 당신이 바로 앞에서 볼 수 있도록 한다. 당신은 카탈로그 또는 책들을 스크린 밑에 올바른 높이가 될 때까지 놓아서 당신의 스크린 높이를 올릴 수 있다. 당신의 스크린이 눈 부시지 않도록 당신의 워크스테이션을 평가해 보아라. 조명이 적절한지 그리고 당신의 컴퓨터 스크린이 당신의 눈을 피로하게 하지 않는지 살펴라.

키보드와 마우스; 당신의 키보드와 마우스는 가능한 무릎 레벨에 가깝게 두어야만 한다. 인체공학적으로 올바른 키보드와 키보드 트레이는 키보드를 당신의 무릎 가까이 두게끔 해야만 하고, 타이핑 동안에 의자 팔받침을 사용해라. 나는 소위 "마우스 손상"을 많이 본다: 적절한 팔받침이 없이 오랜 시간 동안 컴퓨터 마우스를 써서 오는 팔과 어깨 통증이다.

헤드셋. 전화기 헤드 셋은 목과 등 통증을 많이 줄여 줄 수 있는데, 그것이 당신의 다리까지 영향을 줄 수 있다. 전화기 어깨 받침대는 적절하지 않고, 전화기를 손으로 들고 있으려 한다면, 어떤 시점에 가서는 전화기를 머리와 어깨 사이에 끼고 있게 될 것이어서, 그것은 당신의 목과 승모근(등세모근)에 많은 부담을 준다. 당신의 모든 전화기에 헤드 셋을 마련해라 — 직장에서, 집에서, 그리고 당신의 휴대 전화도 마찬가지다.

요추 지지대. 요추 지지대는 둥근 어깨 자세를 교정하는 것을 돕는다. 대부분의 카이로프랙틱 사무실은 다양한 두께의 요추 받침대를 구비하고 있다. 당신의 차에 하나 그리고 집에서 당신이 좋아하는 곳에 하나를 마련할 것을 권한다. 등 받침이 없는 어떤 것이라도 앉으려 하지 말아야 하는데, 앉게 되면 어깨와 등 상부가 앞으로 구부정하게 만들기 때문이다. 스포츠 경기, 소풍, 또는 등 받침이 없을 것 같은 다른 곳에 갈 때, 크레이지 크리크 의자(Crazy Creek chair; 등 받침이 있는 들고 다닐 수 있는 가벼운 의자 상품) 또는 최소한 어떤 받침이 있는 유사한 어떤 것을 갖고 가라. 당신은 그것을 대부분의 큰 스포츠 용품점에서 구할 수 있다. 오 육 만원 정도면 구할 수가 있고 — 당신의 등을 위한 좋은 투자다 — 그리고 그들은 들고 다니기에 매우 가볍다. 또는 가볍고 접을 수 있는 의자도 좋은데, 이 또한 스포츠 용품점에서 구할 수 있다.

침실 가구 (Bedtime Furniture)

당신은 아마도 삶의 1/3을 침대에서 보낸다. 그래서 당신의 베개와 침대가 당신에게 확실히 맞는 것을 고르는 것이 매우 중요하다고 할 수 있다. 소파나 의자에서 자는 것은 절대로 피해야만 한다.

베개. 당신의 베개가 고무 폼(form rubber) 또는 다른 어떤 탄성 있는 물질로 되어있다면, 그것은 당신의 머리를 흔들리게 하므로 쓰면 안된다. 이러한 베개가 주는 진동은 등과 목의 통증유발점들을 악화시킨다(그러나, 메모리 폼 베개는 좋다). 당신의 베개는 당신의 척추를 바르게 하고 당신이 옆으로 누울 때 편안하게 해주는 높이로 당신의 머리를 받혀야만 한다. 카이로프랙틱 사무실에서는 디자인이 잘 된 베개를 항상 준비하고 있다. 나는 여행갈 때 내 베개를 항상 갖고 다닌다; 내가 아는 방법은 잠을 편안하게 잘 수 있는 어떤 것을 갖고 있는 것이고, 비행기에 꽉 박혀서 갈 때도 편리하게 쓸 수 있다.

침대. 너무 푹신한 침대는 많은 근육 문제를 일으킬 수 있다. 당신의 침대가 너무 푹신하다는 것 조차 모를 수 있다. 일반적으로 사람들은 그들의 매트리스가 충분히 딱딱하다고 주장하나, 더 질문을 해 보면 그들의 통증이 특히 안 좋을 때 마루 위에서 매트를 깔고 자는 것이 그들을 더 편하게 해 준다는 것을 인정한다. 캠핑 매트를 바닥에 깔고 일주일만 자 보도록 해라. 당신이 더 좋은 기분을 느낀다면, 그것이 아무리 비싼 침대이고 또 다른 사람들에게 편하다고 하더라도, 당신의 매트리스가 충분히 딱딱하지 않다는 것이다. 사람마다 다른 종류의 매트리스가 필요하다. 어떤 100% 솜으로 된 요는 아주 딱딱해서 일부 사람들에게 최상일 것이다. 매트리스(mattresses)는 실제로 오직 5년에서 7년 정도 사용 가능함으로, 그 때가 되면 새 것으로 바꿔야만 한다. 또한 당신의 파트너가 체중이 많이 나갈 때, 상대 쪽으로 굴러가지 않으려고 자신을 약간 버티고 있다는 것을 모를 수 있다. 어떤 종류의 매트리스는 다른 정도의 딱딱함을 원하는 커플에 맞춰 줄 수 있다.

의복 (Clothing)

당신이 무엇을 입고 어떻게 입고 있는 것이 통증유발점들을 만들거나 지속화시킨다는 것을 안다면 놀랄 수도 있다. 꽉 조이는 옷이 순환을 방해하기 때문에, 그것이 직접적으로 통증유발점들의 원인이 될 수 있다. 발과 다리의 어디에 통증을 갖고 있다면, 신발도 주의를 기울여야 할 가장 중요한 항목 중의 하나이다. 당신이 서고 걷는 어떤 때라도, 당신의 발은 당신의 전체적인 자세와 걸음걸이에 영향을 미친다. 하이힐과 굽이 있는 다른 신발들이 인체 전체에 걸쳐 근육 긴장을 만들 수 있어서, 그래서 통증유발점들에 기여를 한다. 운이 좋게도, 아래의 자기-도움 테크닉들에서 보듯이 옷은 쉽게 고칠 수 있는 문제다.

자기-도움 테크닉: 올바른 신발을 고르고 교정장구를 구입해라. 하이힐, 카우보이 부츠, 또는 힐이 있는 다른 신발들을 신지 말아라.

발의 회외(뒤침; supination)의 교정 (발의 내측에 체중을 더 두는 것) 또는 회내(엎침; pronation)의 교정 (발의 외측에 체중을 더 두는 것)이 일부 사람들에게 필수적이라고는 하나, 나는 거의 모든 사람들이 그들의 신발(shoes)에 넣는 일종의 신발 받침을 써서 도움을 얻을 수 있다고 생각한다. 적절한 아치 지지를 해 주는 신발은 좀처럼 없고, 이것이 인체를 계속 따라 올라가면서 영향을 준다. 내가 좋아하는 비교정적인 교정기구는 수퍼피트 상표(Superfeet brand)다. 그것들은 깊은 발꿈치 컵을 갖고 있어서, 그것이 뒤침과 엎침을 막는데 도움을 주고, 그리고 아치를 잘 바쳐준다. 수퍼피트에는 여러 가지 모델이 있는데, 싸고, 기성품으로 잘라서 맞춰 쓰는 안창과 약간 비싼 맞춤형 안창이 있다. 그 제품들은 여러 가지 신발에 맞춰 쓸 수가 있다. 제품을 보려면 www.superfeet.com을 찾아 보아라. 교정기구가 필요하다는 것을 알게 된다면, 족병학자를 찾아 볼 필요도 있다.

자기-도움 테크닉: 여유 있는 옷을 입어라. 꽉 끼는 옷은 순환을 막고 근육 문제를 만든다. 내 첫 번째 원칙은 옷이 피부에 탄성 자국을 남긴다면, 그것은 너무 꽉 껴서 적절한 순환을 막는다. 양말, 벨트, 허리띠, 브라, 및 넥타이가 꽉 끼는지 살펴 보아라. 꽉 끼는 허리띠와 양말은 특히 다리와 발에 통증유발점들을 만들고 지속시킨다.

자기-도움 테크닉: 지갑(purse) 또는 가방(daypack)을 올바르게 지녀라; 손가방을 갖고 다닌다면, 긴 줄이 있는 것을 택해서 그 줄을 한쪽 어깨에 걸치지 말고 몸통을 가로지르게 메고 다녀야 하며, 무거운 내용물을 갖고 다니지 말아라. 신이 배낭을 쓴다면, 양 어깨에 줄을 걸쳐라. 가방 또는 배낭을 한 쪽 어깨에 걸친다면, 가방이 아무리 가볍다 하더라도 가방이 미끄러져 떨어지지 않도록 하기 위하여 한 쪽 어깨를 위로 올려야 하기 때문이다. 당신이 꼭대기에서 한 쪽으로 기울인다면, 당신은 균등하지 않은 스트레스를 당신의 다리와 발에 주게 된다.

머리를 내민 자세 (Head-Forward Posture)

머리를 내민 자세는 전신에 걸쳐 통증유발점들을 생성하고 지속하게 만든다. 이것을 의심한다면, 신발을 벗고 아래의 두 번째 사진의 포지션인, 당신의 머리를 어깨 위에 두고 서라. 당신의 다리와 발이 어떻게 느껴지는 지를 주시해라 — 압력 분포와 그리고 어떤 근육들이 사용되고 있는지 모두를. 이제 단지 당신의 머리만을 약간 내밀고 그리고 당신의 다리와 발에 무슨 일이 생기는 가를 주시해라. 만성적으로 당신의 머리를 앞으로 유지하고 있는지 아닌지 불확실하다면, 당신에게 정상적인 포지션으로 서고, 그리고 다른 사람에게 당신의 옆 모습에서 머리가 몸통보다 앞으로 나왔는지를 보게 해라. 머리가 어깨보다 많이 나올 수록, 더 많은 통증유발점들을 만들 가능성이 더 크며, 통증유발점들이 더 많이 생길 가능성이 크다(Marcus et al. 1999). 자세 운동이 머리를 내민 자세를 없애는데 도움이 될 수 있다.

자기-도움 테크닉: 요추 지지대(lumbar support)를 사용해라. 앉아 있는 동안의 나쁜 자세(차, 책상, 컴퓨터 앞, 또는 저녁을 먹거나 TV를 보는 것)가 머리를 내민 자세를 만들거나 악화시킬 수 있다. 당신이 앉는 어디든지 좋은 요추 지지대를 사용하는 것이 나쁜 앉아있는 자세를 교정하는데 도움이 될 것이고, 궁극적으로 머리를 내민 자세에 도움이 된다.

자기-도움 테크닉: 자세 운동(postural exercises)을 해라. 올바른 자세를 만들고 머리를 내민 자세를 줄이려면, 양 발을 10 cm 정도 벌리고 서서, 팔은 몸 옆에 붙이고 엄지는 앞으로 향하게 한다. 등 아래를 안정시키기 위해서 엉덩이에 힘을 주고, 그 다음으로, 숨을 들이 마시는 동안에, 팔과 어깨를 바깥쪽 뒤로 돌린다(엄지가 뒤로 향하게 돌린다) 그리고 당신의 양 어깨판이 등 뒤에서 가까워지도록 당긴다. 이 자세를 유지한 채, 어깨를 아래로 떨구면서 숨을 내쉰다. 머리를 뒤로 보내어 귀가 어깨 선에 가게 하고, 정상적으로 숨을 쉬면서 이 자세를 약 6초간 유지한다(머리를 움직이는 동안, 머리를 위 또는 아래로 기울어지거나 입을 벌리지 않는다). 긴장을 풀어라. 그러나 일단 당신이 그 자세를 풀었다면, 좋은 자세를 유지하도록 노력을 해라. 이 자세를 유지하는 것이 불편하거나 뻣뻣하다고 느끼면, 당신의 체중을 발 뒤꿈치에서 앞꿈치로 보내려고 해 보아라, 그것이 당신의 머리를 어깨를 넘어서 뒤로 보내줄 것이다. 좋은 자세를 만들기 위해서 이 운동법을 하루 내내 자주 반복해라. 매 한 두 시간 마다 해라. 하루에 한 번 계속해서 여섯 번 반복하는 것 보다 하루에 여섯 번 이상 한 번 반복하는 것이 좋다(Travell and Simons 1983).

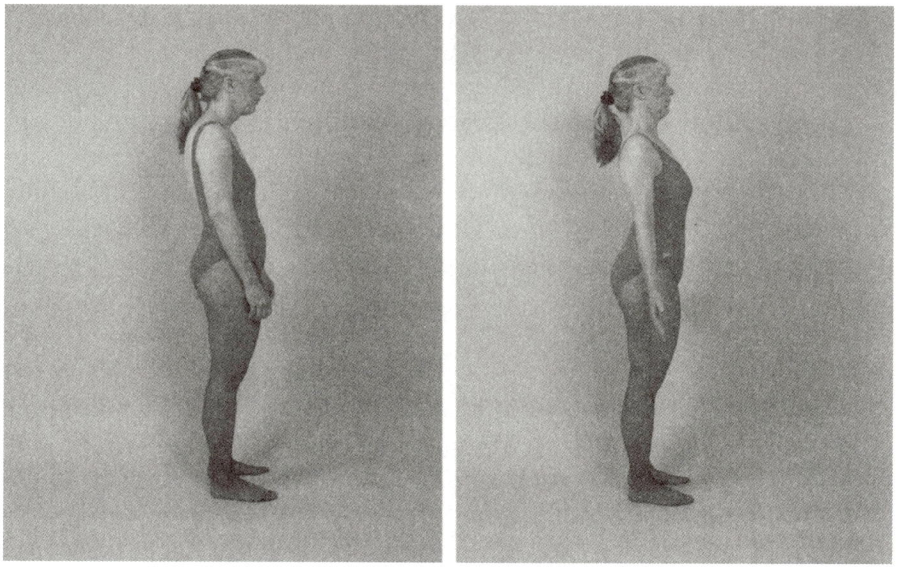

골격 비대칭 (Skeletal Asymmetries)

한쪽이 짧은 다리와 한 쪽에서 작은 반골반(hemipelvic; 당신이 앉는 골반의 부분) 같은 골격 비대칭은 다리, 무릎, 발목, 또는 발 통증의 통증유발점들에 기여할 수 있다. 운이 좋게도, 이들은 한 쪽 신발에 집어넣는 패드 또는 의자 위 한 쪽 엉덩이 아래에 놓는 패드를 써서 돈을 들이지 않고 비수술적으로 고쳐질 수 있다(이 책에서, "짧은 다리"라는 용어는 다리 길이가 정말로 같지 않은 것을 말하는데, 뼈들이 실제로 한 쪽이 짧은 것을 말하며, 척추 배열이상에 의한 "짧은 다리"가 아니며, 후자는 한 쪽 힙이 다른 쪽 보다 높을 때 쓰이는 카이로프랙틱 용어이며 한 쪽 다리가 다른 다리 보다 짧은 모습을 보여준다). 다른 골격의 불균형 또한 고쳐질 수 있다. 예를 들어, 긴 둘째 발가락은 신발 교정 장치로 교정될 수 있고, 짧은 위팔은 인체공학적으로 교정된 가구에 의해서 교정될 수 있다.

상해 Injuries

상해는 일반적으로, 다리, 무릎, 발목, 또는 발 근육들의 통증유발점들의 가장 흔한 발동인자들 중의 하나다. 건강한 근육은 사용하지 않을 때 만지면 유연하나 동작을 만들 때에는 굳어진 느낌이 날 것이다. 만약 어떤 근육이 휴식할 때에도 굳어진 느낌이라면, 그것은 건강하지 않은 방식으로 뭉친 것인데, 비록 당신이 훈련을 쌓았다 하더라도 마찬가지다.

나는 고무 밴드와 막대기의 비유를 쓰는 것을 좋아한다. 갑작스럽고 예기치 않은 힘이 막대기에 가해지면, 손상을 입을 가능성이 크고, 딱딱한 근육의 경우에도 마찬가지일 것인데, 거기서 힘은 낙상 또는 차 사고 같은 어떤 것일 것이다. 그러나, 급격스러운 힘이 고무 밴드에 가해지면, 힘을 흡수하려고 늘어날 것이고, 그리고 유연하고, 건강한 근육의 경우도 똑 같을 것인데, 상해를 덜 입게 만들 것이다. 당신이 알아차리지 못하나 근육이 뭉치고 제한될 수도 있는데, 잠재 통증유발점들이 어느 정도로 운동 범위를 제한하고 거의 모든 사람들이 약간의 잠재 통증유발점들을 갖고 있기 때문이다. 잠재 통증유발점들을 가진 이러한 근육들은 갑작스러운 힘이 가해졌을 때 쉽게 다치게 될 수 있다.

새로운 상해 (New Injuries)

상해가 처음 생겼을 때 치료하는 것이 통증유발점들이 형성하는 것을 막고 눈덩이처럼 커지는 통증 사이클을 피하게 도와 준다. 최근에 입은 상해를 돌보는데 경험을 지닌 침술사 또는 마사지 치료사를 찾아라. 또한 당신은 카이로프랙터 또는 접골요법사를 볼 필요도 있을 것이다.

수술과 상처 (Surgeries and Scar)

수술은 약간의 상처 조직을 남기기가 쉬운데, 그것이 통증유발점들을 지속화할 수 있다. 상처 조직은 강력한 교차마찰(cross-friction) 마사지로 어느 정도 파괴될 수가 있다. 교차마찰 테크닉은 당신이 양 엄지로 상처를 가로지르면서 앞 뒤로 반대 방향으로 문지르는 방법이다. 그러나, 대부분의 사람들은 그것이 만드는 통증 때문에 자신의 상처를 강력하게 시술하려고 하지 않는다. 당신은 아마도 치료사를 찾아서 도움을 청할 필요가 있을 것이다. 침술은 상처 조직을 치료하고 그 부위의 통증유발점들에서 온 통증을 없애는데 도움이 될 수가 있다. 나는 그냥 한 가지 방법에만 의존하지 말고, 교차마찰 마사지와 침술 모두를 사용할 것을 권한다.

급성 상해와 수술 후 회복을 위한 자기-도움 테크닉들
Self-Help Techniques for Acute Injuries and Post-Surgery Recovery

RICE:

- **Rest**(휴식): 이환된 몸 부위를 쉬게 해라.
- Ice(냉 찜질): 냉 찜질이 부종을 줄이며, 멍드는 것을 막는데 도움이 되며, 그 부위의 혈류를 증진시켜 준다. 당신은 냉 찜질 압박을 사용할 수 있다 (얼음 덩어리와 물을 넣은 투명 비닐 봉지가 좋다). 또는 다친 곳이 하지 또는 발이라면, 참을 수 있을 만큼 얼음 물 속에 담구어 둘 수 있다; 당신은 필요 시 다리와 발을 넣다 뺐다 할 수 있다. 쉬었다가 또 하는 얼음 찜질을 적어도 48시간 동안 해라.
- **Compression**(압박): 에이스 붕대(손목/ 무릎 등의 염좌 탈구용의 신축성 있는 붕대; 상품명)같은 것으로 압박해라. 이 테크닉은 당신의 의료 제공자가 다르게 지시하지 않은 경우라면, 급성 상해의 경우를 위한 것이다.
- **Elevation**(올림): 출혈과 부종을 줄이기 위해서 이환 부위를 올려라.

기타

- 피부에 부드러운 마사지 스트로크를 하는데, 당신의 심장 쪽으로 문지르는 것이 순환을 증진시킬 것이다.
- 부종과 멍이 사라진 다음 상처 조직을 치유하고 줄이기 위해서 교차-마찰 마사지와 침술이 도움이 될 것이다.

구입품

- 건강 식품 상점에서 아르니카(arnica) 또는 Traumeel(이부프로펜의 대용으로 사용되는 동종 요법제)과 연고 그리고 구강 동종 요법제(homeopathics)를 구입해라.
- 외상성 상해를 위한 중국 허브들이 있는데, 그것은 침술 시술자에게서 구할 수 있다. 자연 요법(Naturopathic) 의사들 또한 허브들과 외상 키트를 갖고 있을 것이다.

예상치 않은 급성 상해의 경우를 위해서, 그리고 또 수술을 받을 계획이 있다면, 의약품 상자에 이것들을 갖춰 놓아라. 그것들은 상해 후 즉시 사용했을 때 제일 잘 듣는다, 그리고 가능한 수술 후 바로가 좋다.

척추 배열이상과 척추 문제들
Skeletal Misalignments and Spinal Problems

등의 척추가 만성적으로 배열이 틀어졌다면, 딱딱함과 통증으로 인하여 근육에 가해진 스트레스가 통증유발점들을 형성하게 할 수가 있는데, 발가락까지 내려가는 당신의 몸 전체에 영향을 줄 것이다. 당신의 힙 관절들, 그리고 다리, 발목, 및 발 뼈들의 배열 이상으로 인해서도 고통을 겪을 수 있다는 것을 알아야 한다. 이것들은 보통 근육이 팽팽해져서 딱딱해져서 시작되므로, 골격 조정에 마사지 또는 침술이 함께한 접근법이 아마도 오래가는 경감에 필요하다.

골격 조정은 카이로프랙틱 또는 접골요법 의사에 의해서 시행될 수 있으나, 일부는 오직 척추 조정만 할 수 있으므로, 당신은 사지의 뼈들을 교정할 수 있는 의사를 찾아야만 한다. 그들은 첫 치료 시 X-ray를 찍고 당신의 척추를 평가할 것이다. 전에 X-ray 찍은 것을 갖고 있다면, 그것을 갖고 가라. 그러면 비용도 절감되고 다시 X-ray를 찍으면서 받아야 될 방사능에 노출될 필요도 없어진다.

탈루되거나(herniated) 부풀어 오른 디스크로 인한 만성 통증 또한 당신의 전신에 통증유발점들을 형성하게 하는데, 왜냐하면 그것은 아마도 당신이 움직이고 걷는 방식에 영향을 주기 때문이다. 탈루되거나 부풀어 오른 디스크는 침술로 매우 성공적으로 치료(특히, plum blossom 테크닉으로) 될 수가 있는데, 그러나 만약 약간의 경감을 어지간히 빨리 얻지 못한다면, 당신은 수술을 고려할 수도 있다. 척추 수술은 아주 정교해져서 많은 수술들이 당신이 다음 날 회복되게 해주는 상당히 작은 절차들이다. 협착(stenosis; 중심 척수 또는 신경이 나오는 구멍의 좁아짐)이 있다면, 침술이 통증에는 도움이 되나 협착에는 소용이 없어서, 수술이 최상의 선택이 될 수도 있다. 어떤 수술일지라도 어느 정도의 위험을 갖고 있어서, 수술의사와 이것을 확실히 논의해야 하고 절차를 확실히 이해해야만 한다. 아직도 망설인다면, 다른 외과의사에게 두 번째의 선택을 해라. 디스크 문제와 협착은 MRI에 의해서 확진되어야만 한다. 수술을 했는데도 당신의 통증이 계속된다면, 통증유발점들이 주범일 가능성이 많은데, 그 경우에서 오래가는 경감을 얻기 위하여 그들이 치료될 필요가 있다. 그래도 경감이 없다면, 그 통증은 수술로 인한 상처 조직이 신경 뿌리를 누르기 때문에 생긴 것 일 수 있는데, 이것은 의사와 함께 확증할 필요가 있는 것이다.

뼈 돌기(bone spurs)와 좁아진 디스크 간격 또한 만성 통증을 만들어서 통증유발점들을 형성 시킨다. 그러나 인구의 무작위 표본에서, 뼈 돌기와 좁아진 디스크 간격이 있는 많은 사람들이 통증이 없이 지내고, 그리고 통증이 있는 많은 사람들이 뼈 돌기와 좁아진 디스크 간격을 보이지 않는다는 것을 볼 것이다. 이들이 당신의 문제를 만든다고 가정하지 말아라, 비록 어떤 치료사가 이 가정을 했다 하더라도.

나는 항상 통증유발점들이 기껏해야 문제의 부분이라는 전제로 시작하며, 문제의 모든 것이 아니더라도, 그리고 적절하게 치료한다. 어떤 환자가 상당히 빠르게 경감을 얻지 못한다면, 그 때 나는 무엇인가 다른 것이 있는 것을 알게 된다. 그 때, 나는 그들을 X-ray 또는 MRI로 그들을 평가할 수 있는 누구에게 의뢰한다.

결론 Conclusion

인체 역학에 연관된 지속인자들을 다루기 위해서는, 우선 당신의 신발과 맞춤이 아닌 교정 장구로 시작해라. 당신의 몸을 사용하는 법을 주시해라, 특히 스포츠 활동에서, 그리고 새로운 운동들을 과도하게 하지 말아라. 스포츠 활동 전후에 스트레칭을 잘 해라. 당신이 당신의 몸을 유지하는 법을 알고 긴장을 풀고 적절한 자세를 배우기 위해서 자신을 재교육을 시작해라. 처음에 당신의 상황과는 맞지 않는다고 보일 수 있는 어떤 것이 당신의 통증의 강도와 빈도에 있어서 놀랄만한 감소를 만들어 줄 수 있다.

없으면, 어떠한 자기-도움 접근법이 당신에게 가장 중요한 지를 찾는데 도움을 줄 건강관리 전문가와 상의를 하거나, 맞춤형 교정 장치를 맞춰 보아라.

다음 장은 영양과 다른 식이성 지속인자들에 관하여 논의할 것이다. 구조적으로 그리고 시스템적으로 당신의 몸에 영향을 주는 비만은 6장에서 논의될 것이다.

제 5 장

식사
Diet

마시는 것이 어떤 것인가에 따라 무엇인지가 통증유발점들의 지속화와 크게 관련이 있다. 당신의 영양의 개선, 충분한 수분의 섭취, 및 어떤 식품과 음료 및 다른 물질들을 피하는 것이 통증유발점 악화를 크게 감소시키고, 그럼으로써 당신의 다리, 무릎, 발목, 또는 발 통증의 강도와 빈도 모두를 감소시킨다.

영양 부족 Nutritional Deficiencies

당신의 영양분 섭취가 당신의 증상들을 감소시키는 것을 보기 위하여 그것을 개선하는 것이 쉬우면서도 비교적 비용이 덜 드는 방법이다. Travell과 Simons 박사(1983)는 통증과 통증유발점들의 기능장애로부터 오래가는 경감을 얻기 위하여 그들 환자들의 거의 반이 비타민 부족 치료를 요한다는 것을 발견했다. 그들은 그것이 손봐야 될 가장 중요한 지속인자들 중의 하나라고 믿었다. 당신이 더 많은 영양부족을 보일수록, 모든 종류의 증상들이 더 많아진다. 비록 혈액 검사 소견이 어떤 주어진 비타민 또는 미네랄 수치에서 정상 범위에는 속하지만, 낮은 쪽에 있을 때, 그것이 조금 더 필요할 수가 있는데, 당신의 인체가 그러한 영양소들의 혈액 수치들이 줄어들기 전에 당신의 조직에서부터 어떤 영양소들을 갖다 쓰기 때문이다.

여러 인자들이 영양 부족을 만들 수가 있는데, 영양분의 불충분한 섭취, 영양분 흡수 장애, 불충분한 영양분 활용, 인체의 증가된 요구, 영양분들의 너무 빠른 배설, 또는 인체 내에서 영양분들의 너무 빠른 파괴들이다.

무엇을 먹을 것인가 (What to Take)

상당히 건강한 식사를 한다 하더라도, 당신은 보충제들이 필요할 수가 있다. 많은 농경지는 그 토양을 재보충하기 위해서 작물들을 회전하는 것이 아니라, 동일한 땅에서 동일한 작물들을 반복적으로 심기 때문에 경작지들은 영양분들이 고갈되어 왔다. 화학 비료와 농약의 사용 또한 작물과 땅 모두에게 악 영향을 미칠 수 있어서, 식품은 우리가 요구하는 모든 영양분을 항상 공급하지 못한다. 먼 지역으로 식품을 선적하고 또 오랜 기간 동안 그것을 보관하는 것 또한 영양 가치를 빼앗고 있다 — 곡물이 수확되고 소비되기까지의 사이에 너무 많은 시간이 흐르게 된다. 많은 사람들은 적절한 영양을 확보하기 위해서 일부 종류의 종합비타민과 종합 미네랄 보충제를 섭취할 필요가 있는데, 특히 아래에 열거한 고위험군들 중의 하나에 속하는 사람들이다.

의사가 당신의 상태가 보충제의 대량 투여를 보증하지 않는 한 그것을 하지 말아야 하는데, 비타민 A, D, E, 및 엽산 같은 어떤 비타민을 너무 많이 먹는 것은 실제로 해롭고 부족과 유사한 증상들을 만들 수 있다. 당신은 개인에 맞춘 보충 프로그램을 정하기 위해서 치료사와 함께 상의를 해야 한다. 일부 의료 전문가들은 어떤 부족이 부족한가를 찾는 검사를 주선해 줄 것이다. 이것은 매우 중요한데 어떤 사람들은 어떤 영양분을 흡수할 수가 없고 그것들을 대용량으로 섭취할 필요가 있거나 주사를 맞아야 하기 때문이다. 예를 들어, 어떤 사람들은 비타민 B_{12}를 흡수할 수가 없어서 근육 내의 주사로 충분한 수준을 확보해야 한다.

아래의 항목들은 통증유발점들의 지속화에 가장 관여할 듯한 영양분들을 논의할 것이다. 다른 영양에 대한 관심 또는 여기서 논의한 영양분에 대하여 더 알기를 원한다면, Balch 등이 쓴 *영양 치유를 위한 처방(Prescription for Nutritional Healing*; James F. Balch, MD,와 Phyllis A. Balch, CNC. 2000)이 훌륭한 출처가 될 것이다. 그것은 비타민, 미네랄, 아미노산, 항산화제, 및 효소에 관한 정보를 제공하고 각각을 위한 음식물 출처를 보여준다. 일반적인 장애에 관한 항목들은 각각의 상태를 치료하는 데에 유용한 보충제들을 열거한다.

자기-도움 테크닉: 보충제를 섭취해라. 일부 비타민은 적당한 흡수 또는 효율성을 위하여 다른 비타민이 있어야 하기 때문에, 좋은 복합비타민과 복합미네랄 보충제를 먹는 것이 요구된 조합들이 확실히 존재하는 것을 도와 준다. 하나의 복합 비타민 속에 충분한 양의 미네랄이 있는지를 분명히 하기 위해서 확실하게 라벨을 살펴보아라; 그렇지 않다면, 당신은 어떤 미네랄을 섭취할 필요도 있다. 이에 더해서, 당신은 아래 열거된 비타민과 미네랄의 일부의 부가적 보충제를 섭취할 필요도 있을 것이다. Travell과 Simons 박사(1983)는 통증유발점들을 치료하기 위한 가장 중요한 보충제는 수용성 비타민 C, B_1, B_6, B_{12} 및 엽산과 미네랄인 칼슘, 마그네슘, 철 및 칼륨이라는 것을 발견했다.

언제 보충제를 먹는가 (When to Take Supplements)

일부 영양분은 흡수되기 위하여 음식에서 발견되는 물질들과 결합할 필요가 있기 때문에, 당신의 비타민을 음식물로 섭취해라. 당신이 아프지 않을 때 당신은 비타민과 허브를 섭취하는 것이 최상이라는 것을 알 것이다 ? 병과 싸우기 위하여 특별히 만들어진 허브는 예외로 한다. 일부 병원체는 어떤 비타민과 허브에서 더 강해질 수 있어서 당신은 병에 걸릴 수도 있다(병에 어떻게 대처하는가의 논의는 6장의 "급성 또는 만성 감염" 항목을 보라). 일단 당신의 모든 증상들이 덜하게 되면, 정기적 보충 프로그램을 다시 시작해라.

손상된 소화 기능과 영양 흡수 불량 (Impaired Digestive Function and Nutrient Malabsorption)

소화계가 기능을 잘 못한다면, 증상들은 다음의 어느 것을 포함할 수 있다: 가스, 트림, 위산 역류, 가슴앓이, 설사, 변비, 가는 변, 변 속에 소화되지 않은 음식 및 과도하게 먹지 않는데도 체중이 느는 것. 소화 기능이 안 좋을 때, 소화 효소나 염산을 오랫동안 먹는 것이 좋은 해결책이 아닌데, 왜냐하면 그들이 당신 인체의 자연적인 소화기능을 떠맡을 수 있기 때문이다. 그 대신, 당신의 몸을 회복시켜서 그것의 일을 적절하게 하도록 할 필요가 있다. 자연 요법, 침술사, 또는 허브 요법사들이 당신이 소화 문제가 있는 가를 찾는데 도움이 될 것이다. 또한 이러한 전문가들은 당신의 독특한 체질과 어떤 건강 문제들에 기초를 둔 당신의 식사 권고안을 추천해 줄 수 있고, 당신의 시스템의 재균형을 위한 허브를 처방할 수 있다.

비록 단식(fasting)이 소화계에 휴식을 주는 방식으로 종종 권해지기는 하지만, 그것은 실제로 소화계에 무리를 준다. 세척하기를 원한다면, 허브와 차전자(psyllium)를 사용해라. 그러나 식사를 중단하지 말아라. 다른 일반적인 오해는 익히지 않은 식품과 정백하지 않은 곡물이 건강에 제일 좋은 먹거리라는 것이다. 대부분의 식품들은 그들을 요리해서 화학적 파괴 과정을 만들어서 당신의 소화계가 힘든 일을 하지 않게 하는 것이 실제로 더 좋다. 소화 장애가 있다면, 정백하지 않은 곡물 제품보다 흰쌀과 흰 빵이 소화되기가 더 쉽다. 당신의 소화 기능이 회복됨에 따라, 당신의 치료사는 당신의 체질에 맞는 적절한 음식을 권해 줄 수 있다.

만성 설사가 있다면, 영양분들이 적절하게 흡수되는데 충분하도록 창자에 머무르지 못할 것이다. 당신은 설사의 원인을 찾아서 없앨 필요가 있다. 침술, 허브, 및 음식 변화들이 종종 이 문제들을 성공적으로 다루게 한다.

나는 많은 사람들이 너무 많은 허브들, 또는 그들의 건강 상태나 체질에 맞지 않은 허브를 먹어서 그들의 소화계를 망가뜨린 것을 보아왔다. 대부분의 허브는 자격을 갖춘 치료사의 권고로만 섭취해야 한다. 한 친구 또는 한 가족에게 유익한 어떤 허브는 당신에게 맞지 않을 수도 있다.

고위험군 (High-Risk Groups)

노인이거나, 임신 또는 수유, 극빈자, 우울, 또는 중병, 또는 당신이 알코올 또는 다른 약물의 오용을 하고 있다면, 당신은 아마도 영양 부족의 고위험군에 있을 수 있다. 중요한 음식군을 빼고 식사를 하는 경향을 가졌거나 또는 먹는데 장애가 있다면, 당신 역시 영양 부족일 가능성이 크다. 그리고 일반적으로, 우리의 대부분이 균형 잡히거나 영양이 풍부한 식사를 하지 못한다. 가공된 음식을 많이 먹는다면, 그것들은 신선하게 준비된 음식에 비하여 많은 영양분을 포함하지 않고 있다는 것을 알아야 한다.

채식주의자와 영양 Vegetarianism and Nutrition

대부분의 사람들은 엄밀한 채식주의자가 아니다. 동물에서 발견되는 B_6 형태는 식물에서 발견되는 주된 형태보다 안정되고 요리나 보존하는 동안에 잘 손상되거나 없어지지 않는다. 이에 더해서, 비타민 B_{12}는 유제품을 포함한 동물성 단백질에서만 발견된다. 양조용 효모는 비타민 B_{12}를 함유한 특별한 기질에서 자라지만 효모조차 B_{12}를 함유하지 않는다.

자기-도움 테크닉: 단백질 섭취를 늘려라. 채식주의자라면, 최소한 당신은 유기체 알이라도 먹어야만 하는데, 그들이 고품질 단백질의 원천이기 때문이다. 대부분의 채식주의자들은 그들의 식사에서 아미노산(단백질의 성분)의 균형을 최적화하기 위한 식품의 조합이 매우 좋지 않고, 그렇다고 하더라도, 비록 일주일에 한 번 또는 한 달에 두 세 번 계란 몇 개 또는 생선 한 조각일지라도, 고품질 동물 단백질을 그들의 식사에 추가한다면 더 좋아진다는 많은 보고가 있다.

비타민 Vitamins

비타민 C와 비타민 B의 충분한 섭취는 통증유발점들을 해결하는 것에 중요하다. 비타민 B 복합체는 함께 먹어야만 하는데, 그들이 인체에서 적절히 흡수되고 사용되기 위하여 서로가 의존하기 때문이다.

비타민 C

비타민 C는 운동 후 아픔을 감소시키고 모세혈관을 강화시킨다. 이러한 미세한 혈관들이 연약할 때, 당신은 쉽게 멍이 들 것이다(힌트: 어떻게 멍이 들었는지 기억이 안 난다면, 아마도 당신은 너무 쉽게 멍이 들기 때문이다). 비타민 C는 콜라겐(결체 조직)과 뼈의 형성에 필수적이고, 신경전달물질인 노르에피네프린과 세로토닌의 합성에 요구된다. 그것은 인체의 스트레스에 대한 반응에 필요하고, 면역계 기능에 중요한 역할을 하고, 감염에 기인한 통증유발점들의 자극성을 감소시킨다. 비타민 C는 음식물 알러지로 인한 설사를 도우나, 너무 많이 섭취하면 물 같은 설사 또는 비특이성 요도염을 일으킨다.

비타민 C 부족의 초기 증상은 허약, 무기력, 성급함, 관절과 근육에 무지근하게 쑤시는 통증, 쉽게 멍이 드는 것, 및 체중이 줄 가능성들을 만든다. 심한 부족(괴혈병)에서는 잇몸이 붉어지고 부어 오르며 쉽게 피가 나며, 치아가 쉽게 흔들리거나 빠져나간다. 그러나, 이 상태는 미국에서는 드물다. 비타민 C는 흡연가, 음주가, 노인(조직의 비타민 C가 나이가 들면서 줄어듦), 주로 우유를 수유하는 유아(보통 1세부터 6세까지), 만성 설사인 사람, 정신과 환자, 및 까다로운 식성들에서 부족하기가 쉽다.

자기-도움 테크닉: 충분한 비타민 C 섭취. 추천할 식품들은 감귤류와 신선한 주스, 생 브로콜리, 생 싹눈양배추, 콜라드(케일의 한 변종), 케일, 순무, 구아바, 생 피망, 양배추 및 감자 들이다. 400 mg이 넘는 비타민 C의 하루 섭취량은 인체에서 사용되지 않고, 하루에 1000 mg의 섭취는 신장 문제가 있는 사람에게 신석증의 위험을 증가시킨다고 최근에 알려졌기 때문에 비타민 C의 대용량은 불필요하다(Simons, Travell, 그리고 Simons 1999, 207). 에스트로겐 또는 구강 피임약을 먹는 여성은 하루에 500 mg이 필요할 수 있다. 비타민 C를 제산제와 함께 먹지 말아라. 비타민 C는 아스코르브산이고 제산제의 목적은 산을 중화시키는 것이므로, 제산제가 비타민 C를 중화시켜서 효과가 없게 만든다.

비타민 B_1

비타민 B_1(티아민)은 정상적 신경 기능과 근육 세포들 내에서 에너지의 생산에 필수적이다. 통증과 온도에 대한 저하된 민감성과 진동 감지 불능이 비타민 B_1의 부족을 나타낸다. 또한 당신은 밤에 장딴지의 경련, 약간의 부종, 변비, 및 피로를 겪을 수도 있다. 비타민 B_1은 인체가 적절한 양의 갑상선 호르몬을 생성하는데 필요하다(이 주제를 자세히 보려면 6장의 "장기 기능장애와 질병"을 보아라). 알코올의 오용은 비타민 B_1의 흡수를 줄이며, 그리고 간 질환은 흡수를 더 줄어들게 만든다. 제산제, 홍차에 함유된 타닌산, 또는 마그네슘 부족 또한 흡수를 막는다. 비타민 B_1이 수용성이기 때문에, 이뇨제 또는 많은 양의 물을 먹으면 그것은 너무 빨리 배설될 것이다. 비타민 B_1은 가공 식품들에 의하여 그리고 100°C를 넘는 온도로 가열하면 파괴된다.

자기-도움 테크닉: 충분한 비타민 B_1의 섭취. 추천 식품은 살코기, 콩팥, 간, 소고기, 계란, 생선, 콩, 견과류, 및 일부 정백하지 않은 곡물(외피와 배가 있는 것) 들이다.

비타민 B_6

비타민 B_6(피리독신)는 신경 기능, 에너지 대사, 아미노산 대사, 및 통증 감지에 강한 영향을 주는 신경전달물질인 노르에피네프린과 세로토닌의 합성에 중요하다. B_6의 결핍은 빈혈, B_{12}의 감소된 흡수와 저장, 비타민 C의 배설 증가, 및 니아신 합성의 차단을 만든다. 그리고 호르몬의 불균형을 만들 수 있다. B_6의 결핍은 다른 비타민 B들 중의 하나의 결핍 증상으로 나타날 것인데, 왜냐하면 B_6는 다른 것들 모두가 그들의 기능을 실행하는데 필요되기 때문이다. B_6의 수요는 나이와 높은 비율의 단백질 섭취에 따라 증가한다. 열대성 스프루(구강염과 설사를 일으키는 열대 지방의 병으로 흡수장애 질환)와 알코올 섭취는 인체가 B_6를 받아들이는 것을 방해한다. 경구 피임약의 사용은 당신의 B_6 요구를 증가시키고 손상된 포도당 내성(당뇨전 상태)로 이끈다. 이럴 때 당신이 B_6를 보충하지 않으면 우울로 빠지게 되는데, 특히 당신이 이미 우울의 병력을 가졌을 때다. 코르티코스테로이드 사용, 과도한 알코올 소비, 임신과 수유, 결핵 약, 요독증 및 갑상선기능항진증 또한 증가된 B_6를 요구한다.

자기-도움 테크닉: 충분한 비타민 B_6의 섭취. 추천 식품은 간, 콩팥, 닭고기 살, 넙치 살, 참치, 서양호두, 콩가루, 흰 강낭콩, 바나나, 및 아보카도 들인데, 그러나 기억할 것은 동물 원천에서 발견되는 B_6 형태들이 식물에서 발견되는 주된 형태보다 요리 또는 보존에 더 오래 간다는 것이다. 또한 효소, 살코기, 계란 노른자 및 정백하지 않은 밀에 상당량의 B_6가 들어 있다.

비타민 B_{12}

비타민 B_{12}(시아노코발라민)는 인체가 적혈구와 위장관에서 발견되는 빠르게 나눠지는 세포들의 형성을 위하여, 어떤 신경 섬유들의 부분들의 형성에 사용되는 지방산의 합성을 위하여 엽산과 함께 섭취해야만 한다. B_{12}는 또한 지방과 탄수화물 모두의 대사에 요구된다. 결핍이 오면 재생불량성 빈혈(근육들과 통증유발점들을 포함하고, 기능장애의 사이클을 더하고 통증을 증가시키는 등, 당신의 모든 조직들에 쓰일 산소 양을 감소시키는 상태)로 가게 만든다. B_{12}의 결핍은 또한 비특이성 우울(일시적인 것이 아니고 그리고 어떤 특정한 사건에 의한 것이 아닌 우울), 피로, 소음 또는 닿는 것에 과장되게 깜짝 놀라는 것, 및 통증유발점들에 증가된 민감성을 일으킬 수 있다. 오랜 기간 동안 비타민 C의 대용량 섭취가 그런 것처럼 여러 약물들이 B_{12}의 흡수를 방해할 수 있다.

자기-도움 테크닉: 충분한 비타민 B_{12}의 섭취. 동물성 제품과 어떤 특수한 기질에서 자라는 양조용 효모들만이 비타민 B_{12}의 식품 원천이다. 엄격한 채식주의자들은 이 비타민을 보충해야만 한다.

엽산 (Folate)

엽산(folate; 합성 형태일 때는 folic acid라고도 알려짐)은 B 복합체의 또 다른 구성원이다. 엽산 결핍은 당신을 쉽게 피로하게 만들거나, 잠을 제대로 못 잠, 또는 겁이 나고 우울하게 만들 수 있다. 또한 그것은 하지불안증후군(restless legs syndrome), 퍼진 근육통, 설사, 또는 사지 감각 상실들을 일으킬 수 있다. 당신은 추위를 자주 느끼고 그리고 당신은 정상(37°C)보다 약간 낮은 기초 체온을 보인다. 거대적아구성빈혈(megaloblastic anemia; 적혈구가 정상보다 커진 상태로 대부분 엽산 또는 비타민 B_{12} 결핍 때문에 생긴다)로 가게 될 수 있다.

미국에서, 백인의 최소한 15%가 부족한 반면에 아프리카-미국인과 라틴인은 적어도 30%가 결핍을 보인다. 문제의 일부는 식품의 엽산 함유량의 50~95%가 가공하거나 요리할 때 파괴될 수 있어서, 비록 당신이 엽산 원천이 풍부한 식사일 지라도, 이득을 받지 못한다는 것이다(Simons, Travell and Simons 1999).

엽산은 소화계에서 그것의 활성화 형태로 바뀌나, 이러한 전환은 완두콩, 강낭콩, 및 산성 식품들에 의하여 방해를 받기 때문에, 이러한 것들을 엽산 원천과 분리해서 먹어야 한다. 엽산의 고위험군은 나이가 들거나 내장 장애를 가진 사람들, 임신하거나 수유, 또는 정기적으로 마약과 음주를 하는 사람들이다. 어떤 투약은 엽산을 고갈시키는데, 소염제(아스피린 포함), 이뇨제, 에스트로겐(피임약과 에스트로겐을 기초로 한 교체 처치의 형태), 및 항경련제를 포함한다.

자기-도움 테크닉: 충분한 엽산의 섭취. 추천 식품은 녹색 잎 채소, 양조용 효모, 장기 고기, 과일, 및 브로콜리와 아스파라거스 따위를 가볍게 요리한 채소들이다. 아스코르브산(비타민 C)에서처럼, 엽산 보충제를 제산제와 함께 먹지 말아라. 또한, 충분한 수준의 B_{12}를 섭취해야만 하는데, 엽산을 흡수하기 위해서 이들 중의 오직 하나만을 보충하는 것은 다른 것의 심각한 결핍을 엄폐할 수 있기 때문이다.

미네랄 Minerals

칼슘, 마그네슘, 칼륨 및 철 들은 적절한 근육 기능에 요구된다. 철은 근육섬유들로 산소를 옮기는데 요구된다. 칼슘은 신경말단에서 아세칠콜린을 유리하는데 필수적이고, 칼슘과 마그네슘 모두 근육 섬유들이 수축하기 위하여 필요하며, 결핍은 운동 또는 다른 육체적 활동을 하는 중에 근육 아픔을 일으킨다. 이들 미네랄 중 어떤 것의 결핍은 통증유발점들의 자극 감수성을 증가시킨다. 칼슘, 마그네슘 및 칼륨은 함께 섭취해야만 하는데, 하나의 증가가 다른 것들을 고갈시킬 수 있기 때문이다.

소금은 또 다른 중요한 미네랄이다. 당신의 식사에서 전적으로 그것을 빼놓지 말아라. 특히, 땀을 많이 흘린다면, 어떤 의학적 상태 때문에 당신의 의사가 다르게 지시하지 않은 한 당신의 식사에서 약간의 소금이 꼭 필요하다. 소디움, 칼슘, 마그네슘, 또는 칼륨의 불충분한 레벨은 근육 경련을 일으킬 수 있다.

칼슘 (Calcium)

툼스(Tums; 칼슘제재의 제산제) 또는 제산제들은 칼슘 보충제들을 대신할 수 없는데 그것들이 칼슘의 흡수에 필요한 위산을 중화하기 때문이다. 제산제를 먹어야만 한다면, 칼슘-마그네슘 보충제를 서 너 시간 전이나 후에 먹어야 당신의 흡수를 최대로 할 수 있다. 비타민 D_3은 칼슘 흡수에 필요하다. 골다공증을 막는데 도움이 되도록 적어도 폐경기 몇 년 전에 칼슘을 먹는 것이 특히 중요하다.

고혈압에 먹는 칼슘 채널 브로커는 혈관의 평활근과 심장 근육의 근형질 세망으로 가는 칼슘의 흡수를 막는다. 이것이 아마도 골격근에도 똑같이 적용되기 때문에, 칼슘 채널 브로커는 통증유발점들을 악화시킬 가능성이 크고 그들을 치료하기가 보다 어렵게 만든다. 칼슘 채널 브로커를 먹고 있다면, 의사에게 다른 투약으로의 전환 여부를 물어 보아라. 당신의 고혈압의 내재한 원인을 침술, 식사 조절, 운동, 또는 당신의 특별한 환경에 적합한 것이 무엇으로라도 치료하는 것을 고려해라.

자기-도움 테크닉: 충분한 칼슘의 섭취. 추천하는 식품은 연어, 정어리, 다른 해산물, 녹색 잎 채소, 아몬드, 아스파라거스, 당밀, 양조용 효모, 브로콜리, 양배추, 쥐엄나무, 콜라드 그린, 민들레, 무화과, 개암나무,

케일, 켈프, 겨자, 귀리, 파슬리, 서양자두, 참깨, 두부, 및 순무 들이다. 유제품들과 유장(whey) 또한 좋은 원천인데, 그러나 섬유근육통 또는 한의사가 어떤 "습성 체질(damp-type condition)"이라고 진단했다면, 그것들을 금해야 한다.

마그네슘 (Magnesium)

건강식을 한다면, 당신은 아마도 충분한 마그네슘을 섭취하고 있을 것이다; 어떤 결핍은 아마도 흡수장애, 신장 질환, 또는 수분 또는 전해질 손실에 의한 것이다. 마그네슘은 극심한 육체 운동 후에 고갈되는데, 그러나 적절한 마그네슘의 섭취와 함께한 합리적인 운동량은 세포 대사의 효율성을 증진하고 당신의 심폐 효율을 증진할 것이다. 알코올의 소모, 이뇨제의 사용, 만성 설사, 또는 불소 또는 많은 양의 아연과 비타민 D의 소모는 인체의 마그네슘 요구를 증가시킨다.

자기-도움 테크닉: 충분한 마그네슘의 섭취. 마그네슘은 대부분의 식품들에서 발견되는데, 특히 고기, 생선 및 다른 해산물, 사과, 살구, 아보카도, 바나나, 당밀, 양조용 효모, 현미, 무화과, 마늘, 켈프, 리마콩, 기장, 견과류, 복숭아, 까만눈콩, 참깨, 두부, 녹색 잎 채소, 밀, 및 정백하지 않은 곡물 들이다. 유제품들 역시 훌륭한 원천인데, 그러나 섬유근육통 또는 한의사가 어떤 "습성 체질(damp-type condition)"이라고 진단했다면 그것들을 금해야 한다.

칼륨(포타슘) (Potassium)

지방이 많은 식사, 정제 설탕, 및 너무 많은 소금 들이 칼륨 결핍을 일으키는데, 설사약과 다른 이뇨제들의 사용도 마찬가지다. 설사 또한 칼륨을 고갈시킬 것이다. 소변을 자주 본다면, 특히 당신의 소변 색이 밝은 황색이 아니고 맑은 경우, 칼륨 섭취를 고려해라. 빈뇨가 칼륨을 고갈시키고, 교대로 칼륨 결핍이 빈뇨를 일으키는데, 확대된 사이클이 일어날 수 있다.

자기-도움 테크닉: 충분한 칼륨의 섭취. 추천 식품들은 과일(특히, 바나나와 감귤류), 감자, 녹색 잎 채소, 밀 배아, 강낭콩, 렌즈콩, 견과류, 대추야자 및 서양 자두 들이다.

철분 (Iron)

빈혈로 가게 할 수 있는 철 결핍은 보통 많은 양의 생리, 치질, 장내 출혈, 너무 잦은 헌혈, 또는 궤양으로 인한 과도한 출혈에 기인한다. 철 결핍은 또한 장기간의 질병, 제산제의 장기간 사용, 소화 장애, 커피 또는 홍차의 과도한 소비, 또는 NSAIDS(이부프로펜 따위의 비스테로이드성 소염제)의 만성적 사용에서 기인한다. 철 결핍의 조기 증상은 피로, 저하된 참을성, 및 어느 정도 추운 환경에 노출되었을 때 견디지 못함 들이다. 미국에서 생리하는 여성의 9~11% 사이가 철 결핍이며, 전세계적 이환율은 15% 정도다(Simons, Travell, and Simons 1999).

철 결핍(deficiency)을 겪고 있다고 믿는다면, 의사를 찾아라. 당신은 복합비타민 또는 복합미네랄에 있는 것 이외에 철 보충제를 먹어서는 절대 안 되는데, 철을 너무 많이 먹는 것과 연관된 건강 위험이 있기 때문이다. 또한, 감염 또는 암에 걸렸다면 철 보충제를 먹어서는 안된다. 인체는 박테리아가 그것을 손대지 못하게 하기 위하여 그것을 저장하며, 암의 경우에서는, 그것은 아마도 어떤 세포들이 암세포를 죽이는 기능을 억제시킬 수 있기 때문이다.

자기-도움 테크닉: 충분한 철분의 섭취 — 그러나 과하지 않게. 철분은 비타민 C와 함께 최대로 흡수된다. 대부분의 사람들에게, 철 레벨을 개선하기 위해서는 음식물 원천이 적절하다. 추천하는 식품들은 달걀, 생선, 간, 고기, 닭고기, 녹색 잎 채소, 정백하지 않은 곡물, 아몬드, 아보카도, 사탕무, 당밀, 양조용 효모, 대추야자, 계란 노른자, 켈프, 콩팥 및 리마콩, 렌즈콩, 기장, 파슬리, 복숭아, 배, 서양자두, 호박, 건포도, 참깨, 및 콩 들이다. 우유에 들은 칼슘과 다른 유제품들 또는 칼슘 보충제들은 철의 흡수를 방해할 수 있기 때문에, 철 보충제를 먹는 다른 시간에 칼슘 보충제를 섭취해야만 한다.

수분 Water

충분한 수분을 섭취하는 것이 중요한데, 왜냐하면 수분은 인체의 윤활유이기 때문이다. 당신은 오일이 없이 차를 운전할 수 있는가? 탈수는 특히 이뇨제를 섭취하거나 많은 커피 또는 이뇨 성분을 가진 다른 음료를 마시는 사람들에게 흔하다. 증류수 또는 빗물을 먹어서는 안되는데, 증류되지 않은 물에서 발견되는 미네랄들이 필요하기 때문이다. 병에 담긴 물을 먹는다면, 물의 출처를 알아야만 하는데 증류수 또는 미네랄이 제거된 물인지를 알기 위해서다. 이러한 산업은 최근에 규제를 받고 있지 않아서, 그 회사에 대한 조사를 해 보아야 한다.

자기-도움 테크닉: 물을 충분히 마셔라. 하루에 물 2리터 정도를 먹어라, 그리고 몸무게가 많이 나가거나 땀을 많이 흘린다면 더 먹어야 한다. 여기에 100파운드(약 50 kg)가 넘는 사람들에게 적용되는 원칙이 있다: 당신의 몸무게를 둘로 나누어라. 그리고 매일 그 온스와 같은 량의 물을 마셔라. 몸무게가 140파운드(약 70 kg)이라면, 당신은 70온스(약 2리터)를 마셔야만 한다. 바깥의 온도가 덥다면 하루에 최소한 1리터를 더 마셔라, 그리고 운동하는 동안과 바로 직후에 여분의 물을 더 마셔라. 그러나, 아무리 좋은 것일지라도 과하면 안된다. 당신이 과도한 물을 마신다면, 비타민 B_1(티아민)과 다른 수용성 비타민을 고갈시킬 수 있다. 또한 찬물 보다 실내 온도의 물이 더 좋다; 어떤 찬 것을 마신다면, 당신의 위장이 그것을 데우려고 에너지를 소비해야만 하므로, 당신의 소화계에 부담을 준다.

부적절한 식사 Improper Diet

통증유발점들을 악화시키는 음식을 먹는 것은 일반적이고 중요한 지속인자다. 당신의 체질, 건강 상태, 및 어떤 음식물 알러지, 어떤 음식을 피하는 것 들이 당신의 통증을 경감하는데 상당한 도움이 된다.

어떠한 특정 항목을 빼는 것이 도움이 되는 지를 정하기 위하여, 최소한 두 달 동안 아래에 나열된 식품과 물질들을 피하고, 이와 곁들여서 침술 치료를 받고 허브와 다른 보충제를 섭취하는 계획을 세워라. 대부분의 사람들은 음식 또는 다른 물질들을 먹는 것을 단지 짧은 시간 동안만 중단할 것인데, 아마도 오직 한 주일, 그리고 차이를 느끼지 못하고 그러한 물질들을 다시 먹기 시작한다. 또는 식품, 음료, 또는 다른 물질들은 그들에게 너무 중요해서 그 물질들을 포기하는 것보다 차라리 통증 또는 다른 의학적 문제를 갖고야 만다. 오직 짧은 시도 기간 후에 결론을 짓는 것은 그 물질들을 먹는 것을 계속하겠다고 정당화하는 한 방법이다.

피해야 할 식품과 음료 (Foods and Drinks to Avoid)

당신은 선호하는 음식 또는 음료를 포기하기가 달갑지 않을 것이다. 그러나, 내가 당신에게 권하는 것은 이 항목을 잘 읽고 나열된 항목들이 당신의 통증의 원인일 수 있다는 것을 생각해라. 그러면 당신은 최소한 당신의 통증을 없애기 위하여 얼마나 전념해야 하는 지에 관한 정보에 근거한 결정을 할 수 있을 것이다.

카페인 (Caffeine)

카페인은 근육 섬유들의 끊임없는 수축을 일으키고 (종종 "카페인 강직"; caffeine rigor이라 불린다) 근육 긴장과 통증유발점 과민을 증가시켜서, 통증의 증가로 이끈다. 그것은 과도한 양의 칼슘이 근형질 세망(sarcoplasmic reticulum)에서부터 유리되게 만들고 근형질 세망에 의한 칼슘 이온의 재결합을 방해한다. Travell과 Simons(1983) 박사는 하루에 150 mg이 넘는 카페인을 매일 먹으면 (보통 커피로 두 잔이 넘는) 카페인 강직으로 이끈다는 것을 발견했다. 나는 일부 사람들에게서 그것은 한층 줄여야 한다고 생각한다. 당신의 매일 섭취량을 평가할 때, 차, 소다, 및 다른 음료, 그리고 당신이 먹는 어떤 약물 속에 들은 어떠한 카페인이라도 확실히 측정해라. 그리고 에스프레소 및 유사한 음료들이 더 많은 농축된 카페인을 갖고 있다는 것을 기억해라.

알코올, 담배 및 대마초 (Alcohol, Tobacco and Marijuana)

알코올은 통증의 유발원이 되는 것에 이외에, 혈장과 조직의 엽산 레벨을 감소시킴으로써 통증유발점들을 악화시킨다. 그것은 인체의 비타민 C 요구량을 증가시키는 반면에, 인체가 그것을 흡수하는 능력을 감소시킨다. 담배 또한 비타민 C 요구량을 증가시킨다.

한의학에서는, 카페인과 알코올은 참으로 "기(氣)를 적체시킨다(qi stagnating)"고 말해진다. 기의 고대 개념은 서양 의학적인 용어로 쉽게 번역되지 않는다. 기는 14개의 주된 "경락 (meridians)"을 통해서 흐르는 에너지이며 인체의 모든 부분으로 가는 관들을 연결한다고 생각된다. 기는 혈액과 림프액을 움직인다. 기의 흐름이 막혔을 때(적체; stagnation), 통증과 질병이 생긴다. 인체 과정이 오늘날의 이해에 의해서, 일부는 기를 생명체의 생화학적인 과정이라고 생각한다; 전기 자극의 조합, 신경전달물질, 호르몬, 체액, 및 우리를 살아있게 하고 생명체로서 있게 하는 세포 대사들이다. 당신이 1장에서 읽은 바와 같이, 당신의 체액이 잘 움직이지 않고, 세포 대사가 제대로 작동 안하며 신경전달물질이 정상적으로 작동하지 않을 때 통증유발점들이 생기는데, 그것이 기의 특별한 개념과 기의 적체로 인한 통증을 뒷받침 해준다.

대마초 또한 기를 정체시킨다. 그리고 그것은 그것을 피는 것을 멈춘 3개월 후 까지도 인체에 남아 있는다. 적체는 통증의 한 원인이다; 그러므로, 이러한 물질들의 어떠한 것의 사용은 당신의 통증 레벨을 증가시킬 것이다.

음식 알러지 Food Allergies

환경 그리고 음식과 관련한 알레르겐 모두에의 노출은 인체가 히스타민을 유리하게 만드는데, 그것이 통증유발점들을 지속화 시키고 치료하기가 어렵게 만든다. 외식, 여행, 또는 다른 사람의 집에서 식사를 할 경우에, 알러지를 일으키는 식품을 피하는 것이 힘들게 된다. 할 수 있다면, 먹을 것을 갖고 다니는 것이 대안이 될 것이다.

자기-도움 테크닉: 음식 알러지항원(allergen)의 자기-테스트. 음식물 알러지를 검사하는 여러 방법들이 있다. 최상의 방법 중의 하나는 식사 배제(elimination diet)인데, 거기서 당신은 모든 의심 가는 식품을 제외시킨 후, 그 다음 한 번에 하나씩 다시 더하고, 그 다음에 돌아가면서 해 본다. 당신은 이것을 위한 지침을 *영양 치유를 위한 처방(Prescription for Nutritional Healing*, Balch and Balch 2000)의 "알러지" 항목에서 찾을 수 있다. 그러나, 대부분의 사람들은 이 접근법을 받아들이려 하지 않는데, 한 달 동안 당신의 식사와 주의 깊게 음식 일지를 적는다는 것이 너무 힘든 일이기 때문이다. 그 대용으로, 영양 치유를 위한 처방은 빠른 검사법을 제공한다. 앉아서 몇 분 동안 긴장을 풀고 난 후, 일분 동안 맥박수를 잰다. 그리고 당신이 검사하려는 음식을 먹는다. 15~20분 가만히 기다린 후 맥박을 다시 잰다. 맥박이 일분에 10회 이상 증가했다면, 이 음식을 당신의 식단에서 한 달 동안 배제하고, 다시 검사해라. 다른 선택은 알러지를 위한 혈액 검사인데, 자연요법사와 일부의 다른 치료사가 지시한 검사를 받아라.

결론 Conclusion

당신의 영양 개선, 당신의 식사 변화, 및 해로운 식품, 음료 및 흡입 물질을 피하는 것은 시간이 걸리는데, 그러나 복합비타민과 복합미네랄 보충제를 섭취하고 충분한 물을 마셔서 시작할 수가 있다. 어떤 음식을 피해야 하는 지를 알게 됨에 따라, 그것들을 이 장에서 논의한 비타민과 미네랄이 풍부한 음식으로 교체하는 것을 시작해라. 단백질이 풍부한 것을 확실히 먹어라.

다음 장은 통증유발점들을 가장 잘 일으킬만한 남아있는 지속인자들을 다룬다: 정서적 요인들, 수면 문제, 급성 또는 만성 감염, 호르몬 불균형, 및 장기 기능장애와 질병 들이다.

제 6 장

다른 지속 인자들
Other perpetuating Factors

통증유발점들을 지속하게 하는 여러 다른 요인들을 말할 가치가 있는데, 그것들이 당신의 다리, 무릎, 발목, 또는 발 통증에 중요한 역할을 하기 때문이다. 우울과 불안 같은 정서적 요인들, 수면 문제, 급만성 감염, 호르몬 불균형, 및 장기 기능 및 질환들이 통증유발점들의 형성과 지속에 모두가 관여될 수 있다. 실험실 검사들이 이 상태의 일부의 진단에 필요하고, 그래서 그러한 요인들이 당신의 통증유발점들을 만드는데 연관된 여부를 의사와 함께 상의할 필요가 있을 것이다.

정서적 요인들 Emotional Factors

정서적 요인들은 통증을 일으키고 지속하게 하는데 크게 관여를 한다 — 그리고 다른 많은 건강 상태들 또한 마찬가지다. 1장에서 설명한 바와 같이, 정서적 그리고 신체적 스트레스 요인들 모두에 오랫동안 노출되는 것이 중추 신경계 감작을 일으키고 그 결과로 통증을 일으킬 수 있는 반면에, 역으로 오래된 통증 또한 중추 신경계 감작을 일으켜서, 정서적 그리고 신체적 스트레스를 이끌 수 있다(Niddam 2009). 또 기억해야 할 것은 일단 중추 신경계가 감작되면, 통증은 더 낮은 레벨들의 신체적 그리고 정서적 스트레스 인자들에 의해서 더 쉽게 시작되고 더 강렬하게 되고 더 오래 간다(Latremoliere and Woolf 2009).

현대 의학이 정서적 요인들의 역할을 인정하고 있는 것이 고무적인 반면에, 사람들은 너무나 자주 의사들에게 "단지 스트레스 때문이라는" 이유로 퇴짜를 맞는다. 진료 약속을 더 이상 해주지 않고 그들의 신체적 증상들은 평가되거나 대처되지 못한다. 이 경우는 통증과 우울로 가게 되면 특히 더 하다. 만약 당신의 통증이 너무 길어지면, 물론 당신은 피로를 느끼고, 우울, 및 신경질적이 된다. 그 반대도 진실이다: 우울하고, 신경질적이고 오랫동안 피곤하다면, 당신은 아마도 통증이 생길 것이다. 질병에서 스트레스와 정서 요인들의 역할을 질병의 원인과 질병의 결과라고 인지하고 당신이 다른 어떤 요인에게 하는 것처럼 똑같이 그들에 대처하는 것이 중요하다.

우울 *(Depression)*

혼자 있고 싶다는 여느 때와 다른 욕구, 취미활동에서의 흥미 상실, 일의 성취도의 감소, 및 외관과 위생을 소홀히 한다면, 당신은 아마도 미약한 그리고 잠정적인 상태-의존(situation-dependent) 우울일지 모른다. 우울의 임상적 증상들은 불면, 식욕 상실, 체중 감소, 임포텐스 또는 감소된 리비도, 흐릿한 시야, 슬픈 감정, 자살 또는 죽음의 충동, 집중 불능, 기억력 감퇴, 우유부단, 중얼거림, 및 의견에 부정적인 반응들이다. 이들 증상의 일부에는 분명히 다른 이유가 있을 수 있고, 그리고 단 하나의 증상이 우울을 나타내는 것은 아니다. 임상적인 우울의 진단을 만드는 것은 증상들의 수와 조합이다. 그러나, 어떤 이유로 자살 또는 자해를 생각한다면, 그것은 즉각적인 도움을 요하는 긴급한 일이다.

우울은 당신의 통증 역치를 낮추고, 당신이 느끼는 통증의 양을 크게 하며, 통증유발점 처치에 대한 반응에 반대의 영향을 미친다. 상담, 생활 습관 변화, 및 투약 등의 우울을 치료하는 접근법이 많다. 항우울제가 급성 증상에 도움이 될 수 있으나, 그것들의 대부분이 부작용을 갖고 있다. 이에 더하여, 일부 약물은 증상들을 일으키는 내재한 상태를 악화시킬 수 있어서, 그와 같이 해악한 사이클을 확실히 한다.

불안 (Anxiety)

극도로 불안하다면, 당신의 근육들이 적어도 일부가 긴장을 하고 있을 가능성이 크고 그 결과로 통증유발점들을 만들기가 쉽다. 당신의 등, 어깨, 및 둔부 근육들이 긴장하고 있는 것은 간접적으로는 중추 감작을 통해서 그리고 직접적으로는 당신의 다리까지 뻗어간 연관 패턴들을 통해서 당신의 다리에 영향을 준다.

자기-도움 테크닉: 정서적 요인을 위한 도움 받기. 우울하거나 불안하다면, 통증으로부터 당신의 회복을 앞당기기 위하여 이것에 대처할 필요가 있다. 불행하게도, 심각한 우울, 불안, 만성 피로, 또는 극심한 통증을 겪고 있는 사람들은 그들 자신의 치유에 관여할 에너지를 갖고 있지 않다. 당신은 아마도 건강식을 요리하거나 심지어 침대에서 일어나는 것을 하는 에너지를 불러모으지 못한다. 그리고 걷는 것 같은 당신을 도와서 기분 좋음을 느끼게 하는 바로 그것 같은 가벼운 형태의 운동조차도 가까스로 하기가 힘들 것이다. 당신은 상담원 또는 건강관리 시술자를 찾아갈 약속을 할 시간도 내지 못할 것이다. 이것이 당신을 나타내는 말이라면, 당신 자신을 잘 돌보기 시작할 수 있는 그 점까지 갈 수 있는 무엇이라도 할 필요가 있다. 이것은 자연요법 치료를 받고, 침 치료나 상담을 받고, 또는 이 책에 있는 자기-도움 테크닉을 하는 것이다. 당신은 아마도 잠시 동안 위의 제안들을 사용하기에 충분한 기분을 느낄 때까지는 항우울제 또는 진통제를 먹을 필요가 있다. 이것들 중의 하나를 꼭 시작하는 것이 올바른 방향으로 당신이 출발하는 것을 도울 것이고 당신의 에너지와 시야를 증진시킨다.

동양 의학(Oriental medicine)과 자연요법(homeopathy) 중에서 제일 좋아하는 것들 중의 하나는 두 가지 모두 당신이 신체를 감정에서부터 분리할 수 없다는 것이다. 이러한 치유 시스템들은 진단을 해 나가는데 신체와 감정의 증상들을 함께 고려하는 것이다. 침술을 말하자면, 부작용이 없고 반응은 보통 빠르다. 자연요법과 허브 모두에서, 잘못된 처방 또는 용량은 부작용을 가질 수 있는데, 서양 처방 약과 똑 같게, 그래서 훈련 받은 전문가와 상담하는 것이 중요하다. 우울 또는 불안 모두를 치료하는 상세한 권고사항은 이 책의 범위 밖에 있으나, 그 주제에 관한 많은 훌륭한 자기-도움 책들을 구할 수 있다. 또한 이 장의 후반에 있는 "장기 기능장애와 질병"의 갑상선에 관한 항목을 보아라, 왜냐하면 갑상선 문제들은 우울의 진단되지 않은 원인일 수 있다.

자기-도움 테크닉: 충분한 운동을 해라. 운동은 세로토닌의 수치를 증가시킨다. 신경전달물질인 세로토닌은 정서 조절을 포함한 많은 신체 기능에 중요한 역할을 한다고 믿어진다. 산책과 심호흡은 긴장, 불안, 및 우울을 경감시키는데 매우 좋다. 특히, 당신이 야외 산책을 할 수 있다면, 심지어 하루에 십 분간의 산책도

굉장히 유용하다.

자기-도움 테크닉: 당신이 긴장하고 있는 때를 알아 차려라 — 그리고 이완해라. 당신이 당신의 어깨를 치켜 올리거나 근육들을 팽팽하게 만드는 지를 주시해라, 특히 스트레스를 받고 있을 때. 잠시 시간을 내서 당신의 몸을 정신적으로 평가하고, 당신이 긴장을 하고 있는 곳을 살펴라. 당신이 긴장된 부위에 가게 될 때마다, 심호흡을 하고 당신이 숨을 내 쉬면서 의식적으로 이완시켜라. 이것을 매일 여러 번 해라. 당신은 특정 부위에서 긴장을 하는 습관을 부수기 위해서 자신을 재훈련할 필요가 있을 것이다.

수면 문제 Sleep Problems

수면 장애, 수면 방해, 및 불충분한 수면 들 모두가 통증유발점들을 지속화시키며, 통증유발점들 자체와 수면 부족 둘 다 통증에 관여할 수 있다. 이 문제를 푸는 첫 단계는 당신의 다리, 무릎, 발목, 또는 발 통증이 시작되기 전에 당신이 수면 문제를 갖고 있는가를 고려하는 것이다. 당신이 그렇다면, 그 다음으로 당신의 수면 문제에 책임이 있는 내재 요인들이 대처되어야만 한다.

자기-도움 테크닉: 당신의 통증을 치료해라. 밤에 통증이 당신을 괴롭힌다면, 당신이 통증으로 깨었을 때 당신의 통증유발점들을 시술하기 위하여 제Ⅲ부에 기술된 자기-치료를 사용해라. 희망적으로 일단 통증이 약해지면, 잠 들기가 쉽게 될 것이다. 그러나 자기-치료로 공을 사용한다면, 제Ⅲ부에 기술한 것처럼, 공 위에서 잠에 들지 말아라, 왜냐하면 그것이 순환을 너무 오랫동안 막아서 통증유발점들을 나빠지게 한다.

자기-도움 테크닉: 당신의 환경을 확인해라. 당신이 잠을 잘 못 자는 것이 너무 덥거나 너무 추워서인 지를 확인해라. 운이 좋게도, 이것은 대처하기가 비교적 쉽다. 시끄러워서 잠을 깬다면, 귀 마개를 해라. 내가 좋아하는 종류는 맥 필로우(Mack's Pillow)사의 부드러운 실리콘 귀마개(earplugs)다. 컴퓨터 사용 또는 저녁에 TV 시청들이 뇌를 과흥분 시켜서 잠에 들고 또 편안하게 잠에 드는 것을 힘들게 만든다.

밤에 알러지항원에 노출되지 않도록 확실히 한다. 많은 사람들은 침대나 다른 장소에 기생하는 먼지 진드기에 알러지를 보인다. 비싸지 않은 해결책은 당신의 베개나 매트리스 위에 부드러운 비닐 커버를 씌우는 것이다. 오리털 이불이나 베개를 쓴다면, 고전적인 알러지 증상인 재채기나 가려움이 없더라도, 당신은 털에 알러지를 보일 수도 있다. 또는 당신의 매트리스가 낡았거나, 매트리스나 베개가 당신의 몸에 맞지 않을 것이다. 보다 많은 정보와 추천을 보려면, 4장의 "맞지 않는 가구"를 보아라.

자기-도움 테크닉: 침술, 허브, 또는 다른 보충제를 시도해 보아라. 침과 중국 허브도 도움이 될 것인데, 특히 당신의 마음이 들뜨고, 잠을 설자고 자주 깨며, 일찍 잠에서 깨어서 다시 잠에 못들 때, 또는 생생하고 혼란스러운 꿈을 꿀 때, 또는, 여성의 경우, 폐경기일 때다. 소변을 너무 자주 보아서 잠을 망친다면, 침, 허브, 및 칼륨 섭취를 늘려 보도록 해라. 잠이 드는데 문제가 있다면, 당신의 식사를 개선하고, 보충제를 먹고, 충분한 수분을 섭취하도록 해라(그러나 자기 전에 너무 많이 마시지는 말아라). 잠 들기 전에 칼슘-마그네슘 보충제를 먹는 것이 효과적인데 특히, 당신이 장딴지 경련을 겪고 있다면 더 좋다.

자기-도움 테크닉: 카페인과 알코올을 끊어라. 카페인과 알코올은 잠을 방해하거나 선 잠을 자게 하며, 이에 더하여 통증유발점들을 악화 시킨다(5장을 보라). 비록 아침에 마신 커피일지라도, 그것이 당신의 밤의 수면 패턴을 방해할 수 있다. 카페인을 끊겠다고 한다면, 다양한 금단증상들을 겪을 수 있는데, 첫 며칠은 힘들 수가 있다. 당신의 에너지가 안정되기 시작하고 아침에 카페인을 필요로 하지 않고 아침을 잘 보낼 수 있기까지는 약 2주가 걸린다.

자기-도움 테크닉: 더 쉬고 더 이완시켜라. 계속적으로 스트레스를 받거나, 쉬는 시간을 갖거나 잠이 없이 당신을 너무 몰아 붙이거나 피곤을 무릅쓴다면, 당신의 부신(adrenal gland)이 과도한 양의 아드레날린을 분비해서, 그것이 잠을 방해할 것이다. 자연요법사는 부신 기능을 위해서 타액 검사를 권유할 수 있다. 잠이 들 때까지 심호흡을 하도록 해라.

급성 또는 만성 감염 Acute or Chronic Infections

감염은 매우 자주 간과되는 통증유발점들의 지속인자들이다. 당신의 다리에 생식기 헤르페스의 신경통(neuralgia) — 한 신경의 길을 따라서 나타나는 통증 — 같은 이환된 감염을 갖고 있다면, 통증 경감을 얻기 위해서는 감염을 없애거나 관리하는 것이 극도로 중요하다.

급성 감염 (Acute Infection)

감기 또는 플루 같은 급성 질환의 초기 증상을 피하도록 노력해야 하는데 통증유발점들의 지속화를 피하기 위함이다. 이것은 당신이 섬유근육통, 상악동염, 천식, 또는 재발성 감염일 때 특히 중요한데, 당신의 통증유발점들이 질병에 의해서 활성화될 수 있기 때문이다. 병에 걸린다는 것은 당신의 치료와 치유를 몇 달 뒤로 되돌릴 수 있다.

자기-도움 테크닉: 병에 걸리지 말아라. 생활습관의 변화와 예방 조치를 가지고, 당신의 발병률을 감소시키는 것이 가능하다. 당신이 아프기 시작할 때, 드린국화(echinacea)를 섭취하거나(이것을 포함한 중국 허브 처방약은 Gan Mao Ling 또는 Yin Chiao가 있다), 적절한 자연요법 약, 예를 들어, 플루 경우에 오실로(Oscillococcinum; 플루 같은 증상에 먹는 약)를 먹는다. 이러한 허브나 약을 가정에 상비해서 질환의 첫 징조를 알아채자마자 먹을 수 있게 해라. 일단 질환의 첫 단계가 지나갔다면, 그러한 허브 또는 약은 당신의 증상의 패턴에 따라 달라질 필요가 있는데, 적절한 허브나 약을 결정하기 위하여 시술자와 상담을 할 필요가 있다.

만성 감염 (Chronic Infection)

상악동염, 요로감염, 및 단순 포진(입가에 헌 것, 생식기 헤르페스, 또는 대상포진)같은 만성감염들이 통증유발점들을 지속시킬 것이며, 다리, 무릎, 발목, 또는 발 통증으로부터, 그리고 전반적인 통증유발점들로부터 오래가는 경감을 얻기 위해서 만성 감염들을 해결하거나 다뤄야 할 필요가 있다.

상악동 감염과 요로감염 둘 다, 항생제가 병원체의 모두를 죽이지 못 할 때가 있어서, 오래 끌고 재발하는 감염으로 이끈다. 그러나, 항생제는 빨리 작용하는 장점이 있어서, 종종 다른 치료들, 예를 들어, 침술, 허브. 및 자연요법 치료에 항생제를 병행한 것을 추천한다. 가능한 빠르고 완전하게 감염을 물리칠 것이고 만성적인 문제가 되는 것을 막아 준다. 요로감염(urinary tract infections)들은 신속하게 다뤄져야만 한다. 약국에서 파는 대증 요법약, 중국 허브, 또는 덩굴월귤(cranberry) 추출액 또는 주스(단맛을 낸 주스는 안된다)를 사용할 수 있으나, 증상이 즉시 호전되지 않으면, 의사를 찾을 필요가 있다. 요로감염들은 생명을 위협하는 신장 감염으로 바뀔 수가 있다. 여러 가지 보충제들, 허브, 및 약국에서 판매되는 약들이 재발성 헤르페스 감염에 사용되며, 그리고 일부는 다른 것들 보다 당신에게 잘 들을 것이다. 재발성 발발이 있다면, 알러지 또는 정서적 스트레스 등의 무엇이 당신의 면역 시스템을 해치는지 찾아볼 필요가 있다. 때때로 헤르페스 발발은 당신의 신체가 어떤 급성 질환과 싸우고 있다는 첫 번째 징조다. 이것이 바로 위에서 말한 치료법을 취할 신호일 수 있다.

기생충 감염 (Parasitic Infection)

생선 촌충, 지알디아편모충(giardia), 및 이따금 아메바 들이 통증유발점들을 가장 잘 지속하게 하는 기생충이다. 촌충과 지알디아편모충은 둘 다 창자 막에 상처를 내고 당신의 영양분 흡수에 장애를 주고, 또한 비타민 B_{12}를 없애버린다. 아메바는 창자에서 인체로 통과하는 독소를 만들 수 있다. 촌충은 날 생선에 존재할 수 있다. 지알디아편모충은 매우 자주 개울물을 처리하지 않고 마시는 것과 연관이 있는데, 그러나 그것은 또한 감염된 사람이 배변 후에 손을 씻지 않아서 전염될 수 있다. 특히, 조리를 하거나, 어떤 다른 손에서 구강으로 접촉에 의해서 만들어진다.

만성적인 설사가 있다면, 기생충 검사를 할 만하다. 그러나 그러한 검사는 비쌀 수 있고, 다른 기생충들을 가려내기 위해서 다른 검사들이 요구된다. 싼 대용책은 의심이 가는 기생충을 자몽 씨앗 추출액 또는 할미꽃(pulsatilla; 중국 허브 일종) 같은 허브로 치료하고 증상이 개선되는 지를 관찰한다. 그러나, 당신의 변 속에 피가 섞여 있다면, 의사를 즉각 찾아가서 중대한 상태인지를 알아봐야 한다.

많은 사람들은 항칸디다(anticandida) 식사를 하면 훨씬 기분이 좋다고 말하며, 그리고 어떤 경우에서는 그것은 상당히 건강한 식사법이다. 식사(항칸디다 식사)의 기본은 모든 형태의 당분, 순수 또는 가공 탄수화물, 발효 식품, 효모, 버섯, 및 어떤 치즈를 피하는 것이다. 칸디다를 없애기 위한 많은 허브 품목들이 시장에 있는데, 자몽 씨앗 추출액, 오레가노(oregano) 오일, 드린국화, 할미꽃, 및 다양한 처방법이 있다. 이들의 대부분이 당신에게 유용한 장내 균주도 죽일 수 있으므로, 치료 후에 좋은 여러 가지 호산성(acidophilus) 보충제를 사용할 필요가 있는데, 당신이 어떤 항생제를 먹은 후에 그래왔듯이 마찬가지다.

장기 기능장애와 질병 Organ Dysfunction and Disease

갑상선기능저하(hypothyroidism), 대사저하(hypometabolism), 저혈당, 당뇨, 및 통풍 같은 장기 기능장애와 질병은 통증유발점들을 만들고 지속하게 한다. 비록 이들은 조절하거나 없애기가 훨씬 까다로운 지속인자들에 속하지만, 그것들을 치료하는 것은 통증 경감에 절대적으로 필수적이다.

갑상선 (Thyroid)

무증상(subclinical) 갑상선기능저하(대사저하 또는 불완전 갑상선 — thyroid inadequacy — 이라고도 알려짐)와 갑상선기능저하(hypothyroidism) 둘 다 통증유발점들을 일으키고 지속화 시킨다. 저하된 기능의 갑상선을 가진 사람들은 이른 아침에 몸이 뻣뻣하고, 어깨판의 통증과 약함을 겪을 수 있다. 무증상 갑상선기능저하와 갑상선기능저하의 증상 모두가 추위를 못 견디고 (그리고 때로는 더위), 찬 손과 발, 근육 쑤심과 통증(특히 춥고 비 오는 날에), 변비, 월경 문제, 체중 증가, 마른 피부, 피로 및 무기력을 포함한다. 근육은 만질 때 조금 딱딱한 느낌이며, 비록 갑상선기능저하의 사람들이 갑상선 보충제를 먹는다 할지라도, 여전히 통증유발점들이 어느 정도 생기는 것을 알았는데, 아마도 갑상선이 건강할 때 인체가 생성할 수 있는 정확한 양에 맞추기가 어렵기 때문일 것이다.

어떤 연구에서는 여성의 17%와 남성의 7%가 무증상 갑상선기능저하를 갖고 있다고 보고한다 (Simons, Travell, and Simons 1999). 일반적인 증상들과는 반대로, 무증상 갑상선기능저하를 가진 어떤 사람들은 마르고, 신경질적이며, 활동 과다일 수 있고, 이 경우에서 시술자는 대사저하의 가능성을 고려하지 못할 수도 있다.

저하된 갑상선 기능을 가진 사람들은 비타민 B_1(티아민) 수치가 낮을 수도 있다. 갑상선 투약을 시작하기 전에, B_1 보충제를 먹고 당신의 갑상선 호르몬 수치가 정상이 되는 지를 보아라. 이미 갑상선 투약과 B_1을 먹기 시작했다면, 갑상선 기능항진증의 증상을 만들 수도 있는데, 그 경우라면 당신의 투약량이 조정되어야만 한다. 갑상선 약을 먹기 시작했을 때 B_1이 낮다면, 당신은 급성 B_1 부족 증상을 만들 수도 있으며, 그것은 약에 과민성이 있다고 잘못 해석될 수 있다. B_1 부족이 교정된 후, 당신은 약을 잘 먹을 수 있을 것이다. 당신은 갑상선 호르몬 치료 전과 받는 동안에 부족을 피하기 위해서 B_1을 보충할 필요가 있다. 인체 전체 칼륨은 갑상선기능저하에서는 낮고 갑상선 기능항진증에서는 높아서, 당신은 당신의 칼륨 섭취 또한 조절할 필요가 있다.

흡연은 갑상선 호르몬의 활동에 지장을 주고 그리고 어떤 연관된 증상들을 악화시킨다. 여러 약들 또한 갑상선 호르몬 수치에 영향을 주는데, 리튬, 항경련약, 글루코코티코이드 스테로이드, 및 요드를 포함한 약들이다. 갑상선기능저하라고 진단을 받았고 다른 약들을 먹고 있다면, 의사 또는 약사와 당신이 지금 먹고 있는 약이 문제를 일으킬 수 있는 가의 여부를 상의해야 한다.

자기-도움 테크닉: 집에서 갑상선 기능을 확인해라. 집에서 당신의 갑상선 기능을 확인하는 간단한 테스트는 당신의 기초 체온을 재는 것이다. 걷거나 침대에서 나오기 전에 10분 동안 겨드랑이에 온도계를 끼고 있어라. 남성과 폐경기가 지난 여성의 체온은 36.7°이다. 폐경기 전의 여성은 배란 전에 36.4° 그리고 배란 후에 36.9°이다. 당신의 체온이 이보다 낮다면, 의사와 상의하라.

자기-도움 테크닉: 적합한 테스트를 받아라. 종종, 의사들은 처음에 오직 TSH(갑상선 자극 호르몬: thyroid stimulating hormone) 수치만을 검사한다. 갑상선기능저하가 아니고 무증상 갑상선기능저하라면 그 결과는 정상일 것이다. 방사선면역측정이 두 가지 특정한 갑상선 호르몬인 T3과 T4를 측정하고 당신의 갑상선 기능의 보다 완전한 모습을 보여 준다. 우울하다면, 항우울제를 먹기 전에 당신의 갑상선 수치를 알아보아야 한다. 갑상선 기능장애로 인하여 우울하다면, 그것을 고치면 우울이 해결되기 때문에, 항우울제와 그것의 많은 부작용을 피할 수 있게 해 준다. 일정 기간 항우울제를 투여한 다음에야 그들의 갑상선기능저하가 밝혀진 환자(특히, 남자들)가 여럿이었다.

저혈당 *(Hypoglycemia)*

저혈당은 혈액 속의 포도당 수치가 비정상적으로 낮은 것을 말한다. 이것은 매우 자주 당뇨와 연관되어 있으나, 다른 덜 일반적인 가능한 원인들이 있다. 식사가 늦어질 때 (공복 저혈당)의 저혈당 반응은 보통 간, 부신, 또는 뇌하수체의 문제를 나타낸다. 식사를 거르거나 늦게 먹는 것은 건강한 사람에게는 저혈당을 일으키지 않는다. 식사 후 저혈당의 발현은 (반응성 저혈당) 탄수화물이 많은 한 끼 식사 후, 2-3시간이 지나서 보통 나타나고 당신이 스트레스를 많이 받는 상태에서 일어날 가능성이 크다. 가능하다면 당신은 그들의 원인을 찾아서 대처할 필요가 있다.

저혈당이라고 진단받았다면, 당신은 아마도 원인과 그것이 반응성 또는 공복 저혈당인지를 알 수 있다. 알아야 할 중요한 일은 두 종류 모두 통증유발점들을 일으키고 지속화시키고, 통증유발점들을 치료하기가 더욱 어렵게 만든다는 것이다. 두 종류 모두의 증상들은 발한, 떨림과 진동, 증가된 심박동수, 및 불안들이다. 증상이 심해지면, 심각한 저혈당의 증상들은 시력 장애, 초조불안, 및 발음과 사고의 손상 들이다. 모든 카페인, 알코올 및 흡연(간접 흡연 조차)을 피해라. 정상적일 때, 간은 혈당치가 떨어졌을 때 인체의 저장된 탄수화물을 포도당으로 바꾸고, 이것이 저혈당 반응을 피하거나 늦추는데 도움이 된다. 당신이 알코올, 카페인 섭취 및 흡연 시, 당신의 간은 당신의 혈류의 독성제거를 최우선적으로 고려하며, 그것이 행해질 때까지 혈류 내로 많은 포도당을 보내지 않을 것이고, 그 결과 저혈당 반응이 일어난다.

자기-도움 테크닉: 적게 자주 먹어라. 저혈당의 증상들은 조금 적게 먹고, 탄수화물은 적게, 단백질은 많게, 그리고 약간의 지방을 함유한 보다 잦은 식사에 의해서 경감될 것이다. 통증이 있거나, 통증으로 잠을 깨거나 또는 잠자는데 문제가 있다면, 잠자러 가기 전에 스낵을 조금 먹거나 또는 주스를 조금 마신다면 도움이 될 것이다. 또한, 침술도 혈당을 안정화시키는데 아주 성공적이다.

타입 II 당뇨와 비만 *(Type II Diabetes and Obesity)*

당뇨와 비만은 당신의 몸에 전반적으로 큰 무리를 주며, 그리고 특히 당신의 다리와 발에도 그렇다. 종종 의료 시술자들은 이것을 지적하는 것을 원하지 않는다; "당신은 체중을 뺄 필요가 있다"라고 말하는 것에 머뭇거린다는 것을 알고 있는데, 그 이유는 그 명백함을 말하기가 꺼려지고 그들이 전에 느꼈던 것보다 그들 자신에 대하여 더 나쁘다고 느끼게 만드는 것이 두려워서다. 그것은 어떤 사람이 그들이 과체중이라는 것을 알지 못한다는 것과 다르다.

식탐은 가장 극복하기 힘든 것들이다. 결국, 당신이 다른 중독들에서 할 수 있는 것과 같이 그냥 갑자기 끊어 버릴 수 없다. 당신은 계속 먹어야만 할 것이다. 당신의 체중과 고군분투한다면, 나는 당신에게 완전한 그리고 전체적인 동정과 공감을 갖는다. 어떤 사람이 당신에게 "그냥 덜 먹어라"라고 말하는 것처럼 간단하지 않다는 것을 알고 있다. 그러나 나는 당신에게 약간 도움이 되는 제안과 함께 그 실체를 제시하려 한다.

당뇨 (Diabetes)

당뇨는 여러 면에서 문제를 일으킬 수 있다. 제대로 발휘 못하는 당신의 순환 시스템은 당신의 다리로 충분한 산소, 영양분, 및 자연적인 상처와 싸우는 혈액 세포들을 운반하지 못한다. 다리의 감각을 잃는데, 그것은 당신에게 급성 또는 만성의 미세 손상에 처하게 될 때를 감지하지 못하게 만든다. 그 결과로의 당신 조직에의 손상은 인체가 치유할 수 없는 발 궤양을 만든다. 그 질환이 진행된다면, 궁극적으로 당신의 다리는 잘려야만 한다. 당뇨는 죽음으로 이끄는 원인이며 무지막지한 비용이 들며, 그리고 — 보다 자주 — 예방할 수 있다. 당신의 상황에 적합한 자기-도움 테크닉을 위해서 당신의 의료 제공자를 찾아라. 당신의 다리와 발의 감각이 나빠졌다면, 이 책에 나온 테크닉으로 압력을 가할 때 주의를 해야 한다; 지나칠 정도로 가볍게 눌러야 한다.

비만 (Obesity)

과체중이거나 비만이라면, 당신의 다리와 발에 있는 뼈들, 관절들, 인대들, 및 건들에 과부하를 주고 있다. 좌식 생활 습관은 뼈를 없애며 근육을 위축시켜서, 관절들을 보호할 수 없게 만든다. 또한 당뇨 또는 순환을 감소시키는 다른 질환을 가졌다면, 그들은 치유를 늦추거나 멈추게 만든다. 살을 뺀다는 것은 구조물에 대한 하중을 줄여줌으로써, 그리고 과도한 지방 조직과 연계한 만성 염증을 줄임으로써 다리와 발 문제를 치료하기 위한 가장 효과적인 빠른 조치들 중의 하나다.

자기-도움 테크닉: 잘 먹고 그리고 과도하지 않은 양의 운동을 해라. 유행적인 다이어트보다는 건강한 식습관을 설립하는 것이 오래 가고, 점차적인 체중 감소와 더 좋은 영양에 필수적이다. 당신의 식사를 개선하는 것에 더하여, 당신은 운동을 해야만 한다. 수영장에서 하는 운동이 초기에 선호되는데, 그것이 당신의 사지에 큰 무리를 주지 않기 때문이다. 비록 당신이 짧은 거리를 매일 걸을 수 있다 하더라도, 그것은 당신의 대사를 가속시키며 그리고 기분을 좋게 만들어 주며, 이에 더해서 당신의 체중을 줄여 준다. 당신은 하이킹 또는 스키 막대를 사용하기 원할 수도 있는데, 그것은 당신의 균형을 유지하는데 도움이 되며 상체를 잘 단련시켜 준다. 당신의 방식을 계속하게 도와 줄 "운동 친구"를 찾아라. 당신의 장딴지와 발 통증 때문에 운동을 못하면, 이 책에 있는 테크닉들을 사용해서 당신이 어떤 형태의 운동이든 얻을 수 있는 효과까지 얻을 수 있다.

정서적인 식탐이 문제라면, 도와줄 사람을 찾아라. 내 환자들의 상당수는 Weight Watchers and Overeaters Anonymous(체중 감량 프로그램의 일종)과 함께 성공했는데, 거기서 그들은 유행을 따른 다이어트가 아닌 습관을 바꾸는데 초점을 맞춘 힘을 주는 분위기를 갖는다. 그들의 사용을 선택해야 한다면, 이용할 수 있는 많은 자원들이 있다. 자격을 갖춘 시술자의 감독 없이 어떤 극단적인 체중 감소 프로그램 또는 운동의 증가를 하지 말아라. 당신이 해야 할 무엇을 선택하더라도, 작고 이룰 수 있는 목표를 정해야 성공을 경험할 수 있다. 불합리한 목표를 정하는 것은 실패하기 쉽고 당신의 이전의 식탐과 운동 습관들로 돌아가는 자기-사보타지를 만든다.

통풍 (Gout)

통풍은 혈액 내에 높은 요산 수치가 특징인 질환이다. 식사 요인들, 유전적 요인, 또는 요산염의 저분비가 원인이다. Monosodium urate(MSU) 결정체들이 만들어지고 관절들, 건들, 및 주위 조직에 쌓이게 되는데, 그렇게 된 후 염증 반응으로 인해서 부종과 강렬한 통증을 일으킨다. 엄지 발가락의 뿌리에 있는 관절이 가장 흔하게 이환된다. 통풍은 비만, 당뇨, 고혈압, 인슐린 저항, 및/또는 비정상적인 지질 레벨과 같이 자주 나타난다.

통풍은 통증유발점들을 악화시킬 것이고, vell과 Simons 박사는 그들의 책 속에서 왜 통풍이 통증유발점들에 대한 지속인자인지에 관하여 추측하지 않았지만, 높은 산성 물질에 의해서 통증유발점들이 일어나고 지속되며, 이에 더해서 중심 감작으로 인한 통증의 자기-지속 사이클을 만들 가능성이 큰 것 같다(1장의 "생화학물질들의 상승"을 보라).

결론 Conclusion

지속인자들을 없애는 것이 당신에게 어떤 부가적인 치료 없이 통증에서부터 완전한 경감을 가져다 줄 수도 있다. 그리고 가능한 한도까지 지속인자들을 피하고 해결하지 못한다면, 당신은 어떤 형태의 치료를 받더라도 잠정적인 경감 밖에 얻지 못할 것이다.

희망적으로, 당신은 당신의 가능성 있는 지속인자들에 관하여 충분히 배워와서 비록 당신이 그들을 해결하는 것을 선택하지 않아도, 당신은 어떤 것이 더 가치가 있는 가에 관하여 정보에 근거한 선택을 할 수가 있을 것이다: 어떤 것을 바꿀 능력이 있을 때, 다리, 무릎, 발목, 또는 발 통증을 없앨 것인가 또는 나쁜 느낌을 만드는 어떤 일을 계속할 것인가. 당신은 다른 것들 보다 어떤 지속인자들을 보다 잘 조절할 것이다. 예를 들어, 당신이 갑상선기능저하에 걸릴 지 아닐 지를 조절할 수 없겠지만, 그러나 당신은 갑상선 호르몬과 적절한 보충제들을 먹을 수 있고 금연할 수 있다. 또한 당신은 비만과 당뇨가 통증과 통증유발점 형성에 직간접적으로 관여하는 법을 배워왔다. 아마도 다리, 무릎, 발목, 또는 발 통증의 상당 부분 또는 모두를 당신이 조절할 수가 있다. 당신의 삶을 바꾸기 위하여 무엇을 기꺼이 할 것인가?

다음 장에서는 당신 자신의 통증유발점들을 어떻게 돌봐야 하는가, 어떻게 적절한 스트레칭을 하는가, 어떻게 당신을 돌보는가, 및 당신 자신이 나쁜 기분을 만들지 않기 위하여 무엇을 피해야 하는 가를 당신에게 가르쳐 줄 것이다.

제 Ⅲ 부

통증유발점 자기-도움 테크닉
TRIGGER POINTS SELF-HELP TECHNIQUES

이 파트에서는, 자기-도움 테크닉으로 당신의 통증유발점을 경감하는 법을 배우게 될 것이다. 7장은 통증유발점 자기-치료를 어떻게 하고 무엇을 하지 말아야 하는지를, 또 스트레칭과 컨디셔닝을 위해서 무엇을 하고 하지 말아야 할 지에 관한 전반적인 가이드라인을 보여 준다. 8장은 어떤 근육들이 당신의 하지 통증을 일으키는 지 찾아내는데 도움을 준다. 남은 장들의 각각은 한 근육 또는 근육들의 여럿이 다리, 무릎, 발목, 또는 발 통증에 관여할 수 있는 지를 다룬다.

근육을 다룬 장에서, 당신이 근육에서 통증유발점이 가장 있음직한 곳을 찾는데 도움을 주고, 근육이 어떤 모양을 하고 있는지 도움이 될 해부학적 그림을 보여 준다. 나열된 증상, 통증 연관 패턴을 보여주는 사진들, 및 통증유발점의 일반적인 원인들과 지속인자들의 목록은 당신이 어떤 하나의 근육이 당신의 통증을 일으킬 수 있는가를 정하는데 도움이 될 것이다. 그 다음으로 오는 것은 그러한 원인을 다루는데 도움이 될 힌트다. 사진과 교습이 통증유발점의 자기-치료에 안내 역할을 한다. 또한 근육을 다룬 장의 대부분은 스트레칭과 근육에 맞는 적절한 컨디셔닝 운동법을 포함한다. 각각의 근육을 다룬 장은 관여될 수 있는 다른 근육을 확인하도록 안내를 할 것이다.

제 7 장

자기-치료 테크닉을 위한 전반적인 안내
General Guidelines for Self-Treatment

이 장에서는, 당신은 통증유발점에 어떻게 압력을 적절하게 주는 지와 어떻게 근육을 적절하게 스트레칭과 컨디셔닝을 하는 지를 배우게 될 것이다. 또한, 통증유발점의 재활성화를 막기 위해서 근육을 돌보는 전반적인 가이드라인을 보여줄 것이다.

자기-치료 동안 압력을 가하는 전반적인 안내
General Guidelines for Applying Pressure During Self-Treatments

당신 자신의 통증유발점에 압력을 가하는 것은 일반적으로 쉽고 첫 몇 주 안에 당신에게 커다란 경감을 줄 수가 있으나, 당신은 테크닉을 적절하게 시행해야만 한다. 당신은 날이 감에 따라 점차적인 진전을 기대할 수 있다. 치료의 초기 단계에서 다음의 가이드라인을 자주 복습하고, 그 다음으로 당신이 테크닉을 적절하게 시행하고 있는 지를 주기적으로 살펴 보아라.

자기-치료 주의 사항 (How Not to Perform Self-Treatments)

다음은 가장 중요한 가이드라인이다: 과도하게 하지 말아라. 많은 사람들은 어떤 자기-치료가 좋다고 느껴지면, 그것을 세게, 오래하는 것이 좋을 것이라고 생각한다. 그러나 실제로는 당신 자신의 치료를 너무 오래하거나 틀린 방법으로 해서 나쁘게 만들 수 있다.

정맥류, 개방된 상처, 감염 부위, 이탈되거나 불거져 나온 디스크, 정맥염 또는 혈전정맥염에 영향 받는 부위 또는 혈전이 있는 곳 또는 있을 만한 곳 위에 압력을 가하지 말아라. 임신했다면, 다리에 압력을 가하지 말아라.

당신의 증상이 심해지거나, 하루 이상의 치료에서 아픔을 느낄 때, 증상이 개선될 때까지 몇 일 동안 자기-치료를 중단해라. 그리고 치료를 다시 하는데, 보다 부드럽게, 자주하지 말면서 나빠지거나 아파지는 느낌이 없이 견딜 수가 있는지를 보아라. 당신이 너무 센 압력을 주거나 또는 통증유발점을 너무 오래 치료할 수도 있다. 이런 경우라면 이 가이드라인을 숙지해야 한다. 치료사를 찾아 간다면, 그들은 당신이 자기-치료를 하는 데에 문제가 없는지를 찾는데 도움이 될 수가 있다. 그리고 치료사의 시술을 받고 아픔을 느낀다면, 이 상황을 그들에게 꼭 말해 주어야 한다.

통증유발점 시술은 어떻게 하는가 (How to Work on Trigger Points)

통증유발점을 치료하는데 가장 중요한 테크닉은 지속 인자들을 없애는 것을 제외했을 때, 압력을 가하는 것이다. 테니스공, 라켓공, 골프 공, 개(dog) 장난감, 또는 야구공 또는 특정 근육에 쓰라고 지시되어 있을 때 당신의 팔꿈치 또는 손을 사용한다. 공으로 시술할 때, 압력을 가하기 위해서 오직 당신의 체중만을 사용해라. 공에 대고 능동적으로 등 또는 다른 신체 부위를 누르지 말아라. 당신이 시술하는 근육은 가능한 한 수동적이어야만 한다. 당신의 등에 할 때에는 한 번에 오직 한 개의 공을 사용해라, 양 쪽에 하나씩을 놓지 말아라. 직장에서 일을 하는 동안에 근육을 돌 볼 필요가 있을 때, 백노버(Backnobber; Pressure Positive Company에서 살 수가 있다 — 책 뒤에 나온 자원을 참조)를 권한다.

최소한 8초간(이것 보다 적으면 통증유발점을 활성화시킬 수 있다), 최대한 일 분 (너무 오랫동안 순환을 막는 것을 피하기 위하여 — 이것은 통증유발점을 악화시킬 수가 있다) 압력을 가한다. 당신은 시간을 셀 수가 있는데, "하나 둘 하나, 하나 둘 둘, 하나 둘 셋" 등을 말한다. 처음에는 당신이 올바른 속도로 시간을 세고 있는지 확실히 하기 위하여 시간을 잰다; 8초까지 달려가듯 빨리 세면 안된다.

압력은 어느 정도는 편안하지 않으나 좋은 면에서 아프게 해야 한다. 그러나 몸을 긴장시키거나 숨을 멈출 정도로 아파서는 절대 안된다. 당신이 공을 사용할 때, 그리고 치료가 너무 아프다면, 침대 같은 부드러운 표면 위로 옮겨 가서 하거나 베개나 담요 등을 깔고 한다. 대용으로, 작거나 부드러운 공을 써 본다. 포도주 마개 따개 등으로 테니스 공에 구멍을 내서 부드럽게 만들 수 있다. 치료하는 것이 하나도 안 아프다면, 통증점들을 살펴 보거나 딱딱한 표면으로 옮겨 본다. 당신이 치료로 공을 사용할 때 통증유발점이 너무 아파서 전혀 누워있지 못하게 되면, 긴 양말에다 공을 넣고 벽에 기대서 한다. 그러나, 나는 공에 누울 수 없을 때에만 이것을 하라고 추천하는데, 벽에 기댄다는 것은 당신이 시술하려고 하는 바로 그 근육만을 이용하기 때문이다. 당신은 여러 부위의 통증에 따라서 시술하는 표면을 달리 할 수가 있다. 시간이 감에 따라, 당신의 민감도가 감소하고 당신은 근육의 심부를 시술할 수 있게 되는데, 그 때에는 좀 더 딱딱한 공을 쓰거나 크기를 바꾸거나 딱딱한 표면으로 옮겨 간다. 어느 것이 당신에게 효과적인지 실험해 보아라.

시간이 한정되어 있다면, 여러 부위를 바쁘게 돌아다니지 말고 한 부위를 완전히 치료해라. 서두른다면, 통증유발점을 불활성화 시키기 보다 더 악화시킬 가능성이 많다.

자기 치료로 공을 사용할 때, 공 위에서 잠이 드는 것을 조심해야 하는데, 그렇게 하면 순환을 너무 오래 차단시켜서 통증유발점을 악화시킨다. 당신이 피곤하고 아플 때 그리고 갑자기 통증이 줄어들거나 없어진다면, 그것들 모두 공 위에서 잠에 들기가 쉬우므로 쉽다. 그러므로 그렇게 할 자신이 들지 않는다면 침대에서는 이 테크닉을 쓰지 말아라.

어디에서 통증유발점을 찾는가 (Where to Find Trigger Points)

전체 근육에서 통증점들을 찾는데 특히, 제일 아픈 점들을 찾고, 가능한 모든 통증유발점을 확실히 찾아라. 다음 장에 있는 그림과 사진을 보고 전체 근육을 확실히 찾고 가장 아픈 점에만 초점을 맞추지 말아라. 많은 경우에서 건 부착(tendon attachment)은 딱딱한 근육이 그것을 당기기 때문에 아플 것인데, 당신의 근육의 전체 복부(belly)를 시술하지 않는다면, 그것은 건을 당기는 것을 계속하게 된다.

당신이 몸의 한 편에서 통증유발점을 찾는다면, 다른 쪽의 같은 근육도 확실하게 시술해야 하는데, 당신을 아프게 만든 편에 좀 더 시간을 써라. 아주 최근의 몸 한 쪽의 손상을 제외하고, 비록 그것이 아직까지 증상을 만들기 시작은 하지 않았지만, 반대편의 같은 근육도 거의 항상 압력에 아프다. 등 근육 경우는, 한쪽 편만 풀고 다른 쪽은 풀지 않았을 때 새로운 문제로 끌고 갈 수 있다. 그리고 때때로 반대편의 근육들이 실제로 증상을 일으키므로, 항상 양쪽 편을 시술할 가치가 있다.

어떤 통증유발점을 누르면 연관 패턴을 재현할 수도 있는데, 그러나 이것은 항상 나타나지는 않는다. 그러므로 어떤 특정 근육이 관여됐다고 의심할 만한 이유가 있다면, 어쨌던지 그 위를 시술하고 그것이 당신의 통증과 다른 증상들을 줄이는데 도움이 되는 지를 보아라.

연관되는 방향으로 시술해라. 예를 들어, 당신의 소둔근의 통증유발점들이 당신의 허벅지와 장딴지로 통증을 연관한다면, 먼저 소둔근을 시술하고, 그 다음으로 허벅지와 하지를 시술해라.

치료들이 효과가 있는 것처럼 보이나 당신이 오직 잠정적인 경감 만을 얻었다면, 당신이 이미 통증유발점들을 찾았었고 치료했던 그 지역으로 통증 또는 다른 증상들을 연관하는 통증유발점들을 찾기 시작해라. 당신은 이성 통증유발점들을 시술해왔고, 그 위성 통증유발점들을 활성화시키는 일차성 통증유발점들을 찾을 필요가 있다는 것일 수 있다. 당신은 위성 통증유발점들을 만드는 일차성 통증유발점들을 우선적으로 조치하지 않고서는 그들을 없앨 수 없다. 예를 들어, 하지 통증이 있고, 비골근들을 시술해서 오직 잠정적인 경감만을 얻었다면, 소둔근의 전방부의 통증유발점들에서 온 연관이 비골근 통증유발점들을 활성화시키는지 아닌지를 고려해야 한다. 이 경우에서, 비골근들은 위성 통증유발점들을 갖고 있고, 소둔근은 일차성 통증유발점들을 갖고 있다.

각 근육 장은 관여될 수도 있는 다른 근육들의 목록을 포함한다("참고 근육들; Also, See"). 그러나, 각각의 사람들의 몸은 다르기 때문에, 당신의 경우에 관여될 수도 있을 다른 근육들을 찾기 위해서 당신은 모든 근육 장들의 연관 패턴들을 전체를 찾아 볼 필요가 있을 것이다.

자기-치료의 빈도 (Frequency of Self-Treatment)

대부분의 사람들은 처음에 하루에 한 번 그들의 근육을 시술해야만 한다. 당신이 시술하는 것을 기억할 만한 시간을 정하고 — 아마도 아침에 일어났을 때, TV를 볼 때, 또는 자려고 할 때 — 손이 가는 가까이에 공들을 놓아두어라(공 위에서 잠들지 않도록 주의해야 한다). 자기-치료 또는 당신의 파트너의 치료가 당신을 아프게 한다면, 하루를 건너 시행하라. 당신이 치료사를 보러 갈 때에는, 약속이 있는 날에 자기-치료를 하지 말아라.

몇 주 후에, 더 아프게 되지 않았다면 하루에 두 번으로 자기-치료 회수를 늘릴 수 있다. 어떤 특정 활동이 통증유발점들을 악화시키는 것처럼 느낀다면, 그 활동 전 후에 자기-치료를 하도록 해라. 점점 아파지거나 또는 증상들이 심해진다면, 빈도를 줄여라.

여행을 갈 때 공을 챙겨라. 여행이 종종 통증유발점들을 악화시키기 때문이다. 당신은 아마도 일을 할 때에도 공이나 백노버를 갖기를 원할 수도 있다.

근육이 더 이상 아프지 않을 때까지 그것을 시술하는데, 비록 활발한 증상들이 사라졌을 때에도 해야 한다. 단지 어떤 통증유발점이 통증을 연관하지 않는다는 것이 통증유발점이 사라진 것을 뜻하는 것이 아니다. 아마도 막 잠복했을 가능성이 있는데, 그 경우에서는 재활성화 되기가 쉽다. 당신의 통증유발점들을 치료하지 않거나 너무 빨리 치료를 중단했을 때, 당신의 신경 시스템의 변화들이 오래되거나 영구적일 것이고, 통증은 보다 쉽게 재발된다. 당신의 증상들이 없어짐에 따라, 당신은 치료에 신경을 덜 쓸 것이거나 심지어는 그것을 하는 것을 잊기도 한다. 이렇게 되지 않도록 노력을 해라. 그렇다면, 증상들이 되돌아 왔을 때 당신이 무엇을 할지를 안다는 것이 중요한 일이다.

스트레칭과 컨디셔닝을 위한 전반적인 가이드라인
(General Guidelines for Stretches and Conditioning)

스트레칭(stretching)과 컨디셔닝(conditioning) 운동법을 구분하는 것이 매우 중요하다. 스트레칭은 부드럽게 근육 섬유를 늘리는 것인 반면에, 컨디셔닝 운동법은 근육을 강화시키려고 노력하는 것이다. Travell과 Simons 박사(1983)는 활동성 통증유발점들은 스트레칭에서 이득을 보나 일반적으로 컨디셔닝 운동법으로는 악화된다는 것을 발견했다.

사람들은 자주 물리치료와 통증유발점 치료를 동시에 시작하는데, 그러나 이것은 비생산적일 수 있는데, 물리치료사가 통증유발점들을 잘 알고 있지 않을 때, 보통의 물리치료가 컨디셔닝 운동법에 주로 의존하고 있기 때문이다. 내 경험으로는, 치료의 초기 단계에서 두 가지가 동시에 시행되었을 때, 그 사람의 컨디션이 대부분 개선되지 않았거나 실제로는 더 나빠진다. 보통 통증유발점 치료와 자기-도움 시술을 한 약 2주 후에 컨디셔닝 운동법을 시작할 수 있으나, 통증유발점들이 아직도 자극이 된다면, 당신의 증상이 개선될 때까지 기다릴 필요가 있다. 반면에, 이 책 속의 스트레칭 운동법을 배워라. 가이드라인을 따르는 한, 치료사의 처방을 받을 필요가 없다.

어떤 주문된 활동이 스트레칭인지 컨디셔닝 운동인지가 불확실하다면, 당신의 시술자에게 물어 보아라. 또한 당신이 하고 있는 모든 활동, 운동, 및 스트레칭을 당신의 치료사에게 확실히 말해야 하는데, 이들 중의 어떤 것이 당신의 통증유발점들을 악화시키는데 관여할 수 있기 때문이다. 나는 여기에서 컨디셔닝 운동법의 가이드라인을 심도 있게 다루지는 않겠는데, 그것들은 치료사들에 의해서만 처방되어야 하는데, 그것들은 또한 그들을 안전하고 효과적으로 시행하는 가르침을 당신에게 줄 수가 있다.

스트레칭과 컨디셔닝을 할 때 피해야 할 사항들
(Things to Avoid when Stretches and Conditioning)

당신의 근육이 피곤하거나 추울 때 스트레칭을 하지 말고 스트레칭 하면서 뛰지 말아라. 친구들은 그들에게 맞는 컨디셔닝 운동법을 추천할 수도 있으나, 당신은 다른 증상을 가진 다른 사람이므로, 당신은 그들에게 처방된 컨디셔닝 처방을 하면 절대 안 되는데, 마치 당신이 그들이 처방 받은 약을 먹지 않는 것과 똑 같다. 어떤 컨디셔닝 운동법 또는 스트레칭이 당신의 증상을 악화시킨다면, 그것을 하는 것을 중단해라. 무엇이 문제이며 어떻게 해야 제대로 되는지 치료사와 상담을 해라.

언제 어떻게 스트레칭과 컨디셔닝을 하는가
(When and How to Do Stretches and Conditioning)

당신의 통증유발점들을 치료한 후에 당신의 스트레칭을 해라. 당신이 오로지 하나만을 할 시간이 있을 때에는, 자기-치료를 하고 스트레칭은 건너 뛰어라. 통증유발점 불활성화에 이어진 스트레칭은 통증유발점 불활성화만을 했을 때보다 더 효과적인데, 그러나 불활성화를 미리 하지 않은 스트레칭은 통증유발점 민감성을 실제로 증가시킬 수 있다(Edwards and Knowles 2003).

스트레칭을 천천히 해라, 그리고 오직 부드러운 스트레칭까지만 한다. 힘을 주면 안된다. 스트레칭을 너무 세게 또는 너무 빨리 한다면, 통증유발점들을 악화시킬 수 있다. 각각의 스트레칭을 30~60초간 유지해라. 30초 이후는 이득이 별로 없으나, 조금 오래 스트레칭을 한다고 당신을 다치게 하지는 않는다. 이완과 호흡 뒤에 스트레칭을 반복할 수도 있다. 반복적인 운동의 어떤 형태라도, 각각의 운동 반복 사이에 숨을 쉬고 휴식을 해라.

당신의 스트레칭 또는 컨디셔닝 운동법이 하루가 더 가게 아프게 만들면, 아픔이 없어진 후에 다시 시도하며 반복 횟수를 줄여라. 운동 또는 스트레칭 후 이틀까지 아프다면, 아마도 그것을 잘못했거나, 당신에게 맞지 않는 스트레칭이어서 하지 말거나 변화가 필요하다(Travell and Simons 1983).

근육 관리의 전반적인 가이드라인 General Guidelines for Muscle Care

당신의 통증유발점들의 비활성화와 스트레칭에 더해서, 당신은 당신 근육들을 잘 돌볼 필요가 있다. 이것이 오래된 통증유발점들의 재활성화와 새로운 것들의 성장을 막는데 도움이 될 것이다.

근육 인지 (Muscle Awareness)

치료를 받고 난 후, 정상적인 방식으로 근육을 부드럽게 쓰면서, 최대 작동 범위로 움직여본다. 그러나 최소한 하루 또는 통증유발점들이 그렇게 쉽게 악화되지 않을 때까지, 어떤 것이더라도 가능한 길고, 힘든 활동을 피한다. 천천히 하며 자신에게 부드러워야 한다.

휴식하고 어떤 주어진 활동에서 쉬는 것을 자주 만들고, 한 자세로 너무 오래 앉아있지 말아라. 당신의 근육이 오랫동안 수축된 채로 있는 것을 피하는 법을 배워야 하는데, 그렇지 않으면 근육을 긴장하거나 참고 견디는 방식으로 사용하게 만든다. 혈류를 증가시키고 산소와 영양분을 근육으로 보내려면, 근육은 교대로 수축과 이완을 할 필요가 있는데, 거기에서 정상적이고 상당히 잦은 움직임이 만들어진다. 당신이 긴장을 하고 있는 곳을 알고, 그 부위를 이완시키는 연습을 해라. 찬 공기를 피해라.

무릎을 굽히고 당신의 등을 곧게 펴고 물건을 가슴 가까이 해서 들어 올려라. 너무 무거운 것을 들어 올리지 말아라 — 도움을 청해라. 근육에 최대 하중을 주지 말아라. 이렇게 한다면, 당신의 근육은 긴장되기가 너무나 쉽다.

운동 프로그램 (Exercise Programs)

어떤 종류의 운동을 하기 전에, 적절히 준비운동을 해라. 딱딱하고 찬 근육들은 보다 다치기가 쉽다. 늘 그렇지만, 어떤 운동을 할 때에도. 어떤 의학적 컨디션을 악화시키는 자세나 활동을 피해라. 수영은 일반적으로 좋은 운동이고, 수영은 러닝보다 몸에 더 쉬운데, 두 경우 모두 당신의 승모근(등세모근)과 목 근육들을 당기는 것을 피하도록 주의해야만 한다. 당신을 보다 허리를 똑바로 펴서 앉을 수 있는 자전거, 기대거나 움직이지 않는 자전거가 당신을 자전거 핸들 위로 기대게 만드는 자전거보다 훨씬 좋다.

운동 프로그램을 시작할 때, 당신이 할 수 있는 능력을 과소평가하며, 지나치게 주의를 해라. 많은 사람들은 "아픔이 없으면 얻는 것도 없다"라는 격언을 믿고 통증을 돌파하는 것이 그들을 더 강하게 만든다고 믿는다. 그러나 이것은 단지 현재의 문제를 악화시키고 치료를 더 어렵게 만든다. 운동은 편안해야만 한다. 러닝 대신 걷기를 하라 . 또는 중량을 들 때, 반복하는 사이에 휴식해라. 그리고 너무 무겁지 않은 중량을 택해라. 당신이 무엇을 하는데 무리하는 경향이 있으면, 당신의 활동에서 물러설 필요가 있고, 당신의 치료사의 안내에 따라서 나중에 천천히 더하도록 한다. 너무 이른 활동의 복귀 또는 활동을 과도하게 하는 것은 당신의 진전을 빠르게 방해한다.

점진적으로 운동의 기간, 비율, 및 노력을 조금씩 증가시킴은 아픔을 만들거나 통증유발점의 활성화를 만들지 않는다. 약하거나 중등도의 에어로빅 운동은 전반적인 건강에 좋고 근육 문제의 재발을 막는데 좋다. 또한 스트레스를 낮추는데 최상이다. 정기적으로 운동을 하는 사람들은 가끔씩 하거나 또는 무리하게 하는 사람보다 통증유발점을 덜 만들 수가 있다. 그것을 적당하게 해라.

결론 Conclusion

이 장에서는, 통증유발점 자기-치료의 기본을 배웠고, 또한 자기-치료를 할 때 무엇을 피해야 하는 지도 배웠다. 또한 당신은 스트레칭을 어떻게 하고, 통증유발점의 재활성화와 새로운 통증유발점의 형성을 막기 위하여 근육을 어떻게 돌봐야 되는가를 배웠다. 기억할 가장 중요한 일은 '무엇을 하지 말아야 한다' 이다: 통증유발점 치료, 스트레칭, 컨디셔닝 및 운동 프로그램을 과도하게 하지 말아라. 치료의 초기 단계에서 이 장의 가이드라인을 자주 복습해라, 그리고 주기적으로 그것들을 복습해서 테크닉이 적절하게 실행하고 있다는 확신을 가져라.

다음 장에서는 어떤 근육이 당신의 다리, 무릎, 발목, 또는 발 통증과 다른 증상들을 일으키는지, 당신이 찾는데 도움을 줄 것이다. 또한 당신의 증상들을 기록하고 당신의 진전을 추적하는 것에 관한 안내를 제공할 것이다.

제 8 장

어떤 근육들이 내 통증을 만드는가?

Which Muscles Are Causing My Pain?

지난 장은 당신에게 통증유발점들을 치료하는 방법을 가르쳤다; 이 장은 당신의 독특한 일련의 증상들을 일으키는 통증유발점들을 어디에서 찾아보아야 하는 가를 도와줄 것이다.

통증 지도 Pain Map

어떤 근육들을 먼저 시술하는 가를 정하려면, 68쪽에 있는 통증 지도를 살펴보아라. 당신이 통증을 느끼는 부위를 찾고, 숫자로 표시된 장들을 읽어라. 메뉴들의 근육들은 그 지역으로 통증을 연관하는 가장 흔한 근육들을 제일 많이 보내는 것에서부터 제일 적게 보내는 순서로 나열 했는데, 그러나 그것이 당신과 다를 수도 있으므로, 모든 장들을 확인해야만 한다.

각 장 내에 있는 연관 패턴들의 사진들을 살펴라, 그리고 당신의 통증 패턴과 가장 가깝게 어울리는 것들을 찾아 보아라. 각 근육의 증상 목록을 읽어라. 연관 패턴들 중의 어떤 것이 익숙하게 느껴지는가? 어떤 증상이 친숙하게 느껴지는가? 이들이 당신이 우선적으로 시술해야 할 것들이다.

뒤로 돌아가서 모든 장들을 읽도록 해야 하는데, 통증유발점들 또한 당신의 통증에 한 역할을 하기 때문이다. 어떤 근육들이 당신의 통증을 일으키는 통증유발점들을 포함하고 있는지가 불확실하다면 모든 나열된 근육들을 시술할 필요가 있을 수도 있고, 또 하나 이상의 근육의 통증유발점들이 당신의 통증을 일으킬 수도 있기 때문이다.

당신은 70쪽에 있는 인체의 빈 그림을 복사해서 칼라 펜으로 당신의 증상 패턴을 그려 보아라. 그리고 그린 것을 9장에서 23장에 걸쳐 있는 통증 연관 그림들과 비교해 보아라. 각각의 아픈 부위 쪽 바깥에, 당신의 통증의 강도를 1에서 10의 척도로 기록하고, 그 부위에서 당신이 통증을 느끼는 시간의 퍼센트도 기록해라. 예 6.5/80%.

나는 당신이 인체 차트에 일주일에 적어도 한 두 번 기록하기를 권한다. 날자도 적어라. 그러면 당신은 순서대로 보관할 수 있다. 이러한 연대기적 기록은 여러 방식으로 잘 이용된다: 어떤 패턴이 당신의 통증 연관과 가장 가까운지 구별을 쉽게 해 준다. 또한 당신의 증상을 일으키고 지속화시키는 요인들을 당신의 증상들의 수준과 빈도의 오르내림과 비교함으로써 당신이 인식하기 쉽게 도와 준다. 그리고 마지막으로, 그것은 당신의 호전 (또는 그것에 관한 부족)을 추적하게 해 주고 어떤 손상의 연차적인 기록을 제공해 준다.

근육 이름들과 장 넘버

1. 대퇴사두근 (10)
   장/단 내전근 (11)
2. 외측광근 (10)
3. 비복근 (15)
   뒤넙다리근(슬괵근) (13)
   슬와근 (14)
   가자미근 (16)
4. 대퇴사두근 (10)
   힙의 내전근들 (11)
   봉공근 (12)
5. 전경골근 (19)
   장/단 내전근 (11)
6. 비복근 (15)
   소둔근 (9)
   장/단 비골근 (18)
   외측광근 (10)
7. 가자미근 (16)
   비복근 (15)
   소둔근 (9)
   반막양근과 반건양근 (13)
   장지굴근 (20)
   후경골근 (17)
8. 전경골근 (19)
   제3비골근 (18)
   발가락의 긴 굴근들 (21)
9. 비골근들 (18)
10. 가자미근 (16)
    후경골근 (17)
11. 무지외전근 (22)
    장지굴근 (20)
12. 단지신근과 단무지신근 (22)
    발가락의 긴 신근들 (21)
    발의 심부 내재근들 (23)
    전경골근 (19)
13. 전경골근 (19)
    장무지신근 (21)
    단무지굴근 (23)
14. 골간근 (23)
    장지신근 (21)
15. 가자미근 (16)
    족척방형근 (23)
    무지외전근 (22)
    후경골근 (17)
16. 비복근 (15)
    장지굴근 (20)
    발의 심부 내재근 (23)
    가자미근 (16)
    무지외전근 (22)
    후경골근 (17)
17. 발의 심부 내재근들 (23)
    발의 표면 내재근들 (22)
    발가락의 긴 굴근들 (20)
    후경골근 (17)
18. 장무지굴근 (20)
    단무지굴근 (23)
    후경골근 (17)
19. 장지굴근 (20)
    후경골근 (17)

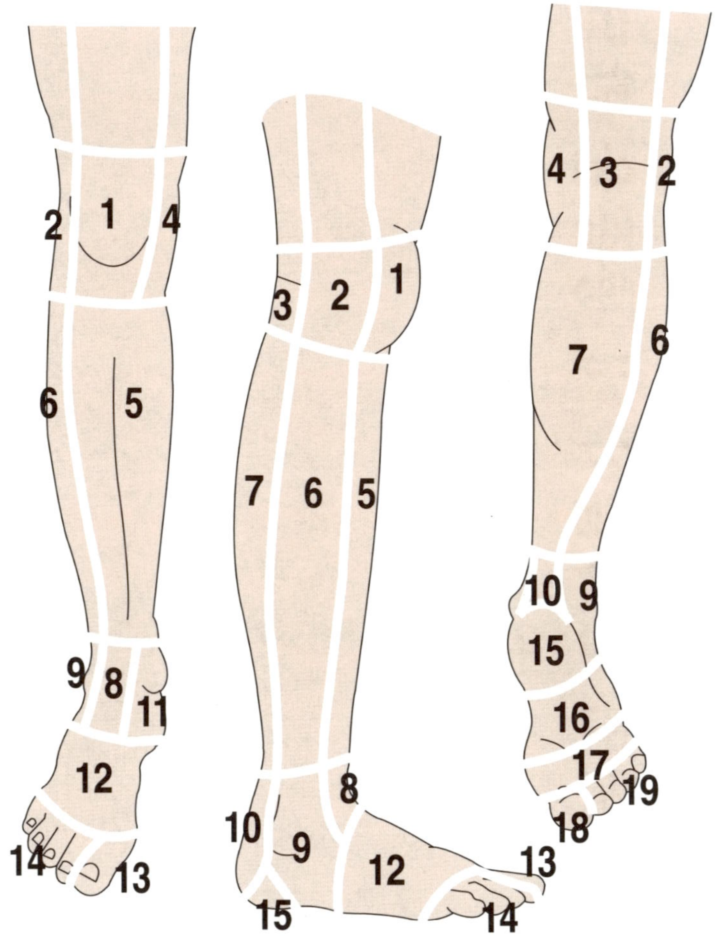

당신의 컨디션이 좋아짐에 따라서, 당신은 당신의 증상이 처음에 얼마나 심했는 지를 잊을 수 있고, 호전되지 않았다고 생각할 수도 있다. 인체 차트들은 전반적인 당신의 통증의 강도 또는 빈도와 영향을 받은 지역의 크기의 어떤 줄어듦을 그림으로 나타내기 때문에 이러한 좌절을 막는데 도움이 된다. 비록 때때로 좌절이 있기도 하지만, 당신은 당신이 나아지고 있다는 것을 볼 수가 있을 것이다. 주목 한 가지: 모든 사람이 그들의 통증 위치를 정확히 그릴 수 없는데, 부분적으로 해부학에 익숙하지 않아서인데, 그래서 그러한 가능성을 고려를 해서, 당신의 그림이 부정확할 경우에 인접한 연관 패턴의 근육들을 확인해라.

근육 장들 Muscle Chapters

9장에서 23장까지는 다리, 무릎, 발목, 또는 발 통증에 흔하게 연관되어 있는 모든 주요 근육들을 다룬다. 각 장은 그 장에서 다룬 근육 또는 근육들의 해부학적 그림을 포함한다. 사진은 각 통증유발점의 가장 일반적인 통증 연관 지역을 보여 준다. 조금 더 진하게 칠한 지역은 우선적인 연관 지역을 나타내는데, 그것은 거의 항상 존재하며, 그리고 점점이 표시된 부위는 이차적 연관일 가능성이 가장 큰 부위를 보여 준다. X표시는 그 연관 패턴과 함께 가장 잦은 통증유발점들의 위치를 나타낸다. 추가적인 통증유발점들이 있을 수도 있으므로 전체 근육을 찾아 보아라. 근육 장들의 통증 연관(pain referral) 사진은 가장 흔한 연관 패턴만을 보여 준다; 당신의 통증 패턴이 약간 다르거나 또는 완전히 다를 수 있다는 것을 염두에 두어라. 또한, 당신은 다수의 근육들의 통증유발점들에서 온 겹쳐지는 연관 패턴을 가질 수도 있다. 이 지역들은 각각의 근육에서 온 일반적인 패턴보다 더 넓을 수 있으므로, 그 부위로 통증을 연관하는 모든 근육들의 통증유발점들을 확실히 찾아라. 당신의 통증은 당신이 겹쳐지는 통증 연관을 갖는 곳에서 특별히 강렬할 수도 있다.

이어질 장에서는, 각 근육의 정보는 흔한 증상들과 통증유발점들을 일으키거나 지속화 시키는 요인들의 목록을 포함한다. 또 다시, 이들은 가장 흔한 것일 뿐이다; 당신은 다른 증상을 겪을 수도 있고, 당신의 원인들과 지속인자들이 다를 수 있다. 당신이 어떤 근육의 통증유발점들을 의심하지만 당신에게 영향을 주는 것처럼 보이는 어떤 원인들을 찾지 못한다면, 당신의 삶 중에서 어떤 것이 목록 위의 어떤 것과 유사한 지를 생각하려고 해 보아라, 실제로 근육에 같은 종류의 스트레스를 만든다.

각 근육 장은 그 장에서 다룬 근육, 또는 근육들을 위한 스트레치들을 제공한다. 치료사를 찾아 갔다면, 당신이 스트레치들을 적절하게 시행하고 있는 지를 확인해 달라고 부탁해라. 당신의 증상이 점점 나빠진다면, 자기-도움 테크닉을 중단하고 치료사의 도움을 받아라.

결론 Conclusion

일단 두 개의 근육들이 당신의 통증 패턴과 가장 긴밀히 닮았다고 결정한다면, 그들의 시술을 시작해라. 다음의 여러 주에 걸쳐서, 추가적인 근육을 치료에 더해 본다. 7장의 가이드라인을 주기적으로 복습해서 당신이 자기-치료를 적절히 하고 있는 지를 확인해 본다. 당신이 좋아진다고 느끼기 시작함에 따라서, 어떤 근육의 어떤 통증유발점들이 당신의 통증을 일으키는지 그리고 어떤 지속인자가 당신의 통증유발점들을 재활성화 시키는지 명백한 그림을 그려 갈 수가 있다.

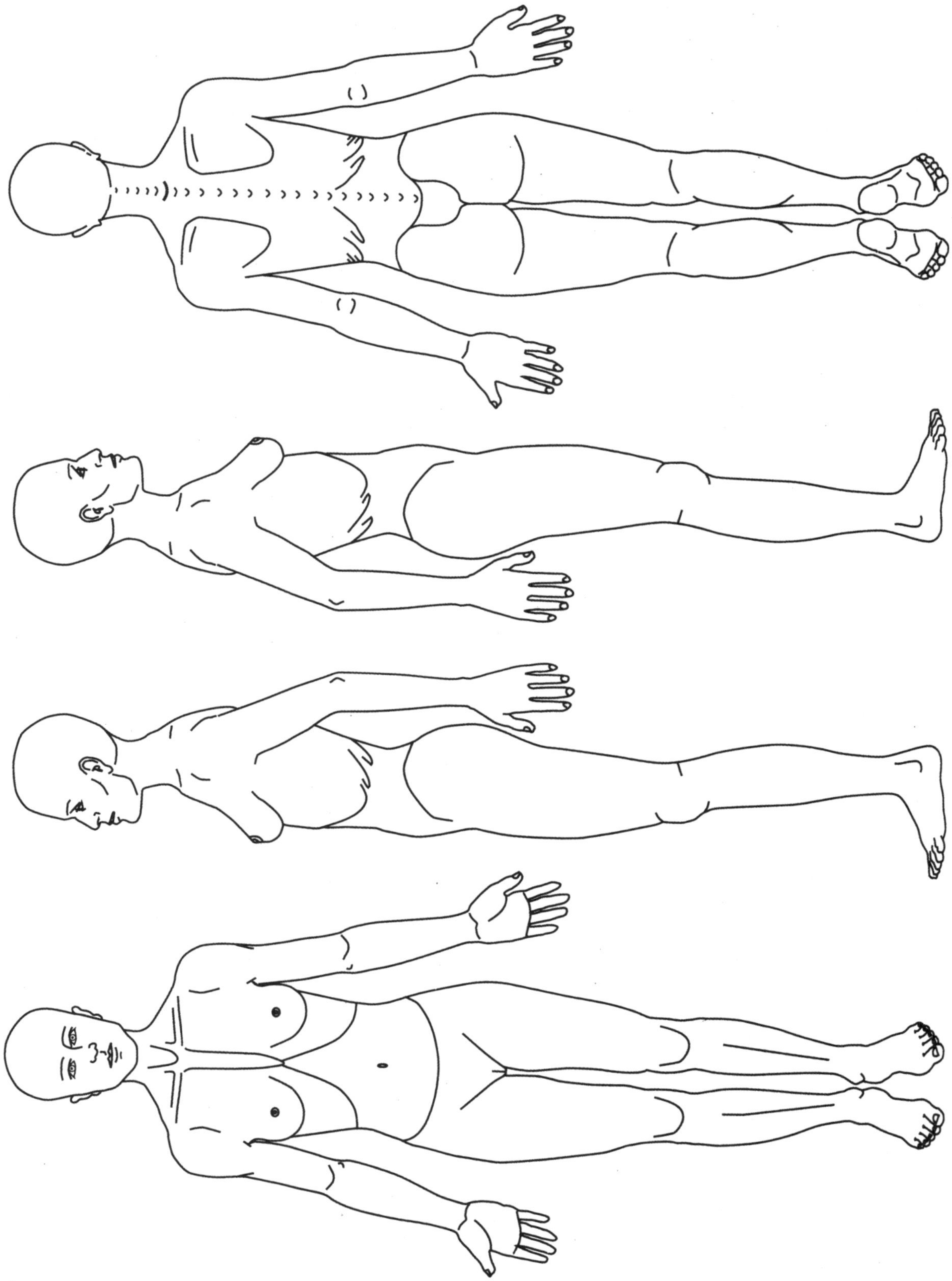

제 9 장

작은볼기근(소둔근)
Gluteus Minimus

작은볼기근의 통증유발점들에서 온 연관통은 환자와 건강관리 시술자 모두에게 "좌골신경통"이라고 자주 진단되는데 분포 패턴이 다리의 옆과 뒤를 따라 나타나기 때문이다. 다리를 따라 나타나는 통증의 최소한 79%가 "조인 신경들", 탈루된 디스크, 또는 요추 협착에서가 아닌, 소둔근 또는 이상근에서 연관된 통증유발점으로 인한다고 한 연구는 보여준다(협착은 척수가 통과하는 척추의 큰 구멍의 좁아짐 또는 신경들이 지나가는 보다 작은 구멍들의 좁아짐이다). 좌골신경통은 보통 어떤 신경의 압박에 의해서 기인하므로, 통증유발점들에서 온 연관통은 "위좌골신경통(pseudo-sciatica)"이라고 불리는 것이 아마도 보다 적절할 것이다.

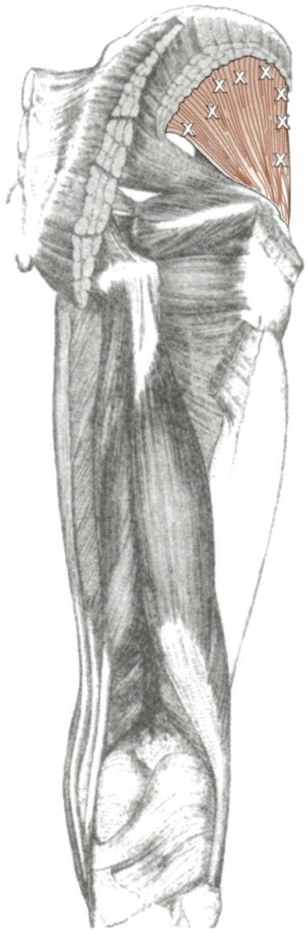

당신의 통증이 요추 신경의 압박에서부터 실제로 왔다면, 통증 패턴을 한 요추의 어떤 한쪽 위의 매우 특정한 점에서 시작해서 엉덩이 부위 속으로 계속 가고, 다리를 따라 가는 얇은 선으로 묘사할 것이다. 그 통증은 이 종류에 비해서 보통 날카롭고 그리고 보다 강렬하다. 당신의 통증 연관이 엉덩이 부위에서 시작하고 요추 부위에서의 어떤 한 점이 아니라면, 그것은 통증유발점들에 의해 기인한 가능성이 크다.

일반적인 증상들 Common Symptoms

- 근육 앞 부분의 통증유발점들(당신 옆에서 당신 바지 솔기의 아래)은 당신 다리의 옆을 따라서 당신의 발목까지, 그리고 어쩌면 당신의 엉덩이의 뒤쪽 위의 어떤 점으로 통증을 연관한다.
- 근육 뒤 부분의 통증유발점들(부분적으로 당신 옆과 뒤 사이)은 엉덩이 지역 위로 그리고 당신의 다리의 뒤를 따라 당신의 장딴지로 통증을 연관한다.
- 당신 힙의 통증은 다리를 절면서 걷게 만들 수 있다.
- 아픈 쪽으로 잔다면, 통증유발점들이 잠을 깨게 할 정도의 심한 통증을 일으킬 수도 있다.
- 당신은 잠깐 동안 앉아있은 후에 의자에서 일어나기가 힘들 수도 있다.

- 당신은 서거나, 걷거나 또는 누워있을 때 편안한 포지션을 찾기가 힘들 수도 있다.
- 당신은 달리거나 하이킹 동안에 통증을 겪을 수도 있다.

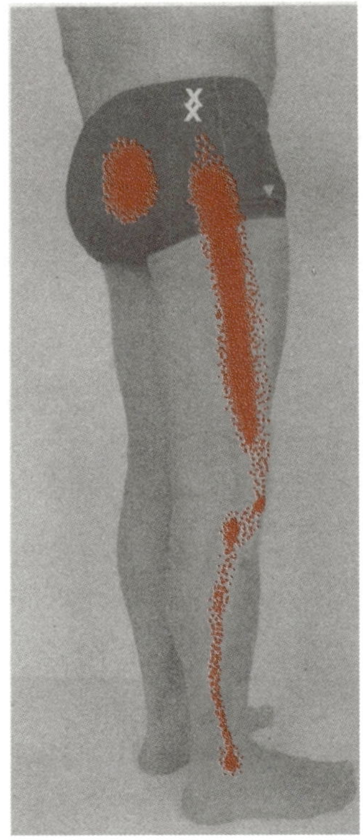

작은볼기근(소둔근) – 앞부분

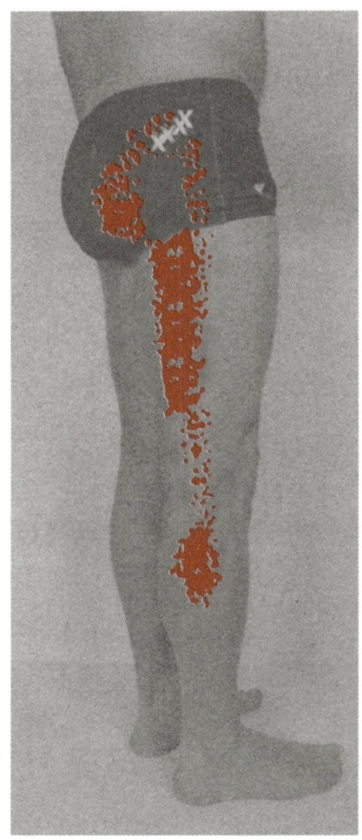

작은볼기근(소둔근) – 뒷부분

가능한 원인과 지속인자들
Possible Causes and Perpetuators

자세 (Postural)

- 당신의 뒤 주머니에 지갑을 넣고 앉기
- 다치고 난 후 절면서 걷기
- 너무 오래 앉아있기, 특히 운전할 때

부상 또는 근육 오용 (Injuries or Muscle Abuse)

- 익숙하지 않은 당신의 근육으로 갑작스럽게 과도한 힘을 쓸 때, 어떤 새로운 스포츠를 시작할 때
- 그 근육을 만성적으로 과사용 (테니스, 라켓볼, 또는 핸드볼을 할 때, 또는 너무 멀리 또는 너무 빠르고 너무 자주 걷거나 달릴 때, 특히 거친 지면에서)
- 한 다리로만 당신의 체중을 받히거나 또는 두 발을 너무 가깝게 하고 오랫동안 서있기
- 당신의 엉덩이 또는 등으로 떨어지거나 착지 또는 그 근육을 갑작스럽게 사용하게 만드는 떨어질뻔한 일

의학적 또는 구조적 문제 (Medical or Structural)

- 틀어진 천장관절(sacroiliac joint: 천골과 큰 골반 뼈가 만나는 관절)
- 어떤 신경 뿌리의 자극
- 약물의 주사, 특히 몇 달간 지속되는 통증을 일으키는 자극제
- 비만으로 인한 당신 근육의 과부하
- 당신의 엉덩이 근육들 또는 몸 전체를 차게 만들기
- 작은 반골반을 갖고 있음 (골반의 어느 한 쪽: 34쪽을 보라)

도움이 될 힌트 Helpful Hints

당신의 뒤 주머니에 지갑을 넣고 다니지 말아야 하는데, 이것이 골반을 기울어지게 만들어서 몸 전체에 걸친 근육들에 문제를 만들기 때문이다.

오랫동안 서있어야만 한다면, 발을 벌리고 서서 당신의 체중을 이 발에서 저 발로 자주 당신의 체중을 옮겨라. 오랫동안 앉아있다면, 매 15분에서 20분마다 방 주위를 돌아 다녀라. 방 건너에 타이머를 맞춰 놓는다면, 당신은 그것을 끄러 주기적으로 일어날 것이다.

당신의 통증이 사라질 때까지 당신의 다리 사이에 베개를 끼고 자라, 이것이 그 근육의 압력을 줄이는데 도움이 될 것이다.

주자들과 열성적인 도보 여행자들은 보통 소둔근 통증유발점들을 갖고 있다. 그 통증유발점들이 현저하게 개선되기 전까지는 당신의 달리기 또는 도보 여행을 잠시 접어라. 그러면 당신은 천천히 당신의 거리를 늘릴 수 있으며, 통증에서 벗어날 수 있다. 비만이라면, 통증유발점들이 비활성화되고 체력이 점차적으로 쌓일 때까지 이 근육들의 운동을 과도하게 하지 말아라. 발걸음을 넓게 해서 걸어라.

이 근육들을 따뜻하게 유지해라; 가능하다면, 당신의 몸 전체를 따뜻이 해라.

당신의 천장관절과 요추가 배열 문제가 있는지를 확인하기 위해서 카이로프랙터 또는 접골요법사를 찾아라. 작은 반골반 또는 어떤 다른 구조적 불균형을 가졌다면, 전문가를 찾아서 이를 보완하는 받침 또는 패드를 맞춰라. 추궁절제 수술을 받았었고, 아직까지 통증이 남아 있다면, 소둔근의 통증유발점들을 확인해라.

근육 주사를 맞는다면, 이 근육을 피해라. 중둔근 또는 삼각근에 주사를 맞아라, 왜냐하면 그것들은 통증유발점들을 잘 안 만들기 때문이다.

자기-도움 테크닉 Self-Help Techniques

압력 가하기 (Applying Pressure)

소둔근 압력 가하기 (Gluteus Minimus Pressure)

소둔근의 일반적인 통증유발점들은 당신의 엉덩이 뒤쪽의 위쪽 1/3, 당신의 힙 관절과 당신의 골반 꼭대기 사이의 당신 몸 옆의 위에서 발견된다. 등을 대고 눕는데, 테니스공을 깔고 누워서 통증유발점들을 찾으면서 당신의 손으로 공을 움직인다.

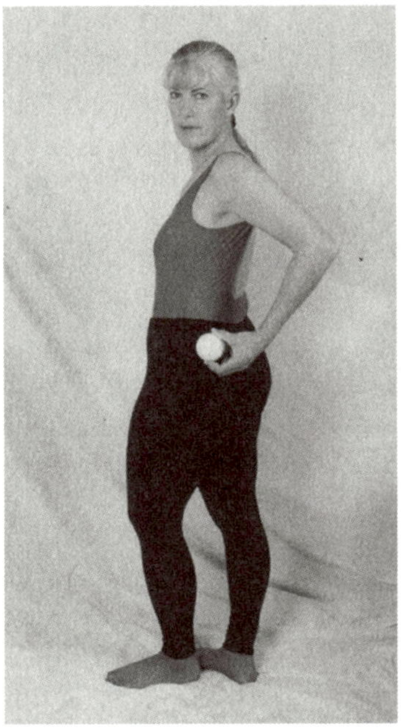

소둔근을 위한 시술 부위 – 후방부

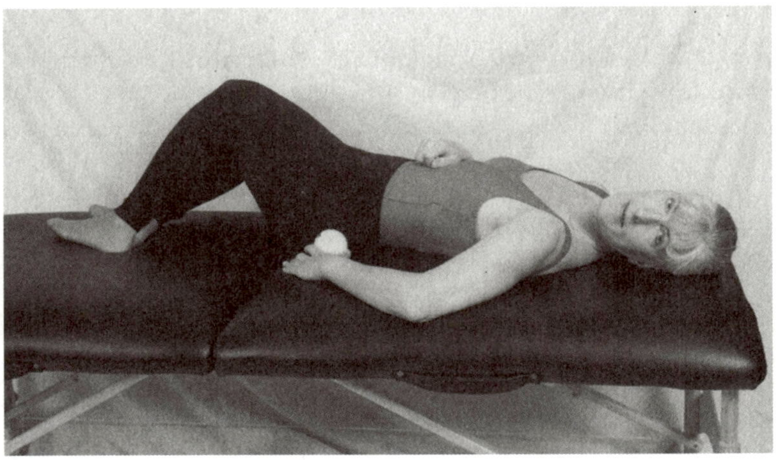

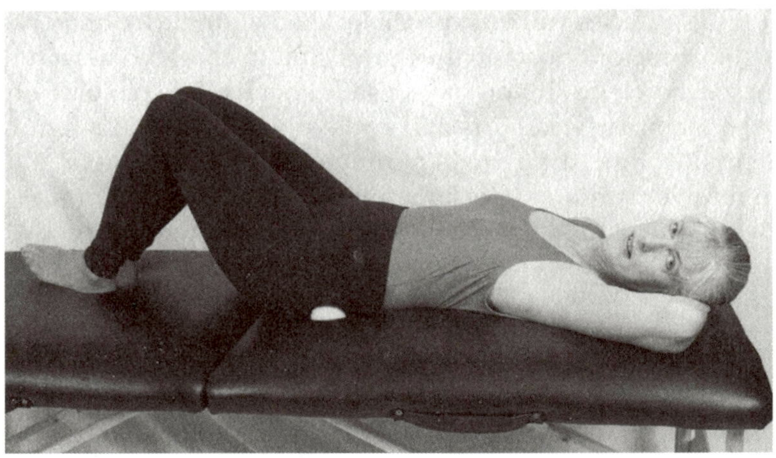

당신 몸 옆 위로 움직이기 시작해라. 전체 근육을 시술할 때까지, 당신은 몸 옆으로 누워있을 것이다. 많은 환자들은 앞으로 충분히 가지 못하는 실수를 저지른다. 당신의 바지 솔기를 넘어서 시술한다면, 당신은 모든 점들에 하게 된다; 그렇지 않았다면, 더 앞쪽으로 찾아보아라. 당신 몸의 오른쪽과 왼쪽 모두의 소둔근을 확실하게 시행하라.

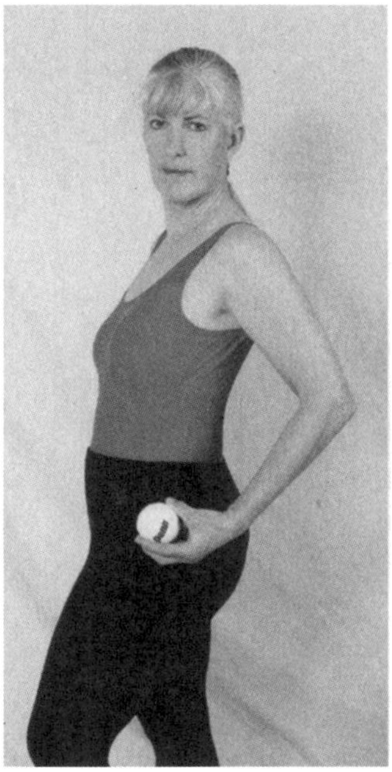

소둔근을 위한 시술부 – 전방부

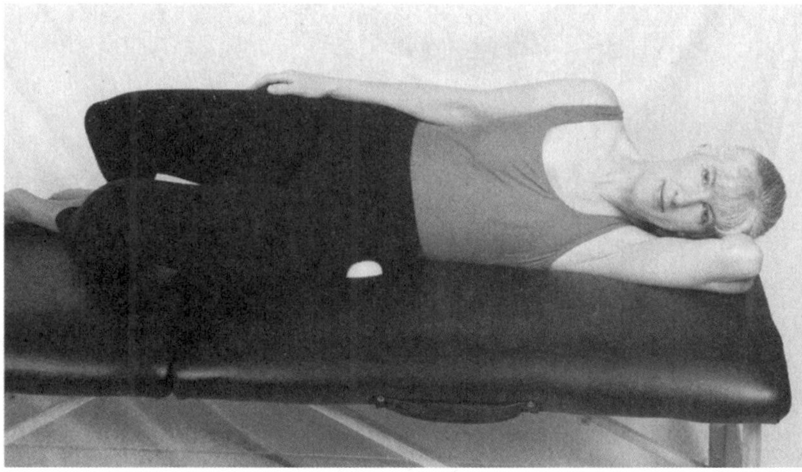

스트레치 (Stretches)

소둔근 스트레치, 전방 근육부 (Gluteus Minimus Stretch, Anterior Muscle Portion)

소둔근의 전방 섬유들을 스트레치 하기 위하여, 당신의 침대 가장자리에 옆으로 눕는데 당신의 등을 가장자리 바로 위로 가게 한다. 당신의 위 다리를 몸 뒤인 침대 밖으로 떨군다. 중력이 당신에게 스트레치를 만들게 한다. 스트레치를 더 원한다면, 당신의 반대 다리의 발꿈치를 당신의 장딴지 옆에 놓아라. 훨씬 더 한 스트레치를 위해서는 당신의 발꿈치를 당신의 무릎과 가깝게 움직여라.

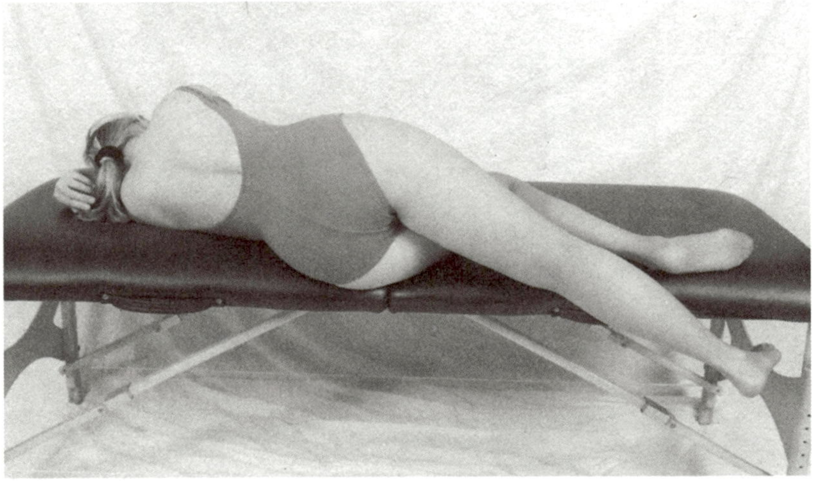

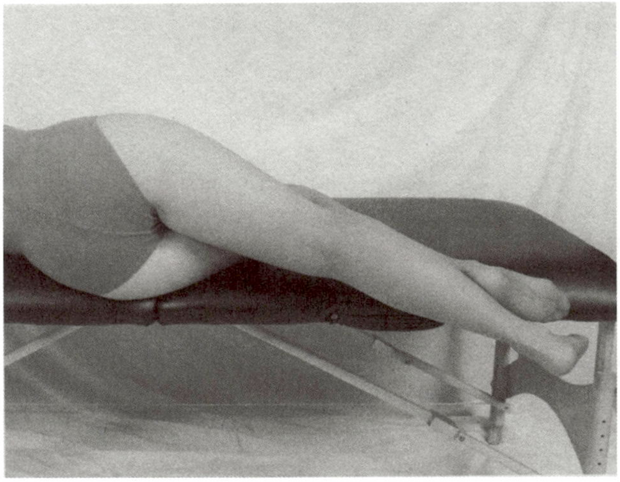

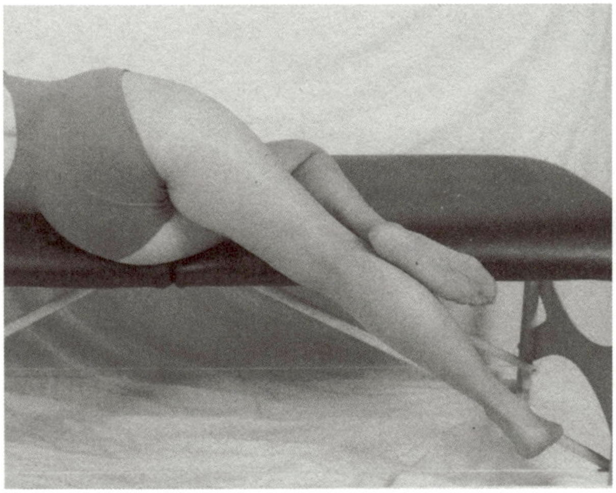

소둔근 스트레치, 후방 근육부 (Gluteus Minimus Stretch, Posterior Muscle Portion)

소둔근의 후방 섬유들을 스트레치 하기 위하여, 당신의 침대 가장자리에 옆으로 눕고 침대 끝에 몸을 위치시키는데 힙/다리가 침대 끝으로 뻗어나가게 스트레치 시키고 몸통의 선의 약간 앞에, 당신의 발가락을 약간 바닥 쪽으로 돌려서 위치시킨다. 당신의 밑에 다리는 90° 이상 구부린다(그것의 대부분은 아직까지 침대 위에 있다). 중력이 스트레치를 만들게 한다.

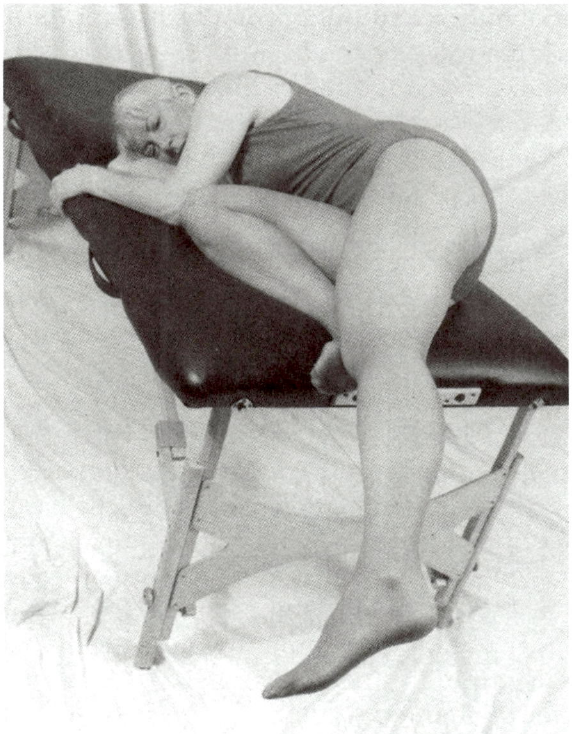

참고 근육들 Also, See

- 대퇴사두근: 외측광근을 보라; 여기에 위성 통증유발점들이 생길 수 있다.
- 비골근: 장비골근을 보라.

결론 Conclusion

이상근의 통증유발점들은 소둔근 통증유발점들과 유사한 연관 패턴들을 만들 수 있으나, 가장 흔한 연관통은 몸 옆 바깥쪽이 아니라, 허벅지 뒤쪽을 따라 달리는 경향이 있다(요추 지역에 있는). 요방형근의 통증유발점들은 소둔근 통증유발점들을 활성화 시키게 할 수 있어서, 이 근육들에 경감될 필요가 있는 통증유발점들이 있을 수 있다고 생각하는 것이 좋다. 반대편의 흉요추부 척추주위근들(두개의 기저부에서부터 골반의 꼭대기로 그리고 척추에서부터 바깥으로 달리고, 가슴의 뒷면 대부분을 덮고 있는 근육군)의 팽팽함이 골반을 기울이고 돌아가게 할 수 있어서, 힙 관절의 통증과 둔근들의 통증유발점들을 만든다. 이 통증유발점들은 하지, 무릎, 발목, 또는 발 통증을 직접적으로 일으키지 않으므로, 이 책에서 다루지 않는다. 이 책 안의 자기-도움 테크닉들로 6에서 8주 안에 당신의 통증을 줄일 수 없다면 이상근, 요방형근, 및/또는 척추주위근들의 통증유발점들을 치료할 필요가 있는지 아닌지를 고려해보기를 바란다. 이 책 내에서 다루지 않은 근육들의 자기-치료에 관한 안내를 주는 책들이나 다른 자원들은 자원 항목에서 보아라.

당신의 통증이 엉덩이 지역이 아니고 요추 옆에서 시작한다면, 당신은 의사를 찾아서 디스크 문제나 협착을 평가하기 위한 MRI 검사를 받을 필요가 있다. 침술이 디스크 문제들을 고치는데 도움이 될 것이나, 협착은 수술을 요할 수도 있다. 이러한 수술들은 지난 몇 년 사이에 매우 정교해져 왔고 종종 하루 또는 이틀 내에 발로 걷게 만들어 주는데, 그 협착의 부위에 따라 결정된다.

그 통증이 힙 관절 위 또는 아마 엉덩이에서부터 몸 옆으로 내려가서 전자의 무릎(trochanteric knee)에 매우 국한된다면, 그것은 낭염(bursitis; 전자라고 불리는 대퇴골의 뼈 돌기 위에 있으며 소둔근 건이 전자 위로 미끄러지게 해주는 액체로 차있는 주머니의 염증)일 수 있다. 힙 관절은 누르는 것에 매우 아플 것이고, 압력은 그 증상들을 재현한다. 소둔근 통증유발점들은 또한 낭염으로 오진될 수도 있기 때문에, 주위 근육들의 통증유발점들을 확인하고 당신이 경감을 얻을 수 있는 지를 확인해 볼 가치가 항상 있다. 내가 치료했었던 진성 낭염(true bursitis)의 모든 케이스에서, 소둔근 또한 팽팽하므로, 나는 팽팽함과 통증유발점들이 전자 낭염의 원인이 되는 요인이라고 의심한다. 침술은 진성 낭염의 염증 치료와 함께 주위 근육들의 통증유발점들을 치료하는 것을 도울 수 있다.

제 10 장

넙다리네갈래(대퇴사두)근육군
Quadriceps Femoris Muscle Group

대퇴사두근 근육군은 대퇴직근, 내측광근, 중간광근, 및 외측광근을 포함한다. 대퇴직근의 통증유발점들은 매우 흔하고 자주 간과되는데, 그 이유는 있다 하더라도, 주로 그들이 오직 최소한의 동작 범위의 제한만을 보이기 때문이다. 무릎을 펴기가 힘들다면, 당신은 아마도 대퇴직근, 내측광근, 및/또는 중간광근에 활동성 또는 잠복성 통증유발점들을 갖고 있다.

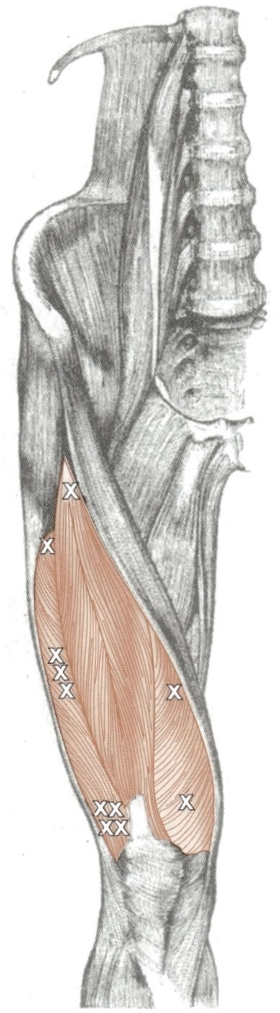

일반적인 증상들 Common Symptoms

넙다리곧은근(대퇴직근, Rectus Femoris)

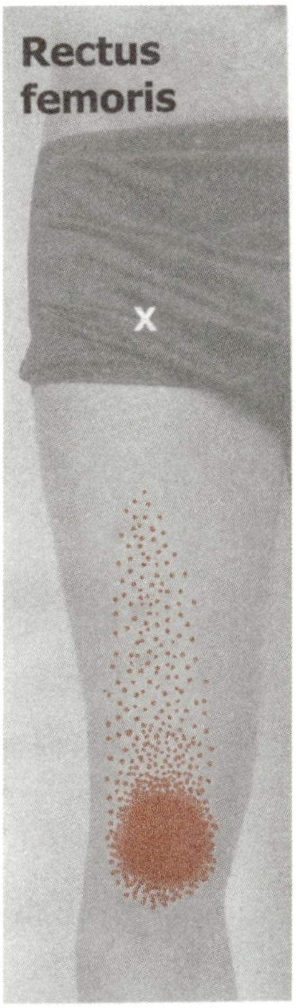

- 통증유발점들은 당신 무릎 속 깊이, 무릎 덮개 안과 주위에, 그리고 아마도 밤에 침대에서 당신의 허벅지 앞에 통증을 일으킨다. 그 통증이 주로 무릎 부위에 있더라도, 그 통증유발점은 서혜부 주름 바로 밑에 있다.
- 때때로 당신은 무릎 바로 위에 하나의 통증유발점을 찾을 수 있는데, 그것은 무릎 관절 속 깊이 통증을 연관할 것이다.
- 계단을 내려가는 것이 계단을 올라가는 것보다 문제일 가능성이 크다.
- 무릎 위를 절단한 사람에게서, 유령 사지 통증이 대퇴직근의 통증유발점들에서 올 수 있는데 특히, 그 근육이 그 뼈를 덮기 위해서 스트레치 되었을 때다.

안쪽넓은근(내측광근, Vastus Medialis)

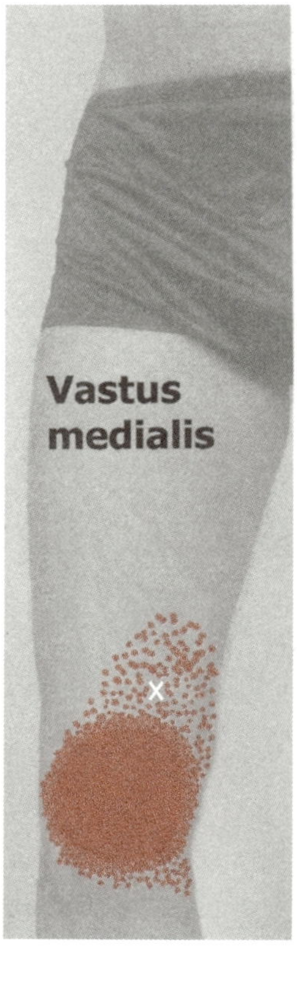

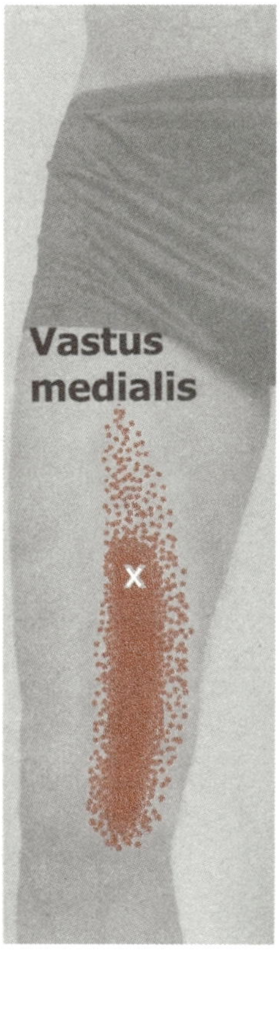

- 무릎과 가까운 통증유발점은 당신의 무릎 앞으로 통증을 연관하고, 허벅지 중간에 있는 통증유발점은 당신의 무릎과 허벅지 안쪽에 걸친 통증을 연관한다.
- 무릎관절 속 깊이 치통과 닮은 통증은 당신의 잠을 방해할 수 있고, 무릎의 염증으로 오진될 수도 있다.
- 통증유발점들은 오로지 동작 범위를 최소한으로 제한하며 통증을 일으키기 보다 오로지 당신의 다리 기능에 영향을 준다.
- 당신은 근육 허약에 의하여 만들어진 예기치 않은 "무릎 풀림(buckling of the knee)"을 겪을 수 있는데, 그것은 넘어짐과 부상을 만들 수 있다.
- 통증유발점들이 내측광근과 대퇴직근 모두에서 존재한다면, 당신의 힙은 예기치 않게 힘이 풀릴 것이다.

중간넓은근 (중간광근, Vastus Intermedius)

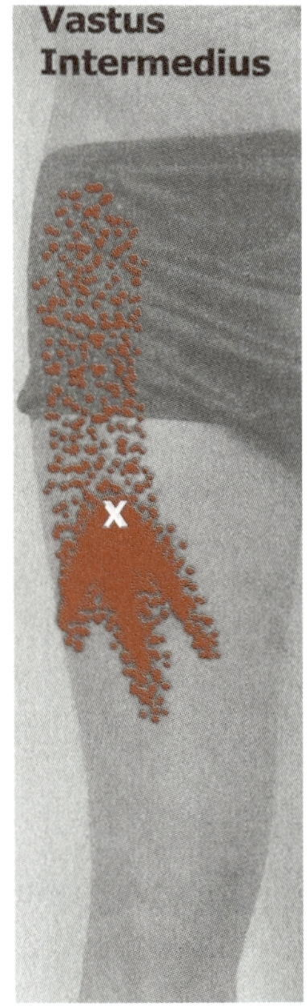

- 통증유발점들은 허벅지 바깥쪽에 가까운 허벅지 중간에 강렬한 통증을 일으킨다.
- 통증은 보통 움직일 때 나타나며, 쉴 때는 드물다.
- 당신은 당신 무릎을 완전히 펴기가 어려울 수도 있는데, 그것은 걸을 때 다리를 절게 만드는데, 특히 잠시 동안 앉아 있은 후에 그렇다.
- 당신은 계단을 올라가기가 어려울 수도 있다.
- "무릎 풀림"은 중간광근 그리고 당신 무릎 뒤쪽의 주름 밑의 비복근의 두 개의 머리의 통증유발점들에 의하여 생길 수 있다.
- 통증유발점들은 당신의 무릎을 걸리게 만들 수 있는데, 그렇지만 이것은 외측광근의 통증유발점들에 의하여 더 흔하게 나타난다.
- 중간광근 통증유발점들은 대퇴사두근 그룹의 다른 근육들 속의 통증유발점들에 이차 통증유발점을 만든다.

가쪽넓은근 (외측광근, Vastus Lateralis)

- 외측광근은 당신의 허벅지 바깥을 따라 다수의 통증유발점들을 생성하는데, 당신의 허벅지 바깥쪽, 무릎, 및 아마도 아래로 당신의 장딴지를 따라 다양한 연관 패턴들을 일으킨다.
- 당신은 아마도 걸을 때 통증을 겪고, 침범된 쪽의 당신의 발을 끌고 다닐 수도 있다.
- 당신이 관여된 쪽으로 누울 때, 통증이 당신의 수면을 방해할 수도 있다.
- 의자에서 일어날 때 "걸린 무릎덮개(stuck patella)"가 당신의 무릎을 펴거나 굽히는 것을 힘들게 만들 수 있다.
- 당신의 무릎 덮개가 완전히 걸리게 되면, 당신의 무릎은 당신의 무릎은 약간 구부러질 것이고, 당신은 걸린 포지션에서 당신의 다리를 받히지 않고서는 걷거나 앉을 수 없을 것이다.
- 계단을 올라가는 것이 계단을 내려가는 것보다 문제일 가능성이 크다.
- 통증이 힙 뼈의 바깥쪽에 걸쳐서 연관될 때, 통증유발점 연관은 전자의 낭염이라고 오진될 수 있다.

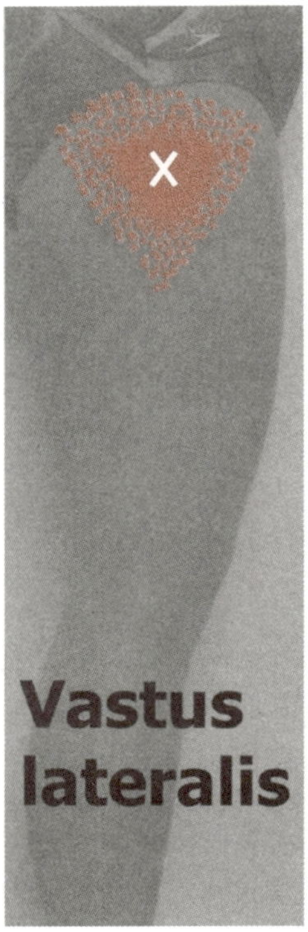

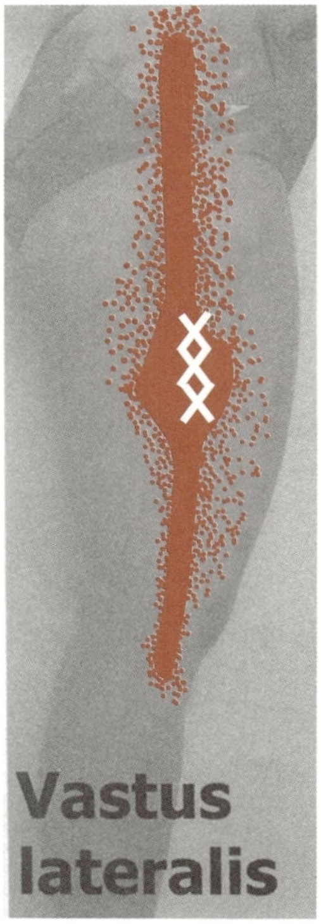

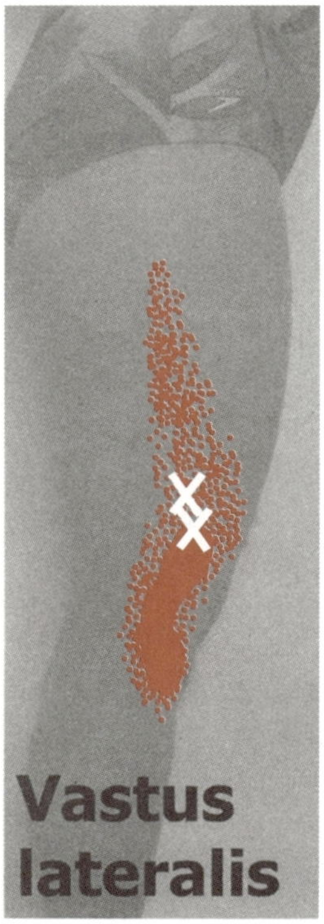

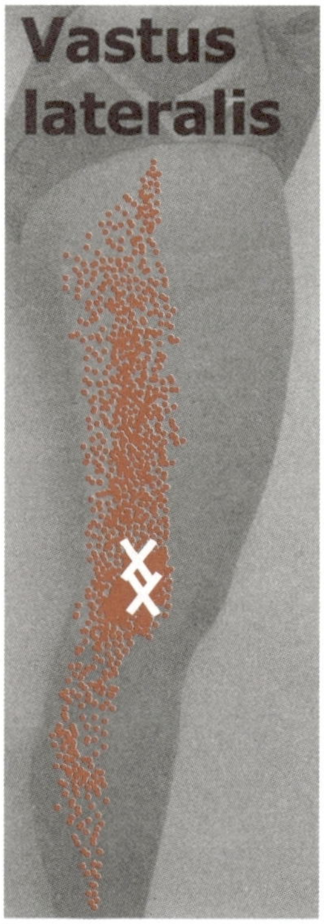

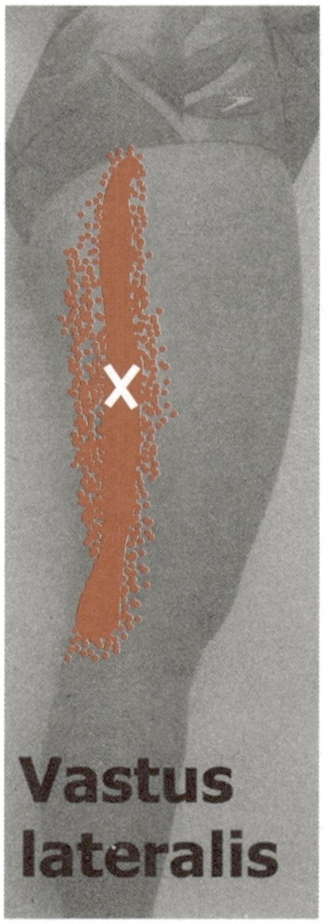

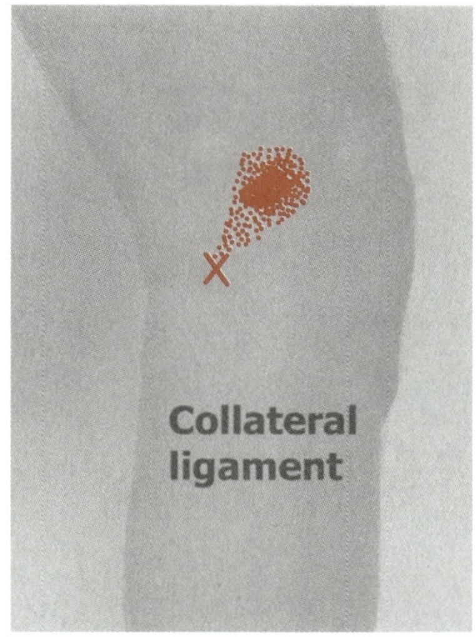

인대 통증유발점 (Ligament Trigger Point)

- 외측측부인대(lateral collateral ligament)는 당신 무릎 바깥쪽의 그것의 바로 위의 부위로 통증을 연관할 수 있다.

가능한 원인과 지속인자들
Possible Causes and Perpetuators

자세 (Postural)

- 엉덩이 밑에 한 발을 깔고 앉는 것
- 당신의 무릎(대퇴직근)에 어떤 무거운 물체를 놓고 오래 앉아있기
- 딱딱한 바닥에서 무릎 꿇고 앉아있기 (내측광근)
- 당신의 다리를 밖으로 벌리고 (외측광근) 오랫동안 앉아있기

부상 또는 근육 오용 (Injuries or Muscle Abuse)

- 발을 비틀거림, 구멍 속 또는 연석에서 벗어나서
- 조깅, 스키, 축구, 및 농구 같은 힘이 드는 운동 활동 (내측광근)
- 부상을 일으키는 운동 중에 근육들의 갑작스러운 과부하
- 당신의 허벅지 앞이나 옆, 또는 당신의 무릎 관절에 직접적인 가격을 입는 것
- 무릎을 깊숙이 구부리고 있기
- 무릎 근처에 중량을 매달고 무릎 펴기를 하는 것(이 운동을 올바른 방법으로 하기 위해서 물리치료사를 찾아라)
- 넘어짐 (내측광근)
- 힙의 골절 및/또는 힙 수술 (대퇴직근)
- 당신의 다리에 석고 붕대 또는 어떤 다른 긴 시간의 부동
- 뒤넙다리근(슬괵근) 근육들의 팽팽함
- 가자미근의 활동성 통증유발점들, 그것은 발목의 동작을 제한하고 대퇴사두근 그룹의 과부하로 이끈다.
- 약물 주사, 인슐린 따위를 허벅지에 주사

의학적 또는 구조적 문제 (Medical or Structural)

- 퇴행성 힙 관절 질환 (대퇴직근과 외측광근)
- 비정상적 힙 관절 기전 (대퇴직근과 외측광근)
- 과도한 발 회내(pronation)(내측광근)
- 회내를 만드는 평발 (내측광근)

도움이 될 힌트 Helpful Hints

하이힐을 신지 말아라.

오래 동안 무릎을 꿇고 있지 말아라. 그 대신 낮은 스툴에 앉아라, 그리고 잦은 휴식을 취해라. 무릎을 깊게 구부리거나 스쿼트를 하지 말고, 바닥의 물건을 집어 올리지 말아라.

오래 동안 같은 포지션으로 앉아있지 말아라, 특히 당신의 허벅지를 당신의 몸통에 90° 보다 적게 해서 요추 보호대를 착용하도록 해라.

당신의 다리를 몸 앞의 밖으로 펼쳐서, 또는 당신의 발을 엉덩이 밑에 깔고서 앉지 말아라. 흔들 의자에 앉는 것이 당신의 다리를 쓰게 도와줄 것이다. 의자에서 일어날 때 당신이 일어서는 것을 돕기 위해서 팔을 사용해라. 운전할 때, 요추 받침대 그리고 당신의 몸통과 허벅지 사이의 각도를 증가시키기 위해서 당신의 엉덩이 밑에 베개 같은 것을 사용해라. 잦은 휴식을 취해라.

내측광근 또는 외측광근에 통증유발점들을 갖고 있다면, 당신의 다리 사이에 베개를 끼고 침범되지 않은 쪽으로 자라. 당신의 허벅지를 당신의 가슴 쪽으로 놓지 말고, 당신의 다리를 어느 한 쪽으로 줄 곳 밖으로 펴지 말아라.

운동 활동을 위해서 적절하게 워밍업 해라. 치료의 시작 단계에서는, 네오프렌 무릎 보호대를 끼기 원할 수도 있는데, 그것은 당신이 다리를 조심해야 한다고 상기시키는데 도움이 될 것이고, 이 근육들의 낮은 끝 주위의 온기를 유지할 것이다.

배열이 틀어진 요추 및 힙 배열 문제를 확인하고 치료하는 것이 중요하다. 평가와 치료를 위해서 카이로프랙터 또는 접골요법사를 찾아라.

발 회내 문제들을 해결하기 위해서 교정 도구를 마련해라. 한 다리가 다른 다리보다 짧다면, 보정 리프트를 구하기 위한 전문가를 찾아라.

자기-도움 테크닉 Self-Help Techniques

주의: 치료 부위에 정맥류가 있다면 당신 다리에 압력을 가하지 말아라 — 그것은 응혈(clot)을 방출해서 당신의 심장 또는 뇌로 보낼 수 있다. 침술사 또는 마사지 치료사가 당신의 다리를 치료해야만 하는데, 그들은 정맥을 피할 수 있기 때문이다. 당신은 그럼에도 불구하고 다음의 스트레치들을 할 수도 있다.

경련을 피하기 위해서 뒤넙다리근(슬괵근)을 먼저 치료하는데 (13장), 경련은 대퇴사두근 그룹을 풀어주는 것에 의해서 만들어질 수가 있다. 뒤넙다리근(슬괵근)의 통증유발점들을 찾을 수 없다면, 당신은 다음 번에 아마도 이 단계를 건너 뛸 수 있다.

압력 가하기 (Applying Pressure)

외측광근 압력 가하기 (Vastu Lateralis pressure)

외측광근을 시술하기 위해서, 소둔근 자기-도움 공 시술(9장)로 시작해라. 그 다음 계속해서 아래로 당신의 허벅지 옆으로 가는데, 아픈 점들을 찾으면서 테니스공을 손으로 옮겨라. 그 근육 전체를 확실히 시술해라.

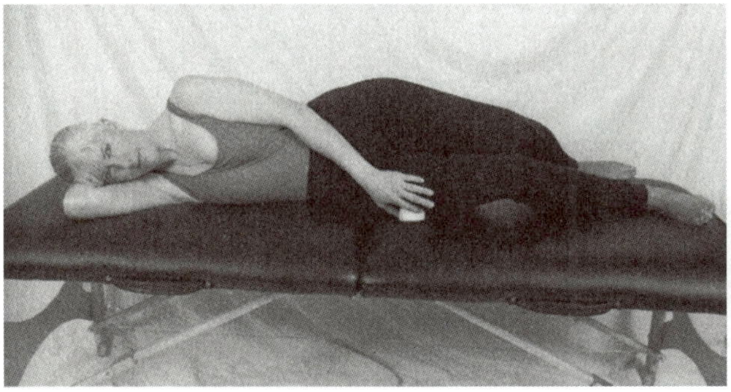

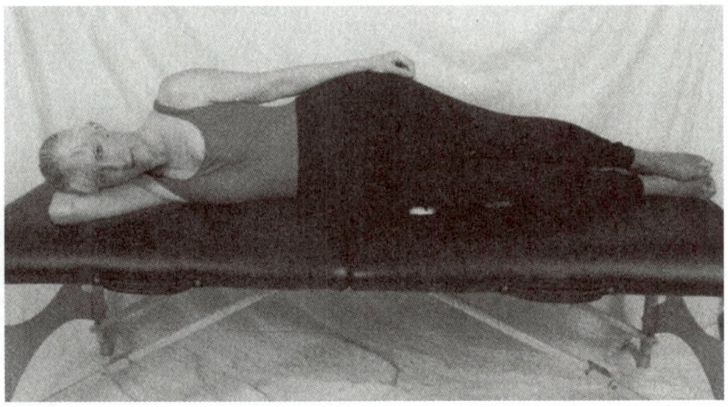

무릎 덮개 밑에 약간의 통증유발점들이 있을 수 있다. 당신의 다리의 대부분을 펴고, 당신의 손으로 당신의 무릎을 감싸 잡고, 양 엄지를 무릎 덮개의 가장자리에 놓는다. 무릎 덮개를 당신에게서 멀어지게 미는 동안 동시에 그 부위의 통증유발점들 속으로 눌러라.

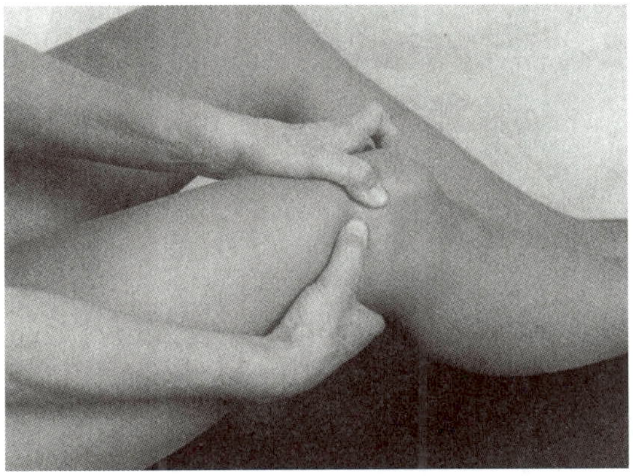

대퇴직근과 중간광근 압력 가하기 (Rectus Femoris and Vastus Intermedius Pressure)

대퇴직근과 그 밑의 중간광근을 시술하기 위해서, 당신의 배를 대고 굴리는데, 당신의 다리를 구부려서, 테니스공을 주위로 움직이며, 아픈 점들을 찾는다. 그 근육의 전체 길이를 확실히 시술해라.

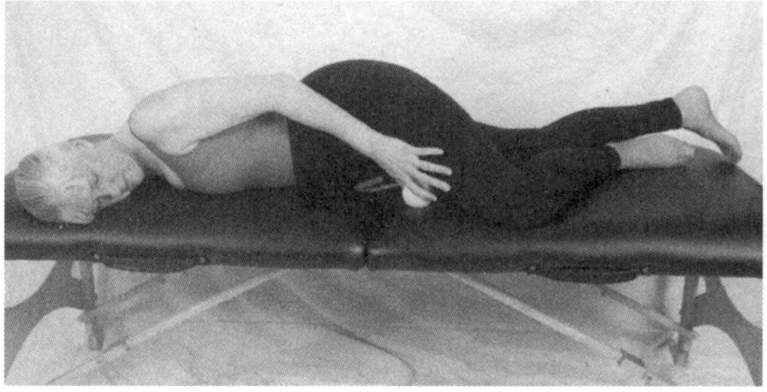

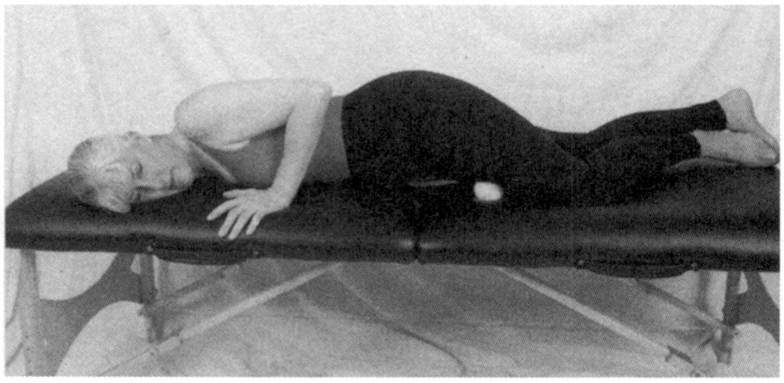

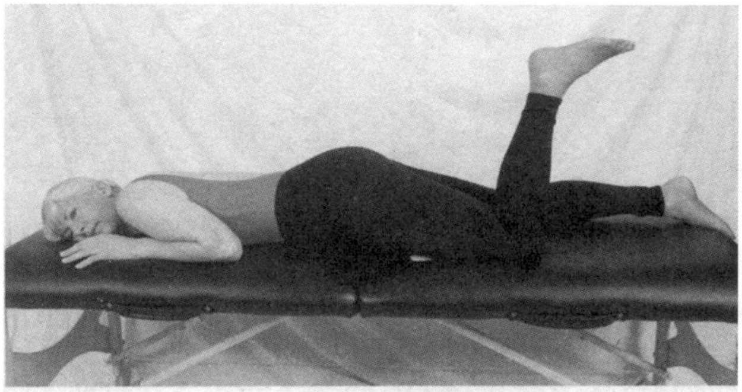

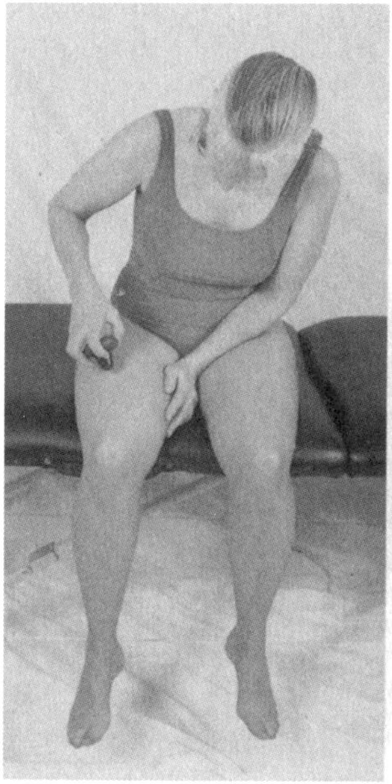

하나의 변형으로, 골프 공 또는 다른 압력 도구를 당신 손바닥의 중앙으로 잡고, 아픈 점들 속으로 누른다. 이것은 대퇴직근의 두께 때문에 공에 누워 하는 것보다 덜 효과적이다.

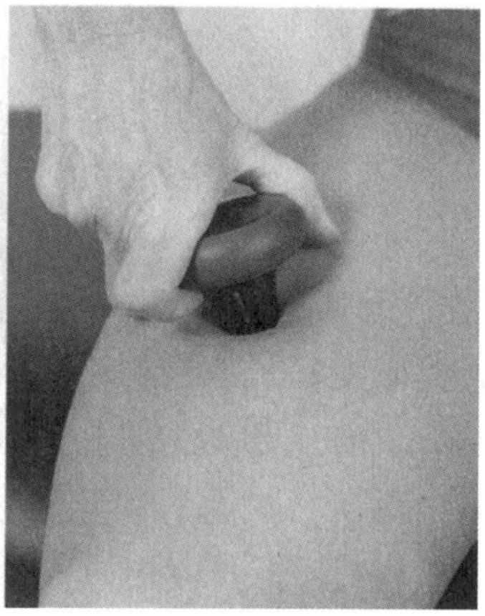

내측광근 압력 가하기 (Vastus Medialis Pressure)

내측광근 시술하기 위해서, 아픈 점들 속으로 누르기 위해서 골프 공 또는 다른 압력 도구를 당신의 반대 손바닥의 중앙으로 잡아라. 당신은 당신의 반대 엄지 또한 사용할 수 있다. 이러한 통증유발점들을 치료하는 데는 큰 압력이 들지 않는다.

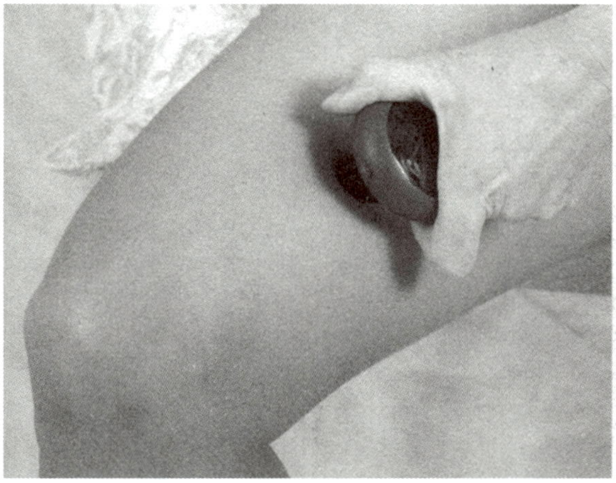

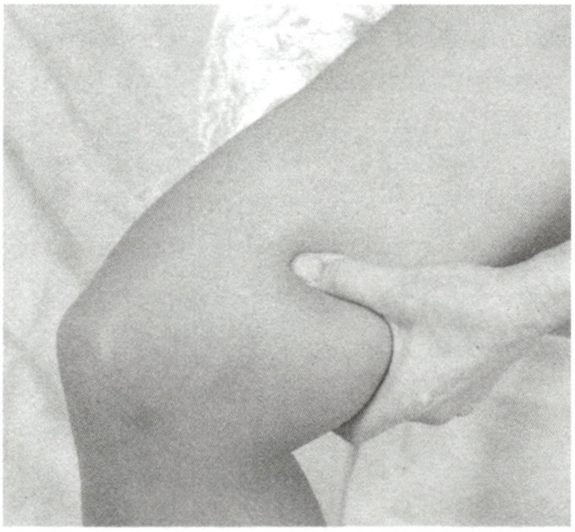

스트레치 (Stretches)

옆으로 누운 사두근 스트레치 (Quadriceps Side-Lying Stretch)

침대에 옆으로 눕고, 하지를 몸통에 거의 90°로 구부려서 당신이 위 다리를 하지 위에 얹게 만든다. 위 다리의 발목을 잡고 몸 뒤로 당겨서 허벅지의 앞쪽을 스트레치하게 한다. 돌아 누워서 다른 다리를 스트레치한다.

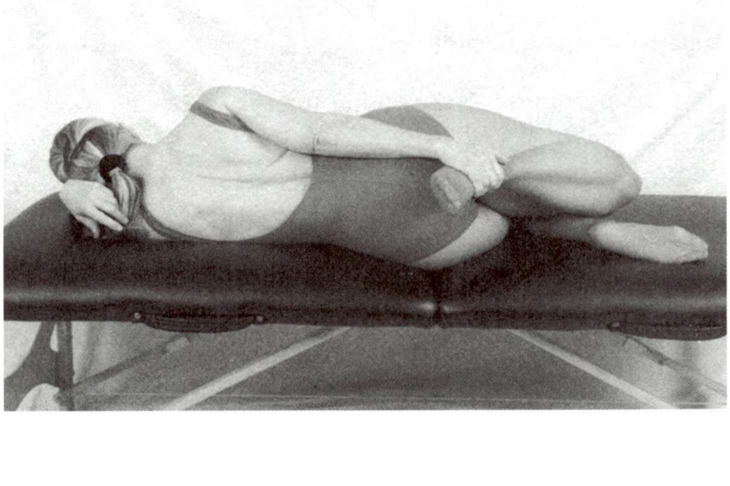

서서 사두근 스트레치 (Quadriceps Standing Stretch)

서서, 같은 쪽의 손으로 발목을 잡고, 그 다리를 몸 뒤로 당긴다. 중심을 잡기 위해서 주방용 조리대 또는 움직이지 않는 가구의 일부를 잡도록 해라. 그 다음 같은 손으로, 반대 발목을 잡고 그 다리를 당신 몸 뒤로 당겨 올린다. 다른 쪽을 반복한다. 처음 부분은 내측광근을 중점으로 스트레치하고, 두 번째 부분은 외측광근에 중점을 두는 것이다. 이 스트레치는 따뜻한 수영장에서 하는 것이 제일 효과적인데 균형을 잡기 위해서 가장자리를 잡아라.

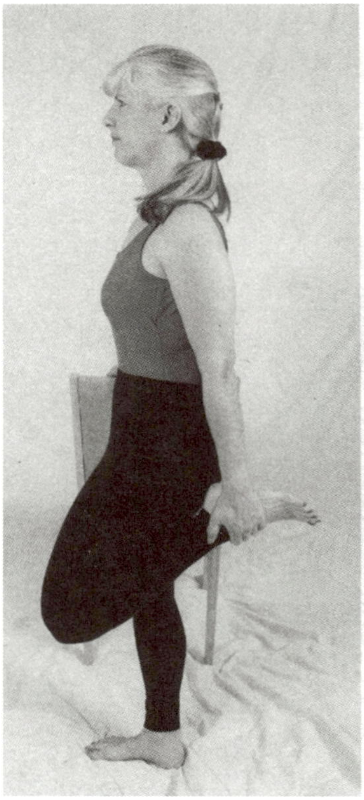

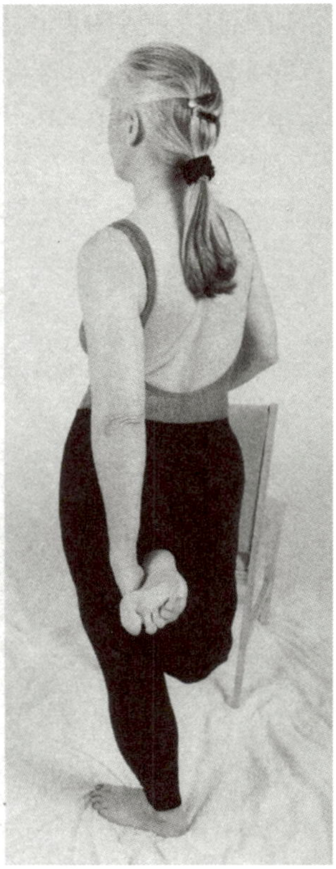

참고 근육들 Also, See

- 뒤넙다리근(슬괵근) (13장)
- 봉공근 (12장)
- 소둔근: 전방 부분을 보아라 (9장)
- 힙의 내전근 (11장)
- 가자미근/ 족척근: 가자미근을 보아라 (16장)
- 비골근: 장비골근을 보아라 (18장)

결론 Conclusion

당신은 소둔근의 통증유발점들(전방 부분)를 찾을 필요가 있을 수도 있는데, 왜냐하면 그것들은 외측광근 통증유발점들과 유사한 연관 패턴을 만들 수 있고, 외측광근 통증유발점들을 활성화시킬 수도 있기 때문이다. 당신의 허벅지의 앞쪽 또는 안쪽에 통증을 느낀다면, 힙의 내전근들(장 및/또는 단내전근과 박근)도 찾아보아라. 뒤넙다리근(슬괵근)과 가자미근 또한 살펴볼 필요가 있는데, 왜냐하면 그것들은 대퇴사두근 그룹의 통증유발점들을 활성화시키고 지속시킬 수 있기 때문이다. 대퇴직근의 통증유발점들을 발견한다면, 사두근 그룹의 다른 것들뿐만 아니라 봉공근도 찾아라. 내측광근의 통증유발점들을 발견한다면, 대퇴직근, 장비골근 및 힙의 내전근들도 찾아라. 내측광근의 통증유발점들을 발견한다면, 대퇴직근과 외측광근도 찾아라.

대퇴근막장근의 통증유발점들(허벅지 위쪽, 바깥쪽을 향한)과 장요근(복부와 골반 깊숙이) 또한 대퇴사두근과 동일한 부위의 일부에 있는 허벅지 속으로 연관할 수 있는데, 그러나 이 통증유발점들은 하지, 무릎, 발목, 또는 발 통증을 직접적으로 일으키지 않으므로, 그것들은 이 책에서 다루지 않는다. 이 책 안의 자기-도움 테크닉들로 6에서 8주 안에 당신의 통증을 줄일 수 없다면, 이러한 다른 근육들의 통증유발점들을 치료할 필요가 있는지 아닌지를 고려해 보기를 바란다. 이 책 내에서 다루지 않은 근육들의 자기-치료에 관한 안내를 주는 책들이나 다른 자원들은 자원 항목에서 보아라.

무릎 풀림(buckling knee)은 (무릎 관절 깊숙이 있는) 측방 경골 고원(lateral tibia plateau)의 전방 아탈구(subluxation)에 의해서도 일어날 수 있는데, 그것은 외과적 교정을 요한다. 그러나 내측광근의 통증유발점들이 전자의 낭염이라고 흔하게 오진되므로, 그 근육을 먼저 살펴라. 낭염에 대한 많은 정보를 위해서는 소둔근(9장)을 보아라.

3장에서부터 계속 보아온 것처럼, 인대 당김 및 찢김, 찢어진 메니스쿠스, 골관절염, 건 병증(tendinopathies), 낭염, 및 무릎 덮개 골절을 포함한, 무릎 통증의 많은 원인들이 있다. 통증유발점들 비활성화 후에도 아직까지 통증이 있다면, 검사를 위해서 정형외과의사를 찾을 필요가 있을 것이다. 비록 다른 원인들이 발견된다 하더라도, 통증유발점들이 관여될 가능성이 크고, 당신이 수술을 위해서나 그 후에 회복을 위해서 모두에게 통증유발점들 치료가 도움이 될 것이다.

제 11 장

힙의 내전근들
Adductor Muscles of the Hip

힙의 내전근들은 장내전근, 단내전근, 대내전근, 및 박근을 포함한다. 이 근육들은 당신의 다리를 맞은 편 다리로 옮기게 해 준다.

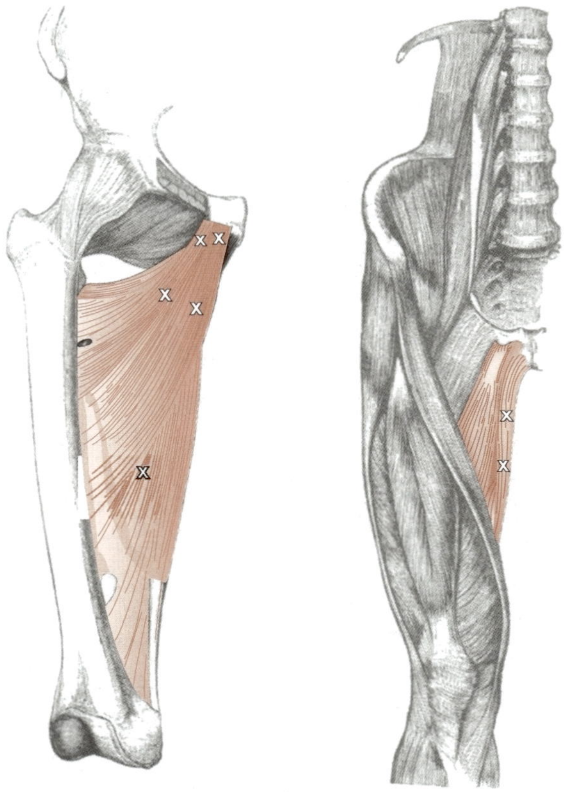

일반적인 증상들 Common Symptoms

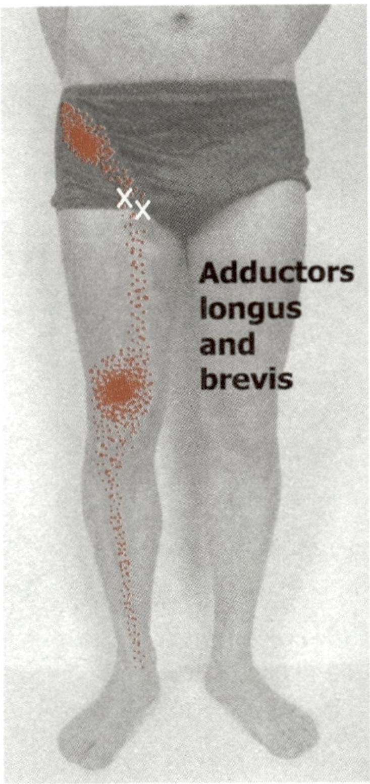

장내전근과 단내전근 (Adductor Longus and Adductor Brevis)

- 통증유발점들은 당신의 허벅지 앞, 당신 무릎 앞 전체, 그리고 당신의 하지 안쪽을 따라서 통증을 연관하며, 그 통증은 깊게 느껴진다.
- 통증유발점들은 무릎 뻣뻣함을 만들 수 있다.
- 오직 힘든 활동 또는 그 근육에 과부하를 줄 때 통증을 느낄 수 있다.
- 서 있거나 또는 당신의 힙을 갑작스럽게 트는 것으로 통증이 증가된다.
- 당신의 허벅지가 당신 몸의 중앙을 벗어나서 움직일 때 제한된 동작 범위를 겪을 수 있다.
- 당신의 허벅지가 바깥 쪽으로 회전할 때, 제한된 동작 범위를 겪을 수 있다.

대내전근 (Adductor Magnus)

- 통증유발점들은 당신의 허벅지 앞-안쪽, 서혜부부터 내려가서 당신 무릎의 안쪽까지 통증을 연관하며, 그 통증은 깊게 느껴지는데, 마치 당신의 골반 속으로 쏘아 올려지며 폭죽처럼 폭발하는 것 같다.
- 다리 사이 높이, 그 근육이 좌골에 붙는 곳의 한 통증유발점은 치골, 질, 직장, 또는 아마도 방광으로 통증을 연관한다.
- 오직 성교 도중에 느낄 수도 있다.
- 밤에 편안하게 있기가 힘들 수도 있다.

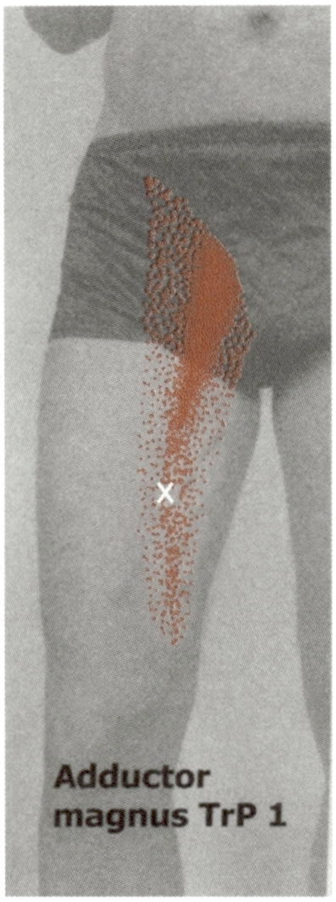

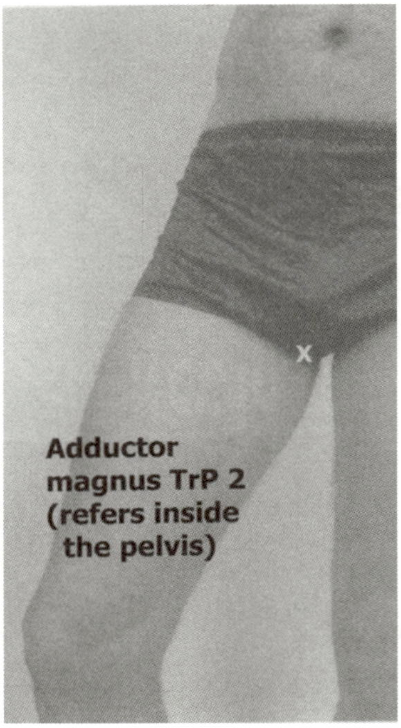

박근 (Gracilis)

- 통증유발점들은 당신의 허벅지 안쪽에 통증을 연관하는데, 그것은 뜨겁고, 찌르는 듯하며, 표재성으로 느껴진다.
- 통증은 쉴 때도 항상 나타날 수 있으며, 걷는 것을 제외한 포지션을 바꾸지 않는 것이 통증을 줄여준다.

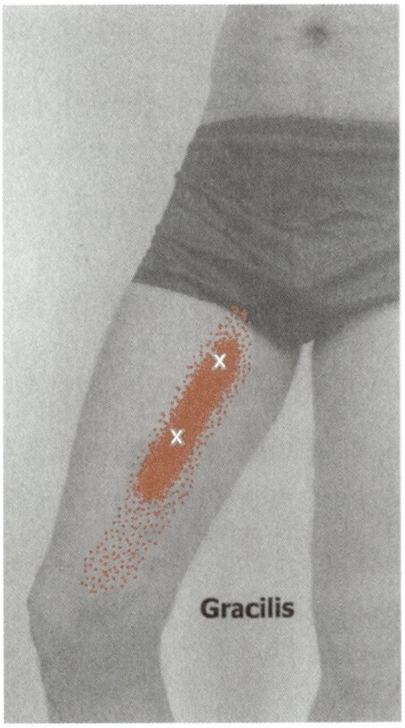

가능한 원인과 지속인자들 Possible Causes and Perpetuators

자세 (Postural)

- 오래 동안 앉아있기, 특히 운전할 때, 또는 한 다리를 다른 무릎 위로 포개고 있을 때.

부상 또는 근육 오용 (Injuries or Muscle Abuse)

- 갑작스런 과부하, 예를 들어, 얼음판 위에서 미끄러지면서 다리가 벌어질 때, 안그렇게 되려고 버틸 때
- 승마
- 훈련이 안 된, 긴 자전거 여행,
- 언덕을 오르내리며 달리기
- 스키 타기, 주로 전제동걸기(snowplowing)/웨지 턴, 또는 예기치 않은 "다리 벌리기"를 하는 것

도움이 될 힌트 Helpful Hints

잘 때, 베개 하나를 당신의 무릎 사이에 두어라. 그리고 당신의 위 다리를 거의 똑바로 두려고 노력해라. 절대로 당신의 다리를 꼬고 앉지 말아라, 그리고 당신이 오래 동안 앉아있어야 한다면, 서서 주위를 자주 돌아다녀라.

온습포를 당신 허벅지의 앞 위쪽과 안쪽에 가해라.

지속 인자들에 관한 제 Ⅱ 부를 다시 읽도록 해라. 특히, 감염 항목, 영양 문제, 및 기관 기능장애 및 질환을 읽어라.

자기-도움 테크닉 Self-Help Techniques

주의: 치료 부위에 정맥류가 있다면, 당신 다리에 압력을 가하지 말아라—그것은 응혈(clot)을 방출해서 당신의 심장 또는 뇌로 보낼 수 있다. *침술사 또는 마사지 치료사가 당신의 다리를 치료해야만 하는데, 그들은 정맥을 피할 수 있기 때문이다.* 당신은 그럼에도 불구하고 다음의 스트레치들을 할 수도 있다.

압력 가하기 (Applying Pressure)

힙 내전근 압력 가하기(Adductor Muscles of the Hip pressure)

한 쪽으로 당신의 다리를 구부려서 앉는데, 한쪽 발꿈치는 치골 부위와 가깝게 그리고 다른 쪽은 옆으로 벌려라. 골프 공 또는 다른 압력 도구를 당신 손바닥의 중앙으로 잡고, 당신의 안쪽 허벅지에 있는 아픈 점들 속으로 누른다.

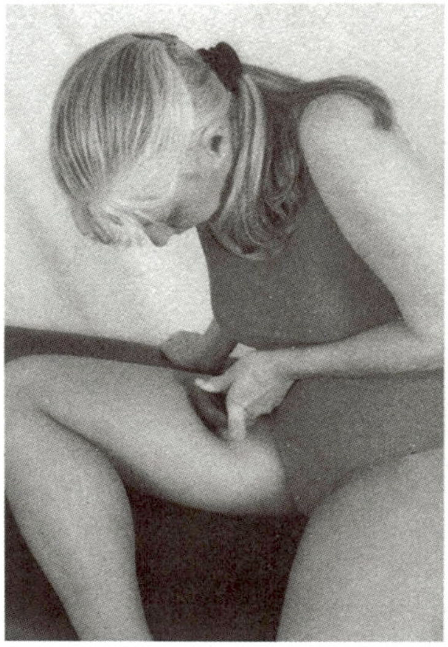

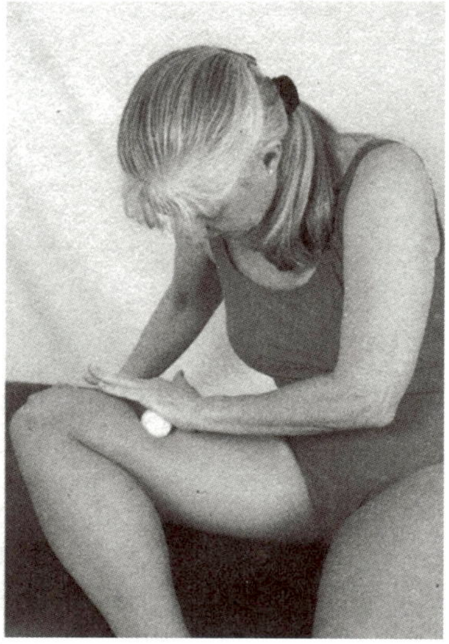

대내전근의 위쪽 부분으로 접근하기 위해서, 당신의 다리 사이로 뻗어서, 그리고 당신의 손가락으로 당신의 좌골을 찾아라. 그 부위 주위의 모든 근육 부착을 눌러라. 반대 쪽 손을 사용하는 것이 제일 쉽다. 내전근들에 압력을 가하는 것에 더해서, 당신의 반대 손을 사용해서 당신의 엄지와 다른 손가락 사이로 이 근육 부분을 들어올려 꼬집을 수도 있다.

스트레치 (Stretches)

돌면서 내전근 스트레치 (Rotating Adductor Stretch)

의자 뒤를 잡고, 당신의 발가락을 바깥으로 향하게 해서 할 수 있는 만큼 발을 많이 벌리며, 당신의 골반을 당신이 스트레칭 하는 쪽에서 멀어지게 부드럽게 돌린다.

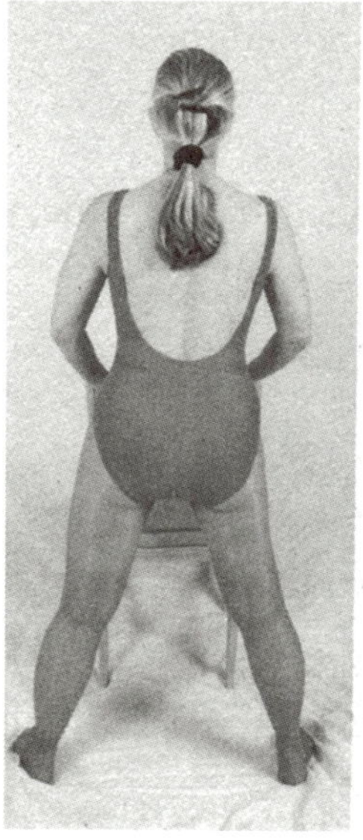

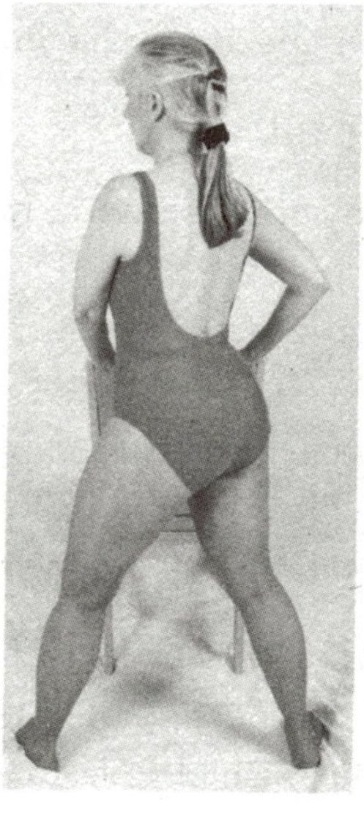

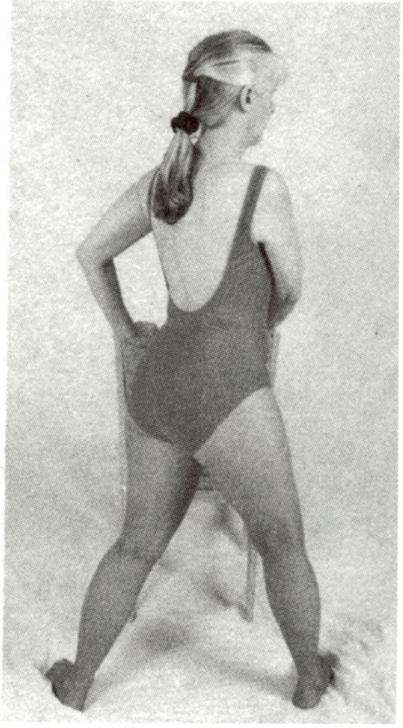

옆으로 내전근 스트레치 (Adductor Stretch to Side)

의자 뒤를 잡고, 할 수 있는 만큼 발을 많이 벌리며, 당신의 체중을 한 쪽으로 보내서, 그 무릎이 구부러지게 만든다. 당신은 맞은 편 안쪽 허벅지에 스트레치를 느껴야만 한다. 이 스트레치는 가슴 깊이의 따뜻한 수영장에서 할 수도 있는데, 그것이 당신의 무릎에 훨씬 쉬울 것이다.

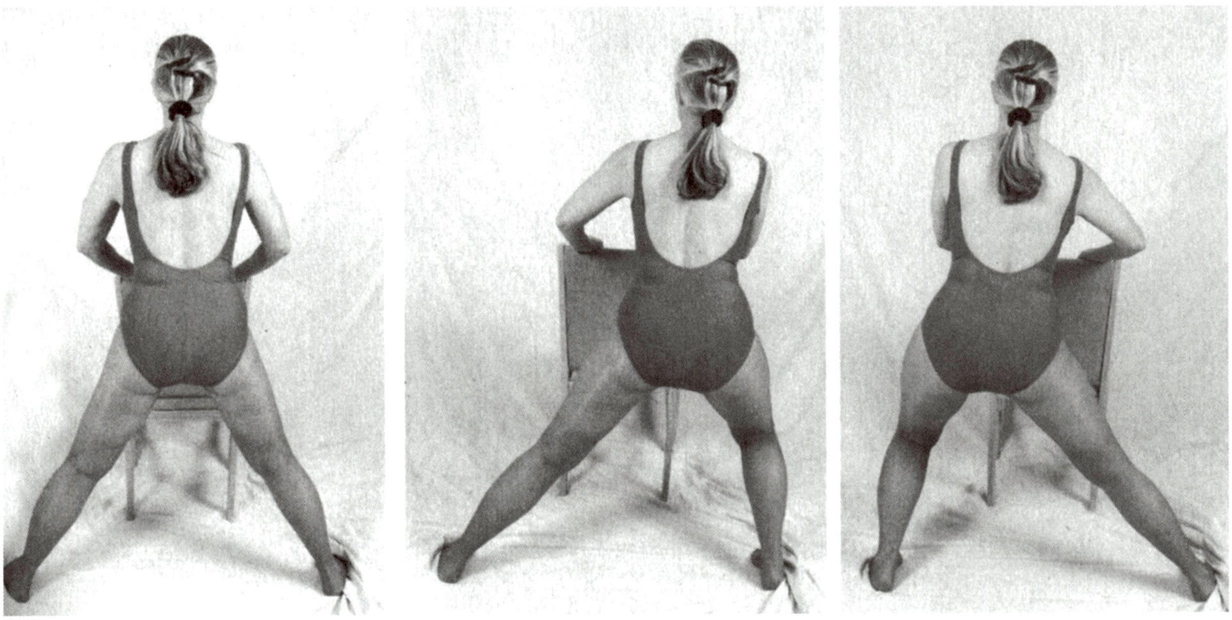

참고 근육들 Also, See

- 대퇴직근: 외측광근을 보아라(10장).

결론 Conclusion

치골에 가까운 힙의 내전근들의 부분들은 혼자서 치료하기가 훨씬 힘들어서, 당신은 아마도 모든 통증유발점들을 치료하기 위해서 마사지 치료사, 침술사 또는 물리치료사를 찾을 필요가 있을 것이다. 대내전근은 너무 깊이 있어서, 자기-도움 테크닉 만으로 시술하기가 힘들다. 초음파가 효과적인 치료다.

힙 내전근들을 시술한 후에 하부 등/ 상부 엉덩이 부위에서 통증을 갖는다면, 당신은 중둔근의 통증유발점들을 찾을 필요가 있을 수 있다. 그러나 중둔근의 통증유발점들은 하지, 무릎, 발목, 또는 발 통증을 직접적으로 일으키지 않으므로, 그들은 이 책에서 다루지 않는다. 이 책 안의 자기-도움 테크닉들로 6에서 8주 안에 당신의 통증을 줄일 수 없다면, 이러한 다른 근육들의 통증유발점들을 치료할 필요가 있는지 아닌지를 고려해보기를 바란다. 이 책 내에서 다루지 않은 근육들의 자기-치료에 관한 안내를 주는 책들이나 다른 자원들은 자원 항목에서 보아라.

제 12 장

넙다리빗근(봉공근)

Sartorius

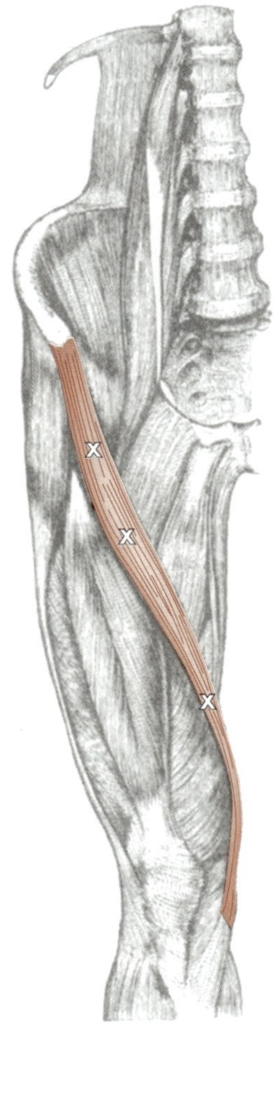

일반적인 증상들 Common Symptoms

- 통증유발점들은 표재성, 날카로운, 그리고 저리는 통증을 연관하며, 당신의 허벅지 앞쪽의 여러 곳에서 느껴지며, 또한 당신 무릎의 안쪽에 표재성 통증을 일으킨다.
- 측방 대퇴피신경(lateral femoral cutaneous nerve)이 끼게 되면, 당신은 허벅지 앞쪽에 무감각, 화끈거림, 또는 불편한 감각(meralgia paresthesia; 대퇴통 지각이상)을 느낄 수도 있는데, 그것은 서 있거나 걷는 것으로 커질 것이다.

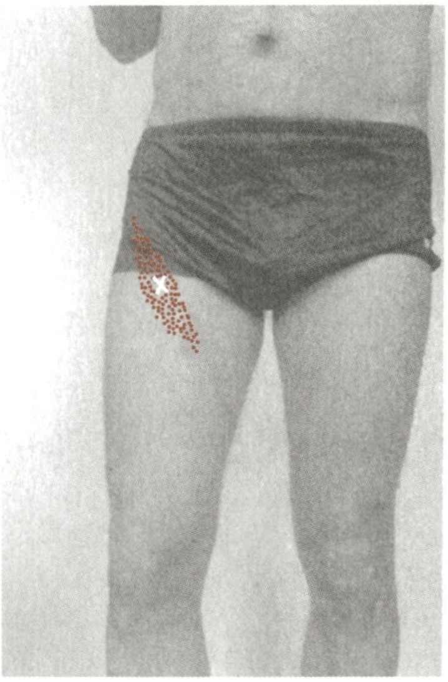
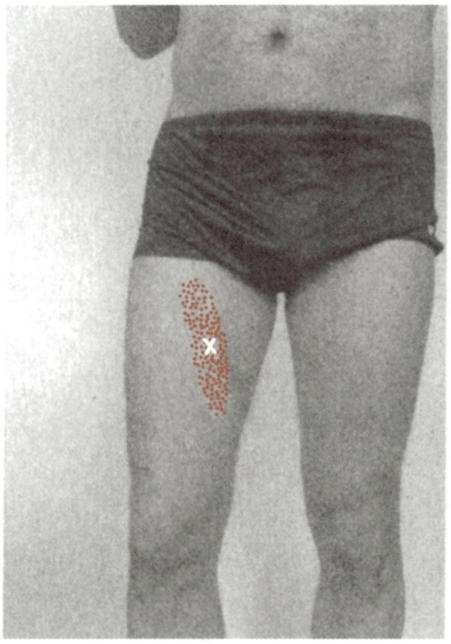
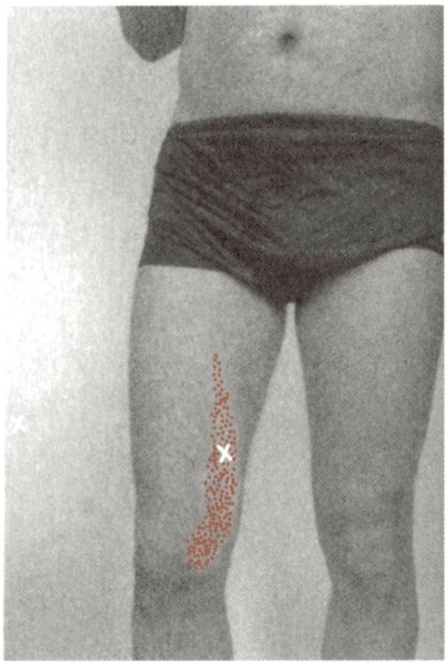

가능한 원인과 지속인자들 Possible Causes and Perpetuators

부상 또는 근육 오용 (Injuries or Muscle Abuse)

- 몸이 틀어지면서 넘어짐

의학적 또는 구조적 문제 (Medical or Structural)

- 과도한 발 회내

기타 (Other)

- 통증유발점들은 일반적으로 다른 근육들 내의 통증유발점들과 결합해서 발견된다(아래를 보아라).

도움이 될 힌트 Helpful Hints

가부좌 자세로 다리를 교차하거나, 당신의 발목을 맞은 편 무릎 위로 교차해서 앉지 말아라. 당신의 무릎을 당신의 가슴 쪽으로 꽉 당겨서 자지 말아라. 베개 하나를 당신의 다리 사이에 놓아라.

화끈거리는 통증 또는 이상한 감각을 당신의 허벅지 앞에서 느낀다면, 당신의 골반 전방의 뾰족한 뼈 부위 밑에서 통증유발점들을 찾아 보아라. 대퇴통 지각이상(meralgia paresthesia) (위의 일반적인 증상을 보아라)은 비만, 조이는 옷 또는 벨트, 한 다리가 해부학적으로 다른 다리보다 짧은 것 들에 의할 수도 있다. 이들 원인들은 오래가는 경감을 얻기 위해서 손볼 필요가 있을 것이다.

자기-도움 테크닉 Self-Help Techniques

압력 가하기 (Applying Pressure)

봉공근 압력 가하기 (Satorius pressure)

내측광근과 대퇴직근(10장)을 위한 동일한 압력 테크닉들을 사용할 수 있으며, 또한 그 근육을 마사지할 수도 있다. 그 근육이 앞에서 힙 뼈의 뾰족한 부분에서부터, 허벅지 전면을 가로질러, 그리고 나서 무릎에 다다르면서 당신의 안쪽 허벅지 안으로 휘는 패턴을 주목해라. 그 근육의 어떤 부분이라도 빼놓지 않기 위해서 모든 그 부위들을 확실하게 시술해라.

참고 근육들 Also, See

- 대퇴사두근: 대퇴직근과 내측광근을 보아라 (10장)
- 힙의 내전근들 (11장)

결론 Conclusion

봉공근 낮은 부분의 통증유발점들은 내측광근과 유사한 부위로 통증을 연관하는데, 그러나 내측광근 통증유발점들에서 온 통증은 퍼지고, 표재성이라기 보다 무릎 관절 안에 깊숙이 느껴질 것이다.

봉공근은 그것 자체에 거의 통증유발점들을 만들지 않는다. 보통 거기에는 대퇴사두근(대퇴직근과 내측광근), 장요근, 치골근, 대퇴근막장근, 및/또는 힙의 내전근들의 통증유발점들도 있다. 장요근, 치골근(하부 골반에서부터 대퇴골의 꼭대기로 달리는 짧은 근육) 및 대퇴근막장근의 통증유발점들은 하지, 무릎, 발목, 또는 발 통증을 직접적으로 일으키지 않으므로, 그것들은 이 책에서 다루지 않는다. 이 책 안의 자기-도움 테크닉들로 6에서 8주 안에 당신의 통증을 줄일 수 없다면, 이러한 다른 근육들의 통증유발점들을 치료할 필요가 있는지 아닌지를 고려해보기를 바란다. 이 책 내에서 다루지 않은 근육들의 자기-치료에 관한 안내를 주는 책들이나 다른 자원들은 자원 항목에서 보아라.

제 13 장

뒤넙다리근(슬괵근)군
Hamstring Muscle Group

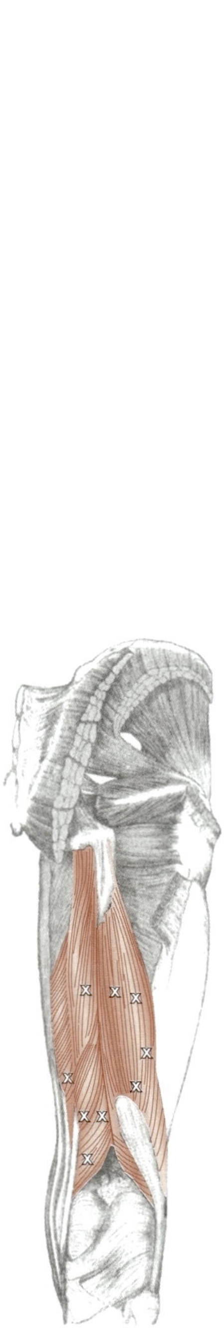

뒤넙다리근(슬괵근) 근육군은 대퇴이두근, 반건양근, 및 반막양근을 포함한다.

뒤넙다리근(슬괵근)의 통증유발점들에서 온 연관통은 환자와 치료사 모두에게서 "좌골신경통"이라고 자주 진단되는데, 그 분포 패턴이 다리의 뒤로 내려가기 때문이다. 한 연구(Travell과 Simons 1992)는 다리로 내려가는 통증의 79%가 "꼬집힌 신경들(pinched nerves)", 디스크 탈루, 또는 요추 협착에서 온 것이 아니라, 통증유발점 연관에서 온다는 것을 보여주는데, 내 경험상으로 볼 때도 이 숫자는 훨씬 높을 수 있다. 좌골신경통은 보통 한 신경의 눌림에 의해서 일어난다고 생각되므로, 통증유발점들에서 온 통증은 아마도 "위좌골신경통(pseudo-sciatica)"라고 불리는 것이 적절할 것이다.

일반적인 증상들 Common Symptoms

- 통증유발점들은 당신의 허벅지 뒤 전체, 당신 엉덩이의 주름 주위, 당신의 무릎 뒤 전체, 그리고 때때로 당신의 장딴지 위로 통증을 연관한다.
- 걸을 때 통증이 있을 수도 있는데, 절름거리게 할 수도 있으며, 그리고 의자에서 일어날 때 통증이 특히, 당신의 다리가 교차되게 앉아있은 다음에, 있을 수 있다.
- 앉아있을 때, 통증유발점들 위로의 압력에 의해서 당신의 허벅지 뒤, 당신의 무릎, 그리고 당신의 엉덩이 주름 부위에 통증을 느낄 수도 있다. 당신은 너무 높은 의자에 앉아있을 때 저림과 무감각을 겪을 수 있다.
- 당신의 발가락에 대려고 몸을 숙일 때 동작 범위의 제한을 가질 수 있다.
- 대퇴이두근의 통증은 당신의 수면에 지장을 줄 수 있다.

- 실제로 그 문제가 뒤넙다리근(슬괵근)에서 기인하고, 대퇴사두근 그룹 내에 통증유발점들을 형성하게 만들었을 때, 당신의 허벅지 전면의 대퇴직근에서만 통증을 느낄 수 있다.
- 무릎 위 절단술 경우에서, 환상(phantom) 사지 통증이 뒤넙다리근(슬괵근)의 통증유발점들에서부터 올 수 있는데, 특히 그 근육이 뼈를 덮기 위해서 당겨졌을 때 그렇다.

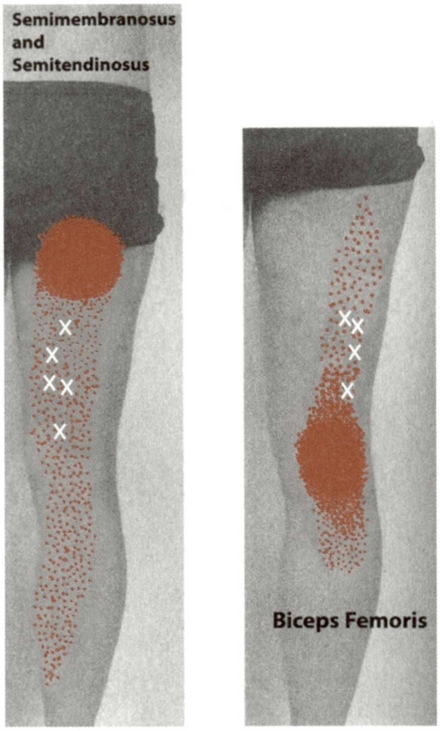

가능한 원인과 지속인자들
Possible Causes and Perpetuators

자세 (Postural)

- 바닥에 발이 닿지 않게 의자에 앉아있기, 특히 키가 작은 사람들에게 흔하다.
- 아이들에게서, 발받침이 없는 높은 의자에 앉아있기
- 발받침이 없는 스키 리프트에 앉아있기

부상 또는 근육 오용 (Injuries or Muscle Abuse)

- 스포츠 활동 전에 불충분한 스트레칭, 그 결과로 뒤넙다리근(슬괵근)에 당김 또는 부분적인 찢김이 생긴다.
- 뒤넙다리근(슬괵근)을 치료함이 없이 대퇴사두근 통증유발점들을 치료하기
- 차 사고, 충돌의 방향에 상관이 없이

의학적 또는 구조적 문제 (Medical or Structural)

- 작은 반골반(34쪽을 보아라)
- 몸통 길이에 대비한 짧은 팔, 이것은 앉을 때 당신의 체중을 앞쪽으로 옮기게 만든다.

도움이 될 힌트 Helpful Hints

당신의 의자가 당신에게 너무 높다면(당신은 당신의 의자와 허벅지 사이에 당신의 손가락을 쉽게 미끄러지게 할 수 있어야만 한다), 경사진 발 스툴을 사거나 만들어라. 파티오 의자가 만약에 의자 앞을 가로지르는 금속 막대(당신의 무릎 뒤에서) 그리고 가라앉는 좌석 바닥이 있다면 문제들을 만들 수 있다. 오랜 기간 동안 운전을 할 때, 크루즈 컨트롤을 사용하거나 잦은 휴식을 취해라.

아이들이 발받침이 있는 높은 의자에 앉게 하고 학교에 있는 그것들은 적절한 높이의 의자 또는 발받침을 준비해 주어라.

수영을 한다면, 크롤 스트로크를 너무 많이 하지 말고, 다른 스트로크와 번갈아서 해라. 자전거를 탄다면, 안장 높이를 당신의 다리가 무릎이 구부러짐이 없이 가능한 많이 펴기에 충분한 높이로 맞춰라.

추궁절제술 후에 통증이 남아 있다면, 뒤넙다리근(슬괵근)이 통증유발점들이 있는지를 확인해 보아라.

자기-도움 테크닉 Self-Help Techniques

주의: 치료 부위에 정맥류가 있다면 당신 다리에 압력을 가하지 말아라 — 그것은 응혈(clot)을 방출해서 당신의 심장 또는 뇌로 보낼 수 있다. 침술사 또는 마사지 치료사가 당신의 다리를 치료해야만 하는데, 그들은 정맥을 피할 수 있기 때문이다. 당신은 그럼에도 불구하고 다음의 스트레치들을 할 수도 있다.

압력 가하기 (Applying Pressure)

뒤넙다리근(슬괵근) 압력 가하기 (Hamstrings Muscles Pressure)

당신의 다리는 매달릴 수 있으나 허벅지 길이 전체를 받힐 수 있는 면 위에 앉아라. 한 허벅지 밑에 테니스공을 놓고, 그리고 아픈 점들 주위로 당신의 손으로 공을 옮겨라. 반대 허벅지를 반복한다.

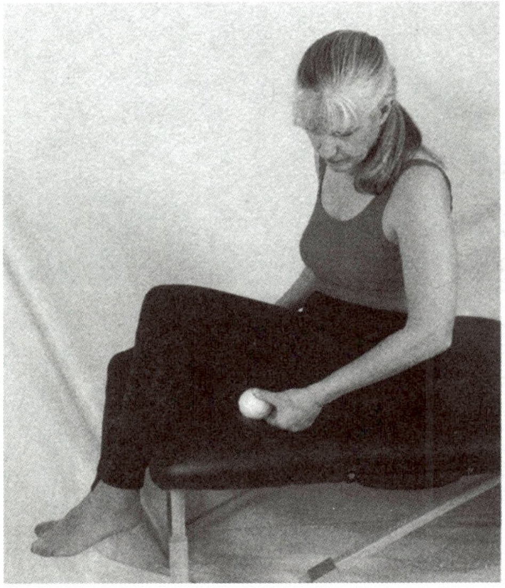

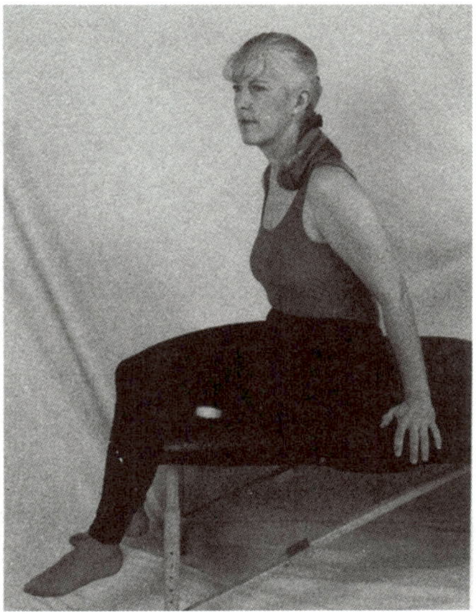

당신의 반대편 손으로 엄지와 손가락 사이로 그 근육을 꼬집어서 안쪽 허벅지 뒤넙다리근(슬괵근)을 치료할 수도 있다.

스트레치 (Stretches)

뒤넙다리근(슬괵근)/ 장딴지 스트레치 (Hamstring/Calves Stretch)

당신의 몸 앞으로 다리를 뻗고 앉는다. 당신의 머리를 될 수 있는 만큼 멀리 앞으로 떨궈서 편안하게, 앞쪽으로 기울이며 당신의 손을 당신의 발가락 쪽으로 뻗는데, 당신이 부드러운 스트레치를 얻을 때까지 한다. 이완시키고 나서 다시 반복하는데, 매 번 조금씩 더 밑으로 움직이는데, 당신이 부드러운 스트레치를 얻는 한도에서만 한다. 할 수 있다면 이것을 뜨거운 탕에서 해라.

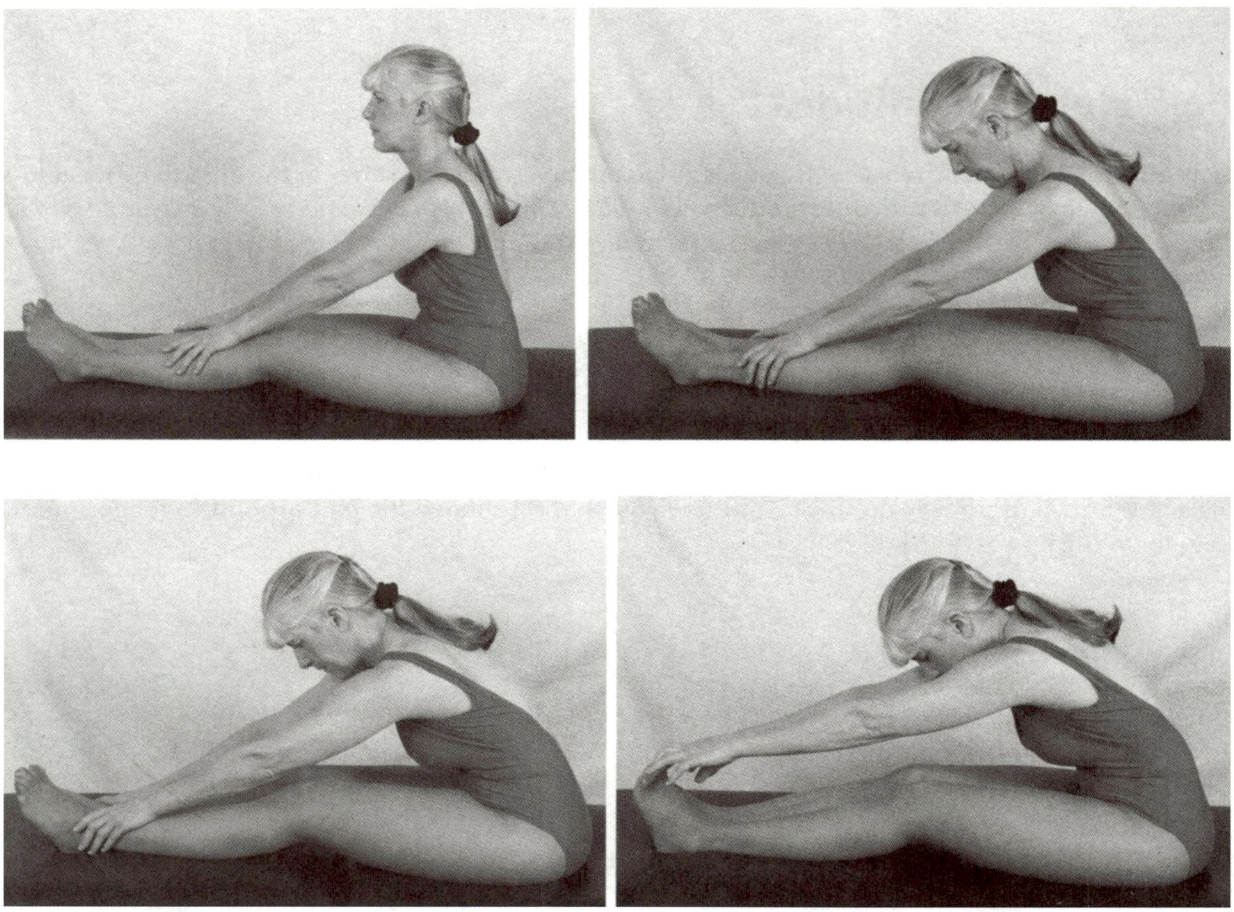

참고 근육들 Also, See

- 소둔근: 후방 부분을 보아라(9장).
- 대퇴사두근: 측광근을 보아라(10장)
- 슬와근(14장)
- 가자미근/족척근: 족척근을 보아라(16장)
- 비복근(15장)
- 힙의 내전근들(11장)

결론 Conclusion

당신은 이상근, 중둔근, 소둔근의 후방 부분, 측광근(대퇴사두근), 슬와근, 비복근, 및 족척근을 살펴 볼 필요가 있을 수도 있는데, 왜냐하면 그 근육들의 통증유발점들이 유사한 연관 패턴을 만들 수 있기 때문이다. 이상근과 소둔근의 통증유발점들은 하지, 무릎, 발목, 또는 발 통증을 직접적으로 일으키지 않으므로, 그들은 이 책에서 다루지 않는다. 이 책 안의 자기-도움 테크닉들로 6에서 8주 안에 당신의 통증을 줄일 수 없다면 이러한 다른 근육들의 통증유발점들을 치료할 필요가 있는지 아닌지를 고려해보기를 바란다. 이 책 내에서 다루지 않은 근육들의 자기-치료에 관한 안내를 주는 책들이나 다른 자원들은 자원 항목에서 보아라.

팽팽한 뒤넙다리근(슬괵근)은 펼쳐진 요추와 머리-내민 자세를 만드는 경향일 것이어서, 이 책에서 다루지 않은 많은 근육들에 문제를 만들게 된다: 요방형근(요추부), 척추주위근, 장요근, 복직근(복부), 목 뒤, 소흉근(가슴 위쪽), 극하근(어깨판 뒤쪽), 견갑하근(어깨판 앞쪽), 소원근(어깨판과 상완골 위쪽), 및 극상근(어깨판 위쪽). 당신은 이 근육들의 통증유발점들을 찾아야만 하는데, 특히 오직 잠정적으로 줄어든 상체 증상들을 갖고 있을 때이다(머리-내민 자세에 관한 정보를 더 얻으려면 4장, 인체 역학을 보며 그리고 자원 항목 또한 보아라).

좌골신경통이라는 오진을 받을 수도 있는데, 좌골신경통에서 온 통증은 뒤넙다리근(슬괵근) 통증유발점들의 그것과 유사하기 때문이다. 당신은 무릎의 골관절염을 배제하기 위하여 의료 제공자를 찾을 필요도 있을 것이다. 천장관절의 배열 잘못과 L4-5와 L5-S1 척추는 뒤넙다리근(슬괵근)의 제한과 경련을 만들 수 있다. 평가와 치료를 위해서 카이로프랙터 또는 접골요법사를 찾아라.

제 14 장

슬와근(오금근)

Popliteus

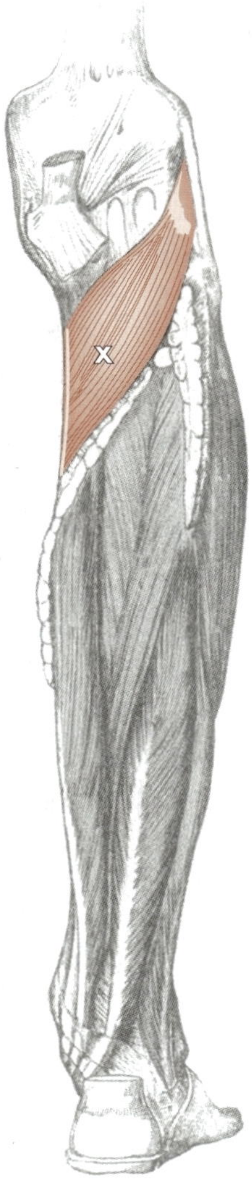

일반적인 증상들 Common Symptoms

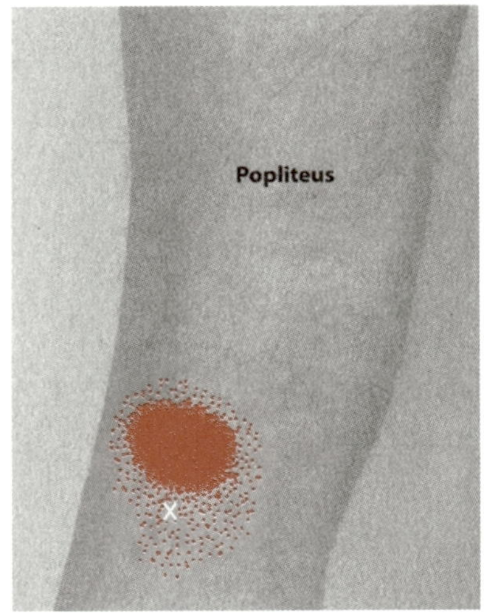

- 쭈그리거나, 달리거나, 또는 걸을 때 통증유발점들은 무릎 뒤로 통증을 연관하며, 당신이 계단 또는 언덕을 내려갈 때 통증이 악화된다.
- 다리를 펼 때 무릎 통증이 있을 수 있다.
- 비복근 또는 대퇴이두근의 통증유발점들이 비활성화 된 후에 통증유발점들이 일반적으로 발견된다.
- 눈치채지 못할 수도 있는 동작 범위의 약간의 감소가 있을 수 있다.

가능한 원인과 지속인자들 Possible Causes and Perpetuators

부상 또는 근육 오용 (Injuries or Muscle Abuse)

- 몸을 틀고, 미끄러뜨리며, 그리고 갑작스럽게 방향을 바꾸는 것을 요구하는 스포츠 하기, 예 축구 및 야구
- 내리막을 달리거나 스키 타기
- 후방십자인대(posterior cruciate ligament; 경골과 대퇴골을 연결해주는 무릎 관절 안의 한 인대)를 찢게 한 외상 또는 장력을 받음
- 장딴지에 있는 족척근의 찢김

의학적 또는 구조적 문제 (Medical or Structural)

- 발 회내, 특히 전 항목에서 나열한 활동들과 병행해서

도움이 될 힌트 Helpful Hints

위에서 나열한 스포츠 활동들의 어떤 것을 한다면, 물리치료사의 도움으로 이 근육들을 점차적으로 컨디셔닝 할 필요가 있을 수 있다. 갑작스럽게 마일리지를 늘리는 것 보다 점차적으로 당신의 달리기 또는 하이킹 거리를 늘려라. 옆 경사로를 달리거나 걷지 말아라, 그렇지 않으면 적어도 주기적으로 방향을 바꿔서 반대편 경사로를 달리게 해라.

악화시키는 활동을 하기 전에, 여분의 비타민 C를 먹고, 그리고 당신의 다리를 따뜻하게 유지해라.

하이힐을 신지 말아라. 발 회내 문제를 고치기 위해서 교정장구를 구해라.

자기-도움 테크닉 Self-Help Techniques

주의: 치료 부위에 정맥류가 있다면 당신 다리에 압력을 가하지 말아라—그것은 응혈(clot)을 방출해서 당신의 심장 또는 뇌로 보낼 수 있다. *침술사 또는 마사지 치료사가 당신의 다리를 치료해야만 하는데, 그들은 정맥을 피할 수 있기 때문이다. 당신은 그럼에도 불구하고 다음의 스트레치들을 할 수 있다.*

압력 가하기(Applying Pressure)

먼저 비복근 자기-시술을 하는데(15장), 무릎의 뒤 주름 속으로가 아닌, 그것에 가깝게 하는 것에 유의해라.

슬와근 압력 가하기 (Popliteus Pressure)

의자에 앉아서 약간 앞으로 숙이고, 한 손으로 허벅지 위에 대서 몸을 받힌다. *무릎 뒤의 주름 속으로 누르지 말아라—거기에는 표면에 가까운 정맥들과 신경들이 있다.* 그러나 그것에 가깝게 가도록 하는데, 그 근육의 덩어리가 무릎 안쪽에 있기 때문이다. 그 근육의 이 부분에 시술하기 위해서, 반대 손의 엄지를 사용해라. 무릎 바깥쪽과 가까운 근육 부분을 시술하기 위해서, 같은 쪽의 손을 사용해라. 엄지를 똑바로 편다면, 덮고 있는 근육을 통해서 슬와근의 통증유발점들 속으로 누르기가 쉽다. 이 부위를 만지기가 어렵다면, 마사지 치료사의 도움이 필요할 수도 있다.

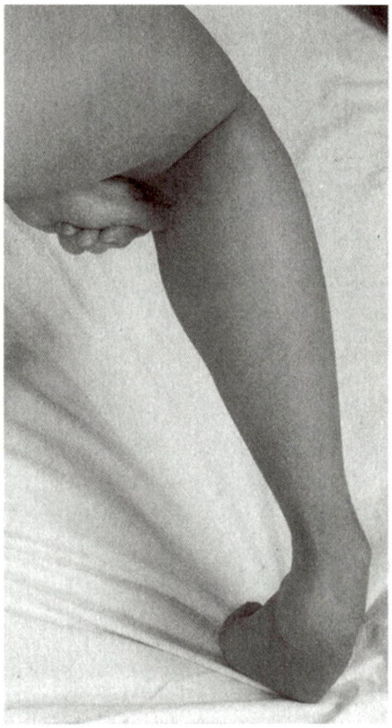

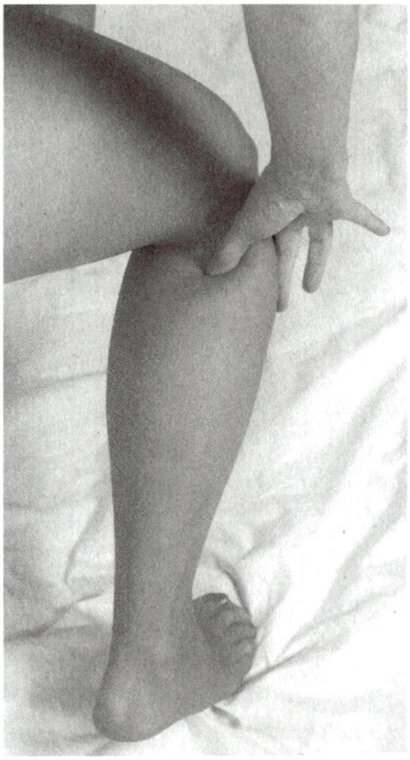

참고 근육들 Also, See

- 대퇴사두근: 대퇴이두근을 보아라(10장).
- 비복근(15장)

결론 Conclusion

슬와근 통증유발점들은 비복근 또는 대퇴이두근의 통증유발점들이 비활성화 된 후에 일반적으로 발견된다는 것을 기억해라. 그러므로 이 근육들의 시술을 확실히 해라.

제 15 장

장딴지근(비복근)

Gastrocnemius

아킬레스건은 비복근과 가자미근을 발꿈치 뼈에 붙게 한다. 그 건이 팽팽하게 느껴진다면, 그 건을 이완시키기 위해서 그 근육 복부들을 시술해라.

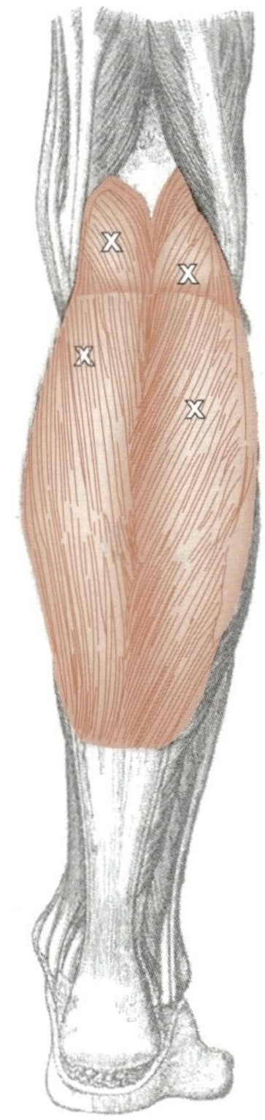

일반적인 증상들 Common Symptoms

- 통증유발점들은 당신의 발 아치 속으로, 당신의 다리 뒤 전체로, 당신의 무릎 뒤로, 그리고 당신의 하부 허벅지의 뒤로 통증을 연관한다.
- 가파른 경사를 등반할 때, 바위를 등반할 때, 또는 경사면을 걸을 때 통증이 있을 수 있다. 당신은 아마도 빨리 걷기가 힘들고, 평발, 뻣뻣한 걸음걸이로 걷는 경향이 있을 것이다. 서 있을 때 다리를 완전히 펴기가 힘들 수 있다.
- 잠을 잘 때 장딴지 경련이 있을 수 있다.

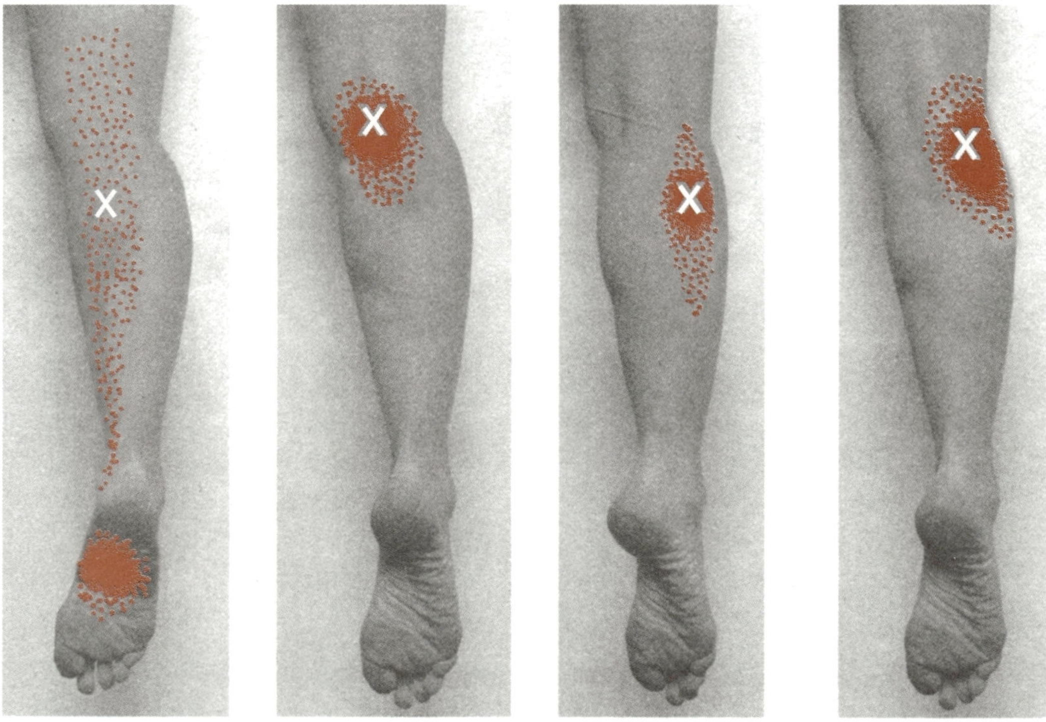

장딴지근(비복근)

가능한 원인과 지속인자들 Possible Causes and Perpetuators

자세 (Postural)

- 발가락을 뾰족하게 해서 오랫동안 움직이지 않고 있는 것. 예, 잘 때
- 너무 낮은 안장으로 자전거 타기
- 오랜 시간 동안 몸을 앞쪽으로 기울여서 서 있기
- 오랜 시간 동안 스툴의 가로대 위로 당신의 뒤꿈치를 걸고 있기

- 가속 페달을 너무 수평으로 해서 운전하기
- 순환에 지장을 주거나 그렇지 않으면 당신의 허벅지 뒤를 누르는 앞쪽 가장자리가 높은 의자에 앉아있기
- 당신의 다리 체중의 대부분을 당신의 장딴지에 놓게 하는 리클라이닝 의자에 앉아있기
- 오랜 시간 동안 스쿼트 하기

부상 또는 근육 오용 (Injuries or Muscle Abuse)

- 걷기, 등반, 또는 가파른 경사지 위로, 바위 위로, 또는 경사지 달리기
- 탄성 밴드가 너무 꽉 끼는 양말, 밴드, 또는 무릎 높이의 몸에 딱 맞는 바지 입기
- 하이힐 신기

의학적 또는 구조적 문제 (Medical or Structural)

- 순환 장애
- 석고 붕대 착용
- 바이러스 감염

기타 (Other)

- 차가워진 근육

도움이 될 힌트 Helpful Hints

장딴지 경련은 비복근 통증유발점들의 가장 흔한 증상들 중의 하나이며, 종종 잘 때 또는 당신의 발가락을 뾰족하게 하고 너무 오래 앉아있을 때 생긴다. 이것이 일어나면, 서거나 걷지 말고, 그 대신에 당신의 발을 부드럽게 굽혀서 당신의 발가락이 당신의 무릎 쪽으로 움직이게 하며, 그리고 나서 풀어 준다. 당신의 장딴지와 몸을 따뜻하게 유지해라. 필요하다면 다리 근처에 난로를 놓아라. 잘 때 장딴지가 경련이 일어나는 경향을 줄이기 위해서, 가열 패드를 사용해서 밤에 그것들을 따뜻하게 유지하거나, 또는 전기 담요를 사용해라. 당신의 다리를 따뜻한 덮개로 싸서 자는데, 무릎 높이의 파일 편 양말(pile sock) 또는 내복 같은 것을 사용해라. 부가적인 자기-도움 테크닉을 위해서 3장의 "장딴지 경련"을 보도록 해라.

밤에, 베개 하나를 발바닥에 닿도록 놓아서 당신의 발과 하지 사이가 90°를 유지하게 해라. 당신의 뒤꿈치를 스툴의 가로대에 걸지 말아라. 당신의 허벅지 뒤의 순환을 제한하지 않는 적절한 높이를 가진 의자에 앉으며, 그리고 필요하다면 하지를 올릴 수 있도록 경사진 발 스툴을 사용해라. 오랫동안 움직이지 않고 있는 것을 막고 순환을 증가시키기 위한 흔들 의자를 사용해라. 당신이 수영을 한다면 당신의 발가락을 뾰

족하게 만드는 킥을 사용하는 크롤 영법을 피해라.

하이힐을 신지 말며, 부드러운 가죽 밑창을 댄 신발을 신지 말아라, 특히 미끄러운 바닥에서. 당신의 양말 또는 몸에 딱 붙는 바지가 당신의 피부에 탄성 밴드의 자국을 남긴다면, 그 탄성은 너무 꽉 껴서 필요한 순환을 막는다. 넓고, 헐렁한 밴드가 있는 양말 또는 바지를 사라.

그 통증유발점들이 비활성화될 때까지, 언덕 또는 경사지를 걸어 올라가는 것을 피해라. 운동 활동 전후에 스트레치를 해라.

3장의 "구획 증후군"을 보아라. 구획 증후군을 갖고 있다면, 치료를 위해서 의사를 즉시 찾아보는 것이 중요하다.

자기-도움 테크닉 Self-Help Techniques

주의: 치료 부위에 정맥류가 있다면 당신 다리에 압력을 가하지 말아라-그것은 응혈(clot)을 방출해서 당신의 심장 또는 뇌로 보낼 수 있다. 침술사 또는 마사지 치료사가 당신의 다리를 치료해야만 하는데, 그것들은 정맥을 피할 수 있기 때문이다. 당신은 그럼에도 불구하고 다음의 스트레치들을 할 수도 있다.

압력 가하기 (Applying Pressure)

비복근/가자미근 압력 가하기 (Gastrocnemius/Soleus Pressure)

당신의 무릎을 90°로 구부려서 올릴 수 있는 높이를 가진 의자, 커피 테이블, 또는 다른 단단한 면에 등을 대고 누워 엉덩이를 바짝 댄다. 단단한 면 위에 치료 공을 놓고 그 위에 장딴지를 올려서, 중력이 당신에게 필요한 압력을 주게 한다. 위에서 아래까지 당신이 할 수 있는 만큼 넓게 시술하도록 하며, 다리를 좌우로 돌려서 그 근육의 가능한 많은 가장자리로 닿게 만들어라. 당신은 공 위에서 다리를 옮길 수 있고(7장의 가이드라인을 따라라), 전체 근육에 도달하기 위해서 적어도 한 번 손으로 공을 옮길 수 있다.

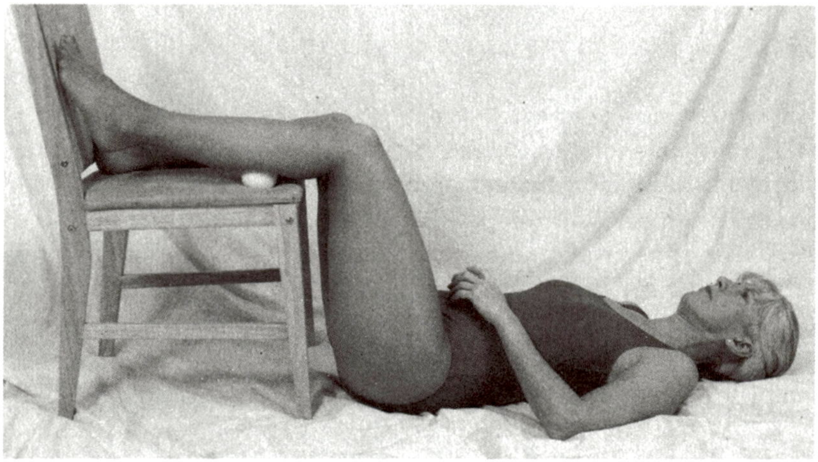

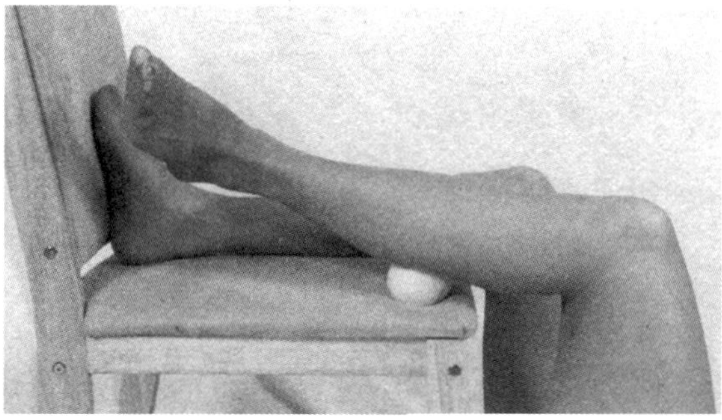

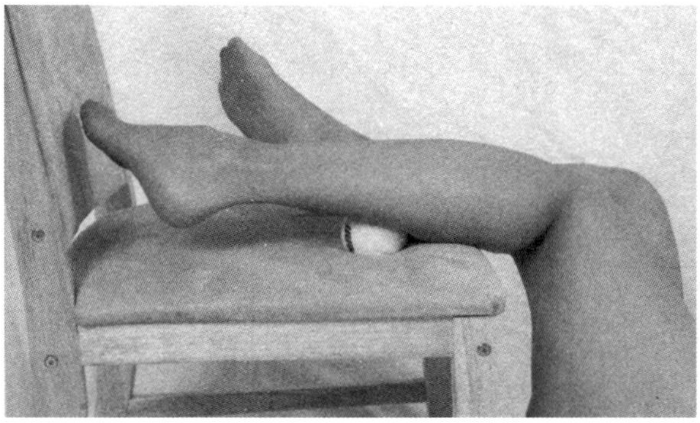

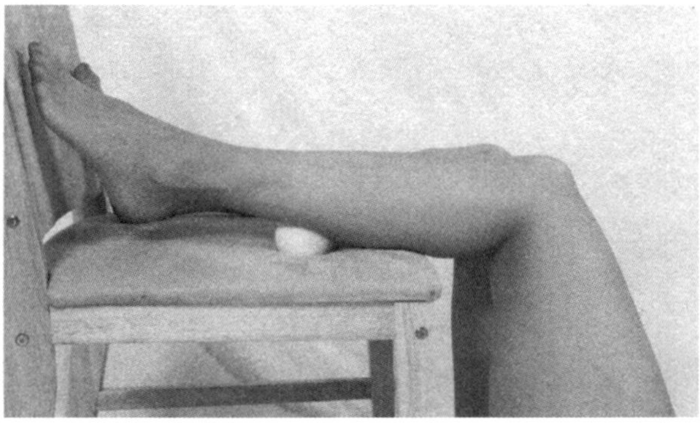

그 다음 당신의 다리를 한 쪽으로 구부리고 앉아라. 골프 공, 테니스공, 또는 다른 압력 도구를 당신의 손바닥 가운데 두고서, 그 근육의 가장자리를 시술하기 위해서 당신의 안쪽과 바깥쪽 다리 위의 아픈 점들 속으로 눌러라.

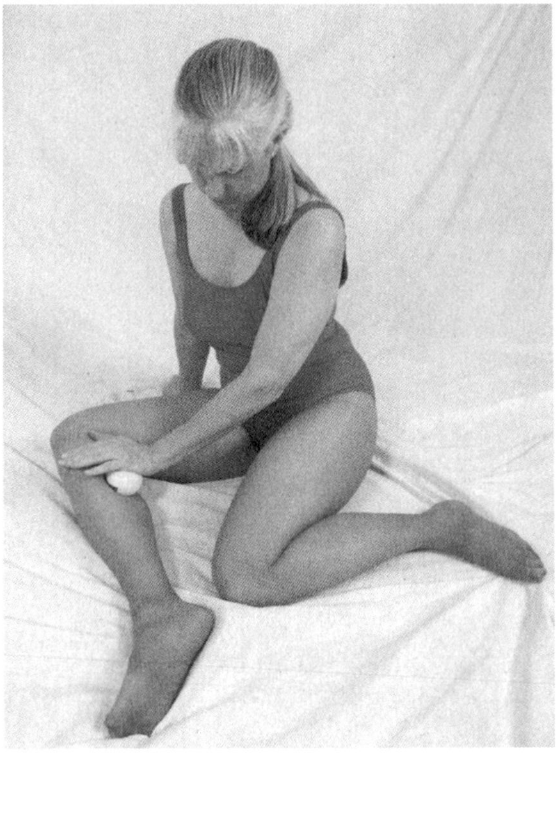

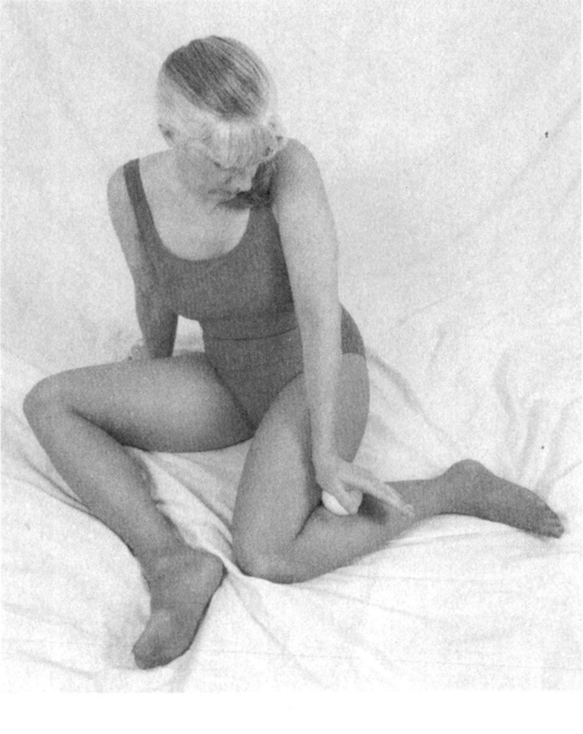

스트레치 (Stretches)

비복근 스트레치 (Gastrocneminus Stretch)

벽에서 약간 떨어져 서서, 당신의 손을 대략 머리 높이의 벽에 댄다. 한 다리를 몸 뒤로 뻗는데, 무릎은 펴고, 발꿈치는 바닥에 대며, 발가락은 벽을 향하게 만든다. 당신이 하지의 뒤편에 부드러운 스트레치를 얻을 때까지 당신의 힙을 앞쪽으로 움직여라. 당신의 목이 아래로 굽혀지지 않도록 바로 정면을 보아라.

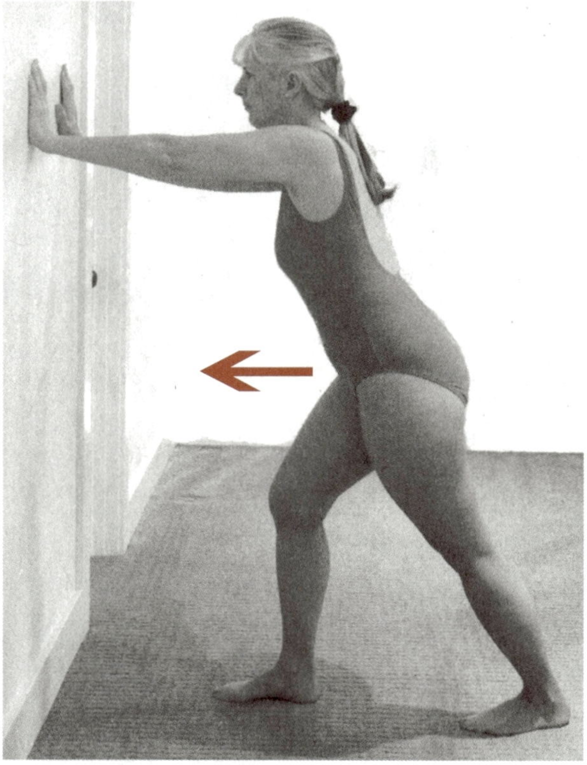

운동 (Exercises)

앉아서 비복근 스트레치/컨디셔닝 (Seated Gastrocnemius Stretch/Conditioning)

벽에 등을 대고 앉아서 당신의 다리는 몸 앞으로 뻗고, 얇고 긴 타월을 한쪽 발에 걸고 양 끝을 당신의 손으로 잡는다. 당신의 발 앞을 타월에 대고 5초 동안 밀며, 숨을 천천히 들이 마신다. 당신이 숨을 내쉬면서, 당신 발의 압력을 풀고, 타월을 사용해서 발의 앞을 당신 쪽으로 당겨서, 장딴지 뒷면의 부드러운 스트레치를 만든다. 각 발에 3~4차례 반복한다.

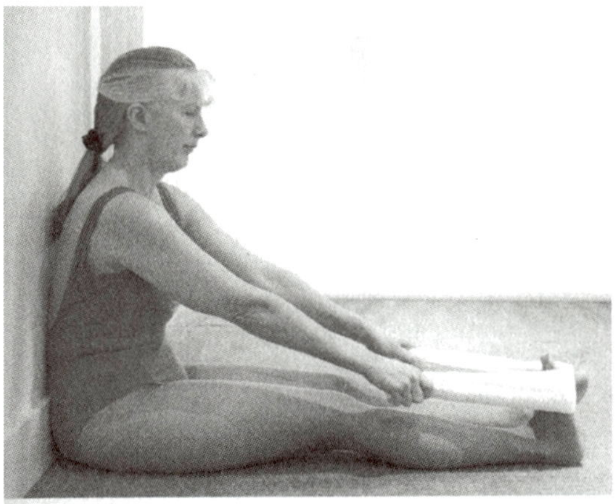
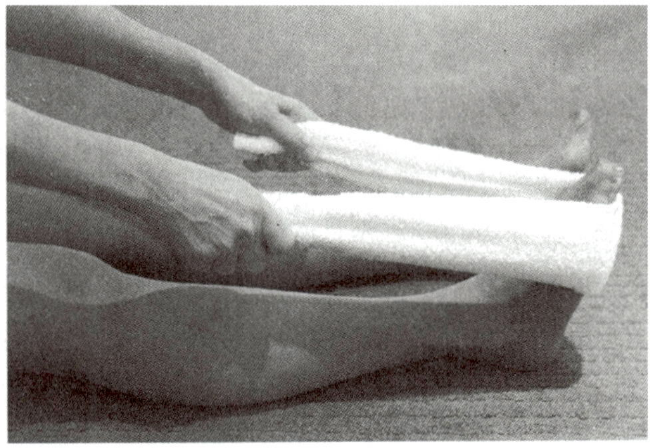
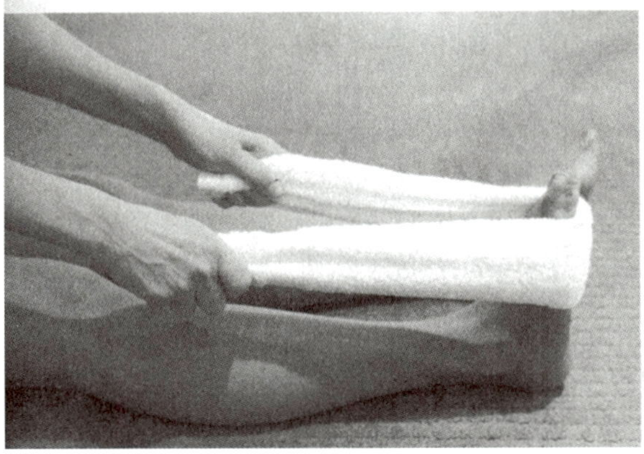
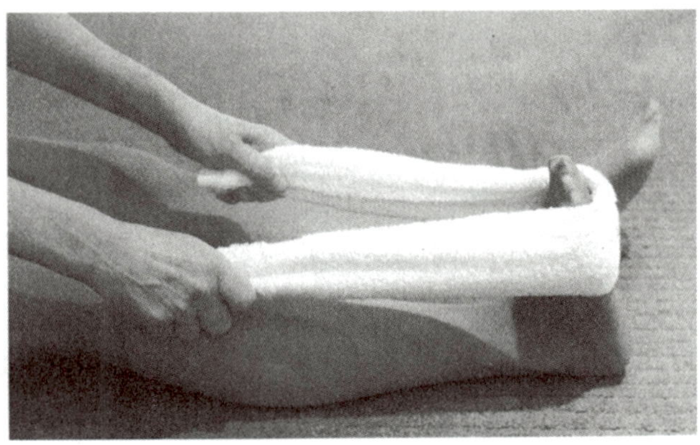

참고 근육들 Also, See

- 가자미근/ 족척근: 가자미근을 보아라(16장)
- 뒤넙다리근(슬괵근)(13장)
- 소둔근: 후방부를 보아라(9장)
- 전경골근(19장)
- 발가락의 긴 신근들(21장)

결론 Conclusion

비복근에 위성 통증유발점들을 만들거나 지속시키는 통증유발점들이 있는 지를 보기 위해서 소둔근(후방부)을 검사해라. 또한, 연관된 통증유발점들을 위해서 전경골근과 장지신근들을 검사해라.

제 16 장

가자미근/족척근
Soleus/Plantaris

가자미근은 인체의 "제2의 심장"이라고 알려지는데, 그것의 펌핑 작용이 하지에서 심장으로 혈액을 되돌려 주기 때문이다. 당신의 발을 굽히고 펴는 것이 당신 다리의 순환을 크게 증진 시킬 수 있다.

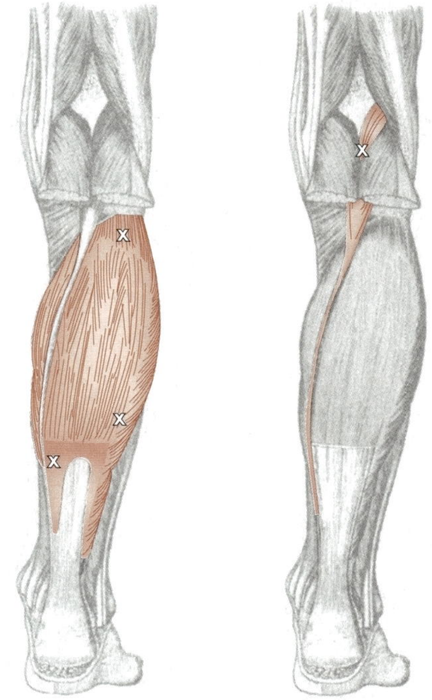

일반적인 증상들 Common Symptoms

- 두 근육의 통증유발점들은 당신의 발을 무릎 쪽으로 굽힐 수 없게 만들고, 바닥의 물건들을 집어 올리기 위해서 쪼그려 앉는 것을 힘들게 만드는데, 그것은 결과적으로 부적절한 들어올리기로 인해서 등 통증을 만들 수 있다.
- 당신은 통증 때문에 걷기가 힘들 수 있는데, 특히 언덕과 계단을 오르내리는 것이다.

가자미근 통증유발점들 (Soleus Trigger Points)

- 가자미근의 가장 흔한 통증유발점들은 당신의 발꿈치 뒤와 바닥, 그리고 아킬레스 건이다.
- 가자미근의 두 번째로 흔한 통증유발점들은 당신 무릎의 뒤편에 가깝게 위치하며 당신 장딴지 뒤의 위쪽 반으로 통증을 연관한다.
- 어떤 흔치 않은 통증유발점은 같은 쪽의 천장관절에 걸친 통증을 연관한다.
- 가자미근의 통증유발점들은 어린아이들의 "성장통"의 원인일 수도 있다.
- 가자미근의 가장 흔한 통증유발점들과 그 결과의 팽팽함은 후방 경골 정맥, 후방 경골 동맥, 및 경골 신경을 죌 수 있어서, 당신의 발과 발목의 부종 그리고 심한 발꿈치 통증 및 저림을 일으킨다.

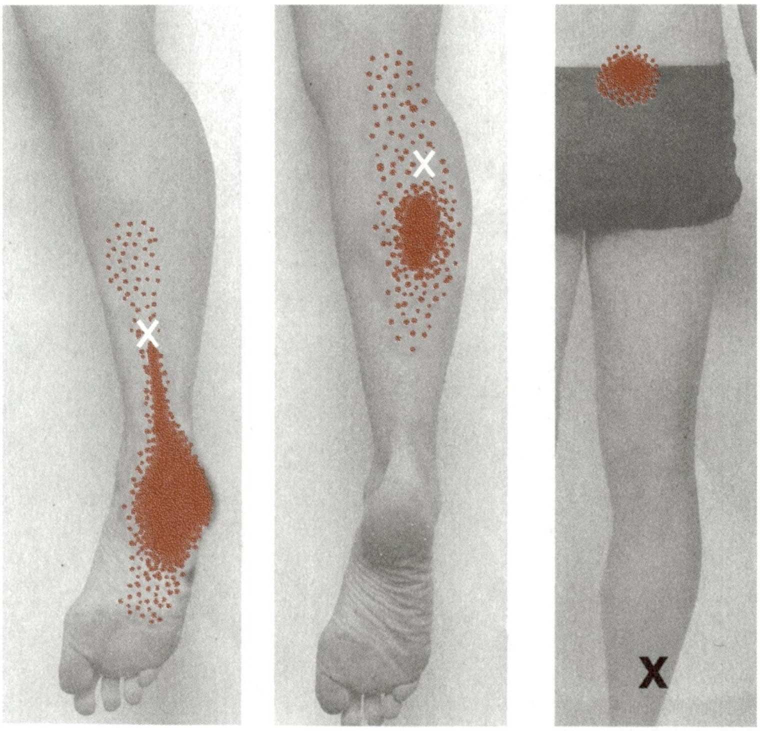

가자미근

족척근 통증유발점들 (Plantaris Trigger Points)

- 족척근의 통증유발점들은 당신의 무릎 뒤 그리고 당신 장딴지의 위쪽 반으로 통증을 연관한다.
- 팽팽한 족척근은 슬와 동맥을 죌 수 있어서 그것은 장딴지 통증을 일으킬 수 있다.

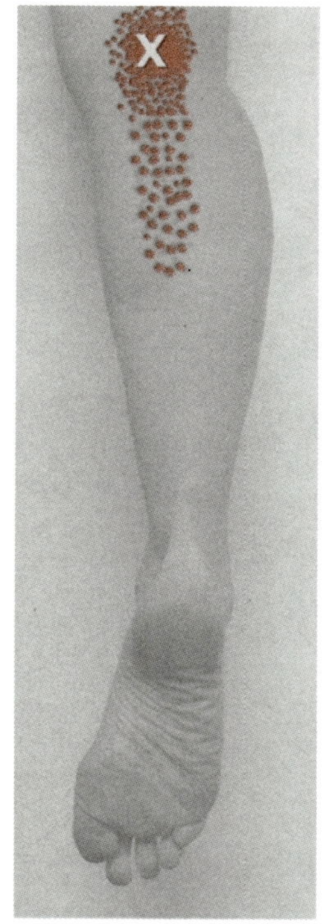

족척근

가능한 원인과 지속인자들
Possible Causes and Perpetuators

자세 (Postural)

- 너무 높은 의자에 앉아 있어서 당신의 발바닥을 바닥에 댈 수 없다; 앞쪽 가장자리가 높은 의자에 앉아있는 것이 순환을 방해하거나 그렇지 않으면, 당신의 허벅지 뒤를 압박한다; 또는 당신의 장딴지에 많은 다리의 무게를 두게 하는 리클라인 의자에 앉아 있기
- 잘 때와 같이 당신의 발가락을 뾰족하게 해서 오랜 기간 움직이지 않고 있는 것
- 오랜 기간 스쿼트 하기

부상 또는 근육 오용 (Injuries or Muscle Abuse)

- 달리기/조깅
- 그 근육에의 직접적인 타격
- 낙상 또는 낙상할 뻔한 일
- 하이힐, 미끄러운 바닥 위를 부드러운 밑창인 신발로 걷기, 또는 너무 뻣뻣한 신발
- 너무 꽉 끼는 탄성 밴드를 가진 양말 또는 무릎 높이의 몸에 꽉 붙는 바지 입기
- 견고한 부츠 없이 스키 또는 아이스 스케이팅
- 가파른 경사, 바위, 또는 경사진 면 위를 걷기, 등반, 또는 달리기, 특히 당신이 그것에 익숙하지 않을 때
- 장딴지로의 지속된 압력

의학적 또는 구조적 문제 (Medical or Structural)

- 한 쪽 다리가 해부학적으로 다른 쪽에 비해서 짧을 때, 짧은 쪽이 체중의 대부분을 받기 때문

기타 (Other)

- 소둔근의 통증유발점들(후방부)에서 온 연관
- 당신의 장딴지가 차가워짐, 특히 부동과 결합할 때

도움이 될 힌트 Helpful Hints

밤에, 당신의 발과 하지 사이를 90°로 유지하기 위해서 당신 발바닥 쪽에 베개 하나를 놓아라. 등을 대고 잔다면, 작은 베개를 당신의 무릎 밑에 놓아 보아라. 근육이 차가워 지는 것을 막기 위해서 밤에 무릎 높이의 양털 양말을 신어라.

스툴의 가로대에 당신의 발꿈치를 걸지 말아라. 당신에게 적절한 높이의 의자에 앉아서 그것이 당신 허벅지 뒤의 순환을 제한하지 않게 하며, 필요하다면 당신 하지를 올리기 위해서 경사진 발 스툴을 사용해라. 장기간의 부동을 막고 순환을 증가시키기 위해서 흔들의자를 사용해라. 대부분의 기대는 의자 또는 발받침은 장딴지에 너무 큰 압력을 준다. 어떤 종류의 하지 받침을 사용하는 것을 선택한다면, 하지와 발꿈치 전체를 받혀주는 것을 구해서 어느 한 부위가 다리 전부의 체중을 떠맡게 하지 말아라. 오랜 시간 동안 운전할 때, 자주 쉬고 크루즈 컨트롤을 사용해라.

하이힐을 신지 말며, 부드러운 가죽 밑창 신발을 신지 말아라. 특히, 미끄러운 바닥에서. 만약 당신의 신발이 너무 뻣뻣해서 발가락에서 잘 구부러지지 않는다면, 당신은 보다 잘 휘어지는 것을 구할 필요가 있다. 적절한 신발은 가자미근 통증유발점들의 오래 가는 경감에 아주 중요하므로 당신이 당신의 신발을 바꿀 의사가 없다면, 잦은 치료를 받아야만 할 것이다. 당신의 양말 또는 몸에 딱 붙는 바지가 당신의 피부에 탄성 밴드의 자국을 남긴다면, 그 탄성은 너무 꽉 껴서 필요한 순환을 막는다. 넓고, 헐렁한 밴드가 있는 양말 또는 바지를 사라. 당신의 한쪽 다리가 다른 쪽에 비해서 짧다면, 당신은 보정하는 받침을 위해서 전문가를 찾을 필요가 있을 것이다.

당신의 통증유발점들이 비활성화될 때까지, 언덕 또는 경사지를 걸어 올라가는 것을 피해라. 만약 계단을 걸어 올라갈 때 통증이 있다면, 당신의 몸을 45° 틀고서(정면을 보는 대신에), 당신의 몸을 똑바로 세우고, 다음 계단의 가장자리에 밖으로 당신의 발꿈치를 두지 말고 전체 발로 디뎌라. 운동 활동 전후에 스트레치를 해라. 수영을 한다면, 크롤 영법을 피해야 하는데, 그 킥이 당신의 발가락을 뾰족하게 하기 때문이다.

발꿈치 통증이 있고 발꿈치의 큰 뼈의 바닥에 뼈 돌기(bone spur)를 발견한다면, 그 돌기가 통증의 원천이라고 생각하지 말아라. 다른 쪽 발꿈치가 통증을 일으키지 않는 돌기가 있을 수도 있으므로, 그 돌기라기 보다는 통증유발점들이 그 통증의 원인일 수 있다. 올라간 혈장 요산 레벨은 뒤꿈치 돌기를 만들어서 아프게 될 수 있고, 가자미근과 다른 근육들의 통증유발점들을 악화시킬 가능성이 크다(보다 자세한 것은 3장의 "뒤꿈치 돌기"를 보아라).

아킬레스 건병증(tendinopathy)(전에는 건염; tendinitis이라고 불렸다)은 가자미근과 비복근의 짧아짐을 만드는 통증유발점들에 기인할 수도 있다. 통증은 퍼져 있을 것이고, 아마도 아킬레스 건 속 또는 주위가 화끈거릴 것이고, 활동에 악화될 것이다. 그 상태가 심하다면, 거기에는 부종, 잡음, 또는 건 내에 아픈 혹이 있을 수 있다. 그 원인은 보통 부적절한 훈련 또는 너무 많은 훈련 때문이다. 교정장구와 보다 유연한 밑창의 신발이 상당하게 도울 수 있을 것이다(보다 자세한 것은 3장의 "아킬레스 건병증 및 파열"을 보아라).

또한 3장의 "구획 증후군들"을 보아라. 가자미근 경우에서, 구획 증후군은 가자미근 골막통 증후군(soleus periostalgia syndrome)이라고 불린다. 이것은 달리기 또는 에어로빅 댄싱 같은 반복적인 운동이 원인이다. 하지의 안쪽에 가자미근이 붙는 곳의 뼈의 표면(골막) 위의 막이 느슨해질 수 있고, 때때로 그 뼈의 더 깊은 부분에서부터 분리된다. 스트레스 골절은 유사한 증상들을 일으킬 수 있다. 구획 증후군이 있다면, 치료를 위해서 즉시 의사를 찾는 것이 중요하다.

자기-도움 테크닉 Self-Help Techniques

주의: 치료 부위에 정맥류가 있다면, 당신 다리에 압력을 가하지 말아라 — 그것은 응혈(clot)을 방출해서 당신의 심장 또는 뇌로 보낼 수 있다. 침술사 또는 마사지 치료사가 당신의 다리를 치료해야만 하는데, 그들은 정맥을 피할 수 있기 때문이다. 당신은 그럼에도 불구하고 다음의 스트레치들을 할 수도 있다.

압력 가하기(Applying Pressure)

가자미근/ 비복근 압력 가하기 (Soleus/Gastrocnemius Pressure)

자기-도움 압력은 두 근육들 모두에 동일하다(15장을 보아라)

스트레치 *(Stretches)*

가자미근 스트레치 (Soleus Stretch)

균형을 위해서 어떤 것을 잡아라. 한 발을 당신 앞으로 뻗어 두고, 한 발은 당신의 약간 뒤로 두며, 양 발의 발가락은 똑바로 앞쪽을 향하게 한다. 당신의 발꿈치를 바닥에 붙이고, 당신이 가자미근의 부드러운 스트레치를 얻을 때까지 앞쪽 발의 무릎을 구부린다. 똑바로 앞을 보아서 당신의 목이 밑으로 굽혀지지 않게 해라.

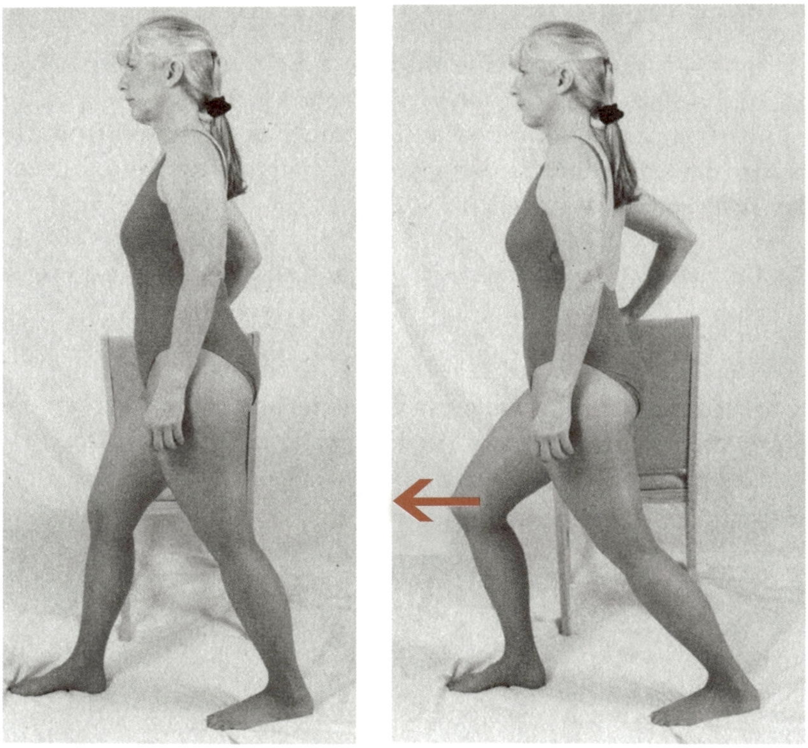

참고 근육들 Also, See

- 심부 내재근: 족척방형근을 보라(23장).
- 표면 내재근: 무지 외전근을 보라(22장).
- 비복근(15장)
- 후경골근(17장)
- 발가락의 긴 굴근들(20장)
- 전경골근(19장)
- 발가락의 긴 신근들(21장)
- 비골근: 제3비골근(18장)

결론 Conclusion

족척방형근의 통증유발점들을 찾아라, 왜냐하면 그것은 당신의 발꿈치 바닥에 통증을 일으킬 수도 있다. 가자미근에 통증유발점들이 있고, 또한 무릎 통증이 있으며, 대퇴사두근의 통증유발점들을 찾아보는데, 그 이유는 장딴지의 기능 손실이 허벅지 앞쪽 근육들에 부가적인 스트레스를 주기 때문이다.

제 17 장

정강뼈뒷근(후경골근)

Tibialis Posterior

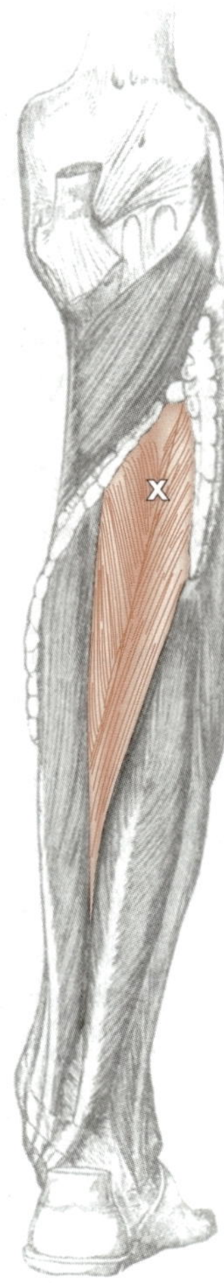

후경골근은 하지의 뼈들 사이에 위치한다. 그것은 경골과 비골 모두를 옆으로 붙이고, 그것의 건은 발바닥의 여러 뼈들에 붙어서, 체중을 발바닥에 균등히 배분하는 기능을 한다. 이 근육의 약함과 부재는 심한 내전을 만들어서, 발의 아치들 중의 하나를 무너뜨리게 만들고 그리고 차후로 심한 기형을 만든다. 어떤 문제들은 영구적인 손상을 막기 위해서 몇 달 내에 교정되어야만 한다. 당신은 이 근육을 치료하기 위해서 전문가의 도움이 필요할 것인데, 그러나 후경골근 통증유발점들은 좀처럼 혼자 생기지 않기 때문에, 다른 연관된 근육들의 통증유발점들을 치료함에 의해서, 당신은 당신의 치료와 치유를 크게 가속시킬 것이며 영구적인 손상을 막는데 도움이 될 것이다.

Travell과 Simons 박사들은 후경골근의 통증유발점들을 "런너의 응보(Runner' s Nemesis)"라고 별명을 붙였는데, 울퉁불퉁한 표면을 달리는 것이 활성화와 지속에 가장 흔한 기여하기 때문이다. 비만, 고혈압, 루프스, 당뇨, 말초성 신경근증, 흡연, 통풍 및 류마토이드 관절염 들도 또한 후경골근과 건 문제들에 취약 인자들이다.

일반적인 증상들 Common Symptoms

- 통증유발점들은 주로 당신의 아킬레스건에 통증을 연관하는데 통증이 당신의 발꿈치로, 당신의 발바닥과 발가락으로, 그리고 장딴지 뒤로 간다.
- 달리거나 걸을 때, 특히 울퉁불퉁한 표면 위를, 발에 통증이 있을 것이다.

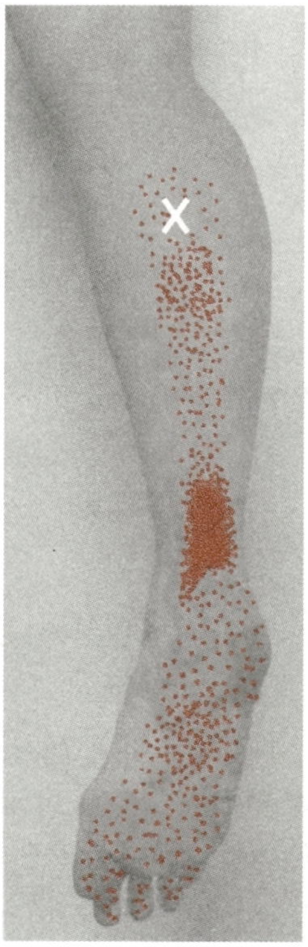

후경골근

가능한 원인과 지속인자들 Possible Causes and Perpetuators

부상 또는 근육 오용 (Injuries or Muscle Abuse)

- 달리기 또는 조깅, 특히 울퉁불퉁하거나 옆-경사면에서
- 안쪽 또는 바깥 가장자리가 닳은 신발

의학적 또는 구조적 문제 (Medical or Structural)

- 발 회내
- 더 긴 두 번째 발가락(불안정한 발목과 발 흔들림을 일으킴)
- 엄지 발가락에 증상이 있거나 없는 과뇨산증(hyperuricemia)(혈액 검사에서 진단된)
- 다발성근육통 류마티스(혈액 검사에서 진단된)

도움이 될 힌트 Helpful Hints

회내를 막기 위한 아치 지탱과 깊은 발꿈치 컵을 가진 좋은 교정구를 구해라. 하이힐과 잘 맞지 않는 신발을 피해라.

통증유발점들이 비활성화될 때까지, 오직 딱딱하지 않고 평탄한 면들을 걷거나 달려라. 걷거나 달릴 수 없다면, 수영과 자전거가 좋다.

3장의 "정강이 스프린트 및 경골 골막 스트레스 증후군들"을 보아라. 후경골근 경우에서, 정강이 스프린트는 보통 컨디션이 나쁜 운동선수와 초보자들에서 생긴다. 후경골근이 경골에 붙는 뼈의 표면(골막)은 느슨해질 수 있고 그리고 때때로 그 뼈의 깊은 부분에서 분리될 수 있다.

3장의 "구획 증후군들"을 보아라. 구획 증후군이 있다면, 치료를 위해서 즉시 의사를 찾는 것이 중요하다.

자기-도움 테크닉 Self-Help Techniques

주의: 치료 부위에 정맥류가 있다면, 다리에 압력을 가하지 말아라 — 그것은 응혈(clot)을 방출해서 당신의 심장 또는 뇌로 보낼 수 있다. *침술사 또는 마사지 치료사가 당신의 다리를 치료해야만 하는데, 그들은 정맥을 피할 수 있기 때문이다.*

압력 가하기 (Applying Pressure)

후경골근은 깊숙이 뼈 옆에 있어서, 자기-도움 테크닉으로 전체 근육에 닿을 수 없다. 15장의 비복근 압력 자기-도움 테크닉을 사용해라. 물리치료사 또는 다른 공인 전문가의 도움을 받은 초음파 및 스트레칭이 효과적이다.

참고 근육들 Also, See

- 발가락의 긴 굴근들(20장)
- 비골근: 장비골근, 단비골근을 보라(18장).

결론 Conclusion

팽팽한 후경골근이 치료되지 않는다면, 그 건은 늘어날 수 있고, 걸을 때 심한 통증 그리고 발 뼈들의 변형을 수반할 수 있다. 그 건은 또한 파열될 수 있다. 이것은 MRI에 의한 진단을 필요로 한다.

제 18 장

비골근 그룹

Peroneal Muscle Group

장 · 단, 및 제3비골근의 위 부분들은 비골에 붙어 있으며, 그들의 건들은 발의 뼈들에 붙어있다. 세 근육들 중 어떤 것의 허약은 "약한 발목"을 만들 수가 있어서, 잦은 발목 삠을 일으키고 발목 골절이 되기 쉽게 만들며, 그것은 통증유발점들을 더 지속하게 만든다. 비골근 통증유발점들의 치료는 자기-지속 사이클을 부수는데 대단히 중요하다.

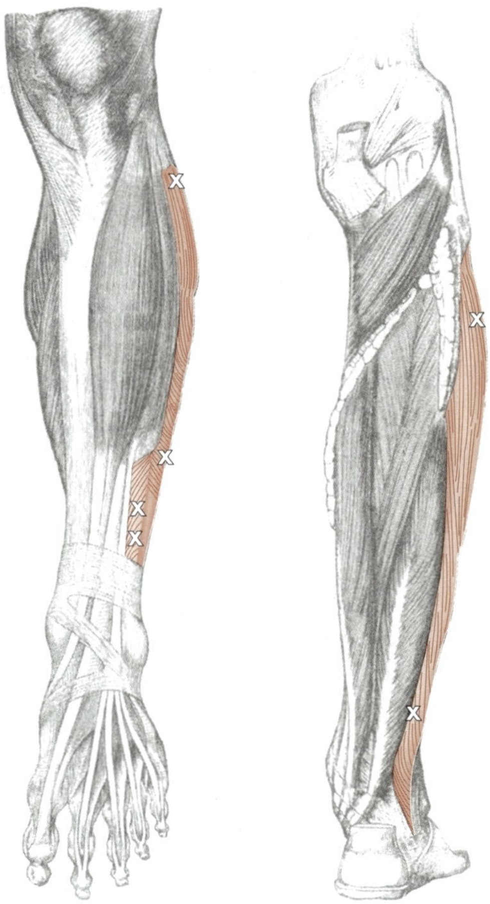

일반적인 증상들
Common Symptoms

- 장 · 단비골근의 통증유발점들은 당신 발목 주위와 위로, 당신 발 바깥쪽의 한 작은 부위 위로, 그리고 아마도 당신의 하지 바깥쪽 위의 어떤 작은 부위 위로 통증과 압통을 연관한다.
- 제3 비골근의 통증유발점들은 당신 발목보다 전방을 향해서 그리고 아마도 당신의 바깥쪽 발목뼈 뒤로 그리고 당신의 뒤꿈치 위를 따라서 통증과 압통을 연관한다.
- 당신은 약한 발목을 가질 수 있는데, 그것은 쉽게 부러지거나 발목 바깥쪽 위에서 삐게 된다.

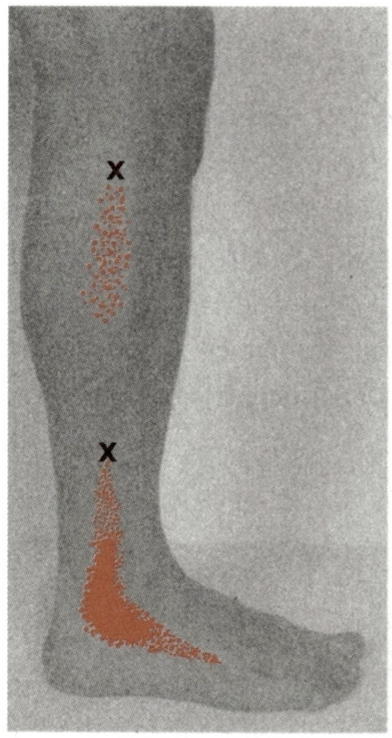

장비골근 (상지)
단비골근 (하지)

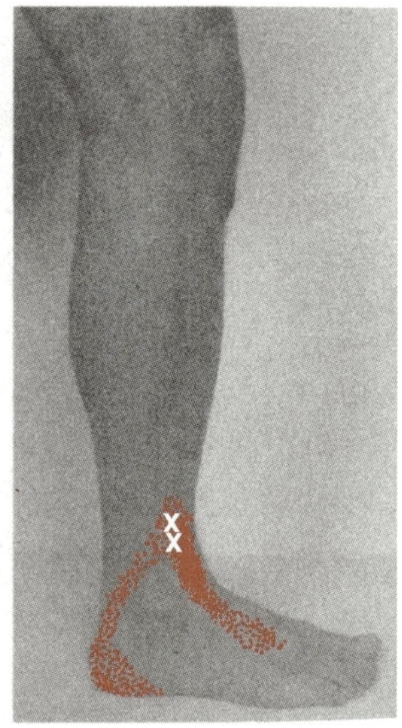

제3비골근

- 당신의 부츠가 빳빳하지 않다면, 인라인 또는 아이스 스케이팅을 하기가 힘들다.
- 심부 비골신경이 조이게 되면, 당신의 발을 들어올리지 못하게 되어서 당신은 자주 발을 헛디디게 될 수 있다.
- 당신의 발목 관절 속과 주위의 통증과 압통 때문에, 의료 제공자가 통증유발점 연관을 관절염이라고 오진할 수 있다.
- 총비골신경(common peroneal nerve), 표면 비골신경, 또는 심부 비골신경의 조임은 발목과 발 앞쪽의 이상한 감각(무감각 같은 것)과 통증을 일으킬 수 있고, 당신 발목의 허약을 동반한다.

가능한 원인과 지속인자들 Possible Causes and Perpetuators

자세 (Postural)

- 한 다리를 다른 다리에 교차시키는 것, 그것이 총비골신경을 누를 수 있다.
- 당신의 발가락을 뾰족하게 해서 자는 것
- 하이힐 또는 스파이크 힐 신기

부상 또는 근육 오용 (Injuries or Muscle Abuse)

- 너무 꽉 끼는 탄성 밴드를 가진 양말 또는 무릎 높이의 몸에 꽉 붙는 바지 입기
- 소둔근의 통증유발점들(전방부)에서 온 연관 통증
- 전경골근과 후경골근에서 연관된 통증유발점들

의학적 또는 구조적 문제 (Medical or Structural)

- 하지, 발목, 또는 발의 삠 또는 골절
- 석고 붕대로 움직이지 못할 때
- 더 긴 두 번째 발가락
- 한 쪽 다리가 해부학적으로 다른 쪽에 비해서 짧을 때

도움이 될 힌트 Helpful Hints

당신의 양말 또는 몸에 딱 붙는 바지가 당신의 피부에 탄성 밴드의 자국을 남긴다면, 그 탄성은 너무 꽉 껴서 필요한 순환을 막는다. 넓고, 헐렁한 밴드가 있는 양말 또는 바지를 사라.

스파이크 또는 하이힐을 신지 말아라. 앞 부분이 뾰족한 신발과 발가락 꼭대기를 가로지르는 부위가 좁은 신발을 피해라. 당신의 발은 나이가 들어감에 따라 넓어지며, 한 때 잘 맞았던 신발이 지금은 너무 작을 수 있다. 맞지 않거나 또는 바닥이 불규칙하게 닳은 신발은 어느 것이라도 버려야만 한다. 운동 신발과 같이 넓은 밑창의 신발을 사라. 그리고 길은 발꿈치 컵과 아치를 잘 받혀주는(요즈음 나오는 대부분의 신발은 아치 지탱이 최소이거나 없다) 교정 깔창을 사라. 당신의 발이 더 긴 두 번째 발가락으로 인해서 회외(supinates)되었다면(당신의 신발 뒤꿈치의 바깥쪽이 과도하게 닳은 것을 볼 것이다), 교정 장구를 구할 필요가 있을 것이다.

통증유발점들이 비활성화될 때까지, 부드럽고 평탄한 면을 걷거나 달려라. 경사진 길, 트랙을 피해라.

작은 반골반을 보상하기 위해서 한 다리를 다른 다리 위로 교차시키는 것(34쪽을 보라)은 총비골신경을 누를 수 있다. 한 다리가 다른 다리에 비해서 짧다면, 비록 당신이 더 긴 두 번째 발가락을 양 쪽에 갖고 있다 하더라도, 당신은 오직 한 쪽에 통증을 가질 수 있다. 이것은 당신의 체중이 짧은 쪽으로 옮겨진 때문인데, 그 쪽의 근육들에게 만성적인 과부하를 주게 된다. 그 다리는 짧아질 수 있는데 해부학적으로 틀린 다리 길이라기 보다 영향 받은 쪽의 발 회내와 낮은 아치 때문일 수 있다. 당신은 이러한 상태들의 어떤 것을 위해서 교정장구 또는 보정 리프트 및 패드의 전문가를 찾을 필요가 있다.

부러진 다리, 발목, 또는 발 이후에 남은 통증이 있다면, 이 근육들의 통증유발점들을 찾아 보아라, 왜냐하면 석고 붕대로 인한 부동이 통증유발점들을 만들기 때문이다.

3장의 "구획 증후군"을 보아라. 구획 증후군이 있다면, 치료를 위해서 즉시 의사를 찾는 것이 중요하다.

자기-도움 테크닉 Self-Help Techniques

주의: 치료 부위에 정맥류가 있다면, 당신 다리에 압력을 가하지 말아라 — 그것은 응혈(clot)을 방출해서 당신의 심장 또는 뇌로 보낼 수 있다. *침술사 또는 마사지 치료사가 당신의 다리를 치료해야만 하는데, 그들은 정맥을 피할 수 있기 때문이다.* 당신은 그럼에도 불구하고 다음의 스트레치들을 할 수도 있다.

우선 소둔근(9장)의 통증유발점들(전방부, 당신의 바지 솔기 아래 옆쪽)을 찾아라, 왜냐하면 그 근육의 통증유발점들이 비골근의 통증유발점들을 활성화 시키고 지속시킬 수 있기 때문이다.

압력 가하기 (Applying Pressure)

비골근 압력 가하기 (Peroneal Muscle Pressure)

침대에 옆으로 눕고, 당신의 하지 옆과 침대 사이에 테니스공을 놓고 중력으로 압력을 가한다. 당신의 다리를 옮겨서 공의 위치를 바꿀 수 있다. 더 큰 압력을 원한다면, 위 다리를 하지 위에 놓을 수 있다.

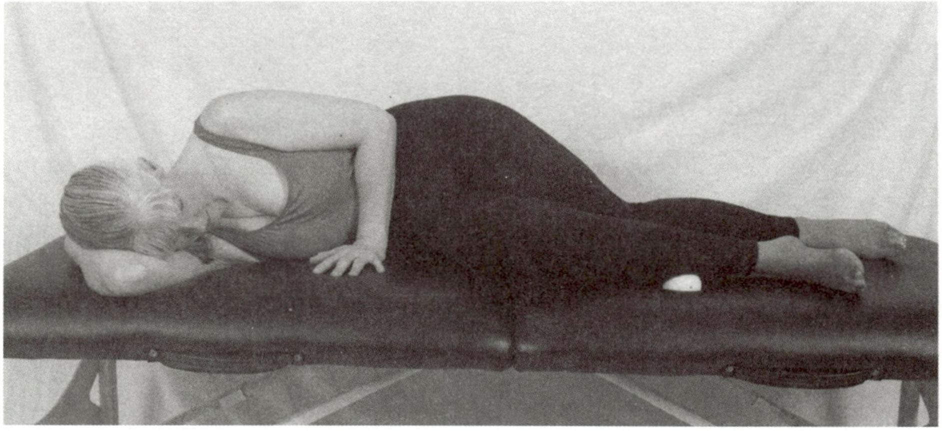

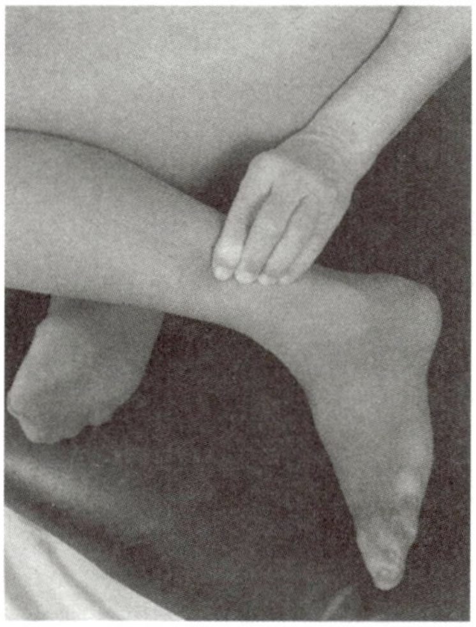

그 다음 앉아서 당신의 다리를 몸 옆으로 두고, 당신의 손가락을 사용해서 제3비골근의 통증유발점들을 찾아 보는데, 그것은 바깥 발목뼈 위로 1에서 2인치 그리고 다리의 앞쪽에 가깝게 있다.

스트레치 (Stretches)

비골근 스트레치 (Peroneal Stretch)

오른 비골근들을 스트레치 하기 위해서, 당신의 유연성에 따라서 오른 발을 당신의 왼 허벅지 가깝게 또는 그것의 위에 두어라. 손으로 발을 돌려 발바닥이 천장을 향하게 한다. 이제 발가락들이 당신의 오른 무릎을 향해서 가도록 발을 굽혀라. 당신은 당신 하지의 바깥쪽에 스트레치를 느껴야만 한다. 다른 다리를 반복한다. 당신은 또한 뜨거운 탕 속에서 이것을 할 수도 있다.

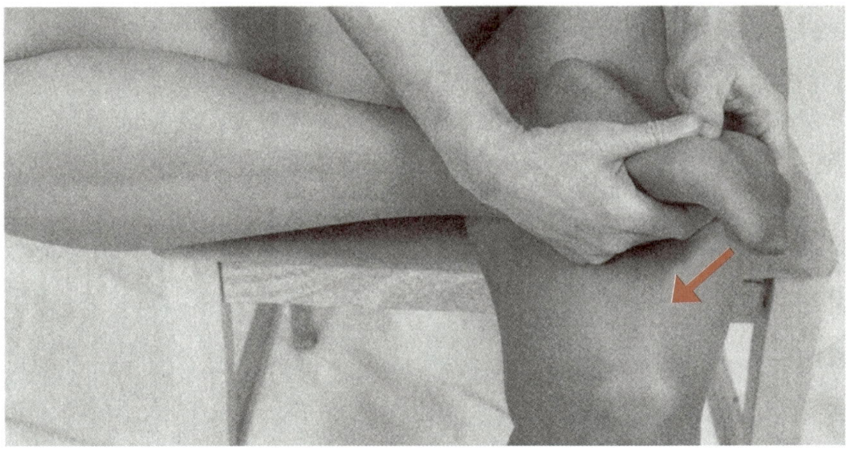

참고 근육들 Also, See

- 소둔근: 전방부를 보라(9장)
- 전경골근(19장)
- 후경골근(17장)
- 발가락의 긴 신근들: 장지신근을 보라(21장)

결론 Conclusion

또한 소둔근, 전경골근, 및 후경골근의 통증유발점들을 확실히 찾아라, 왜냐하면 그들은 종종 비골근들에 이차 통증유발점들을 만들기 때문이다.

제 19 장

정강뼈앞근육(전경골근)

Tibialis Anterior

전경골근은 하지 앞쪽의 경골에 붙고, 무릎 부위에서부터 아래로 발 뼈들의 일부에 있는 그것의 건 부착으로 달린다. 이 근육의 적절한 기능은 걷는 것과 스포츠 활동들에 필수적인데, 그것은 당신이 각 발걸음을 만들 때 발가락들을 올려서 걸리지 않게 하기 때문이다. 노인의 경우, 이 근육의 통증유발점들은 특히 문제가 되는데 균형 문제들과 발 헛딛는 것에 의해서 넘어질 위험이 크기 때문이다.

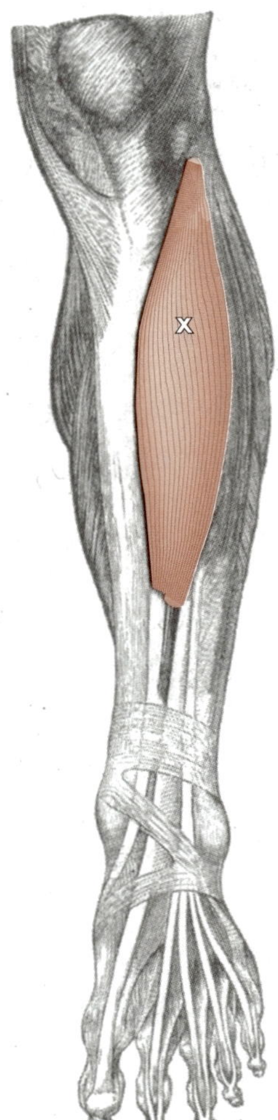

일반적인 증상들
Common Symptoms

- 통증유발점들은 당신의 발목 전면 위로 그리고 당신의 엄지 꼭대기와 옆으로, 아마도 당신의 하지 전면 위로 그리고 당신의 발 꼭대기로 통증을 연관한다.
- 통증유발점들은 보통 다른 다리 근육들의 통증유발점들과 함께 나타난다.
- 당신은 발목 약함과 움직일 때 통증을 가질 수 있다.
- 걸을 때 당신의 발가락이 걸리지 않도록 올리지 못할 것이어서, 발을 헛딛거나 넘어지게 만든다.

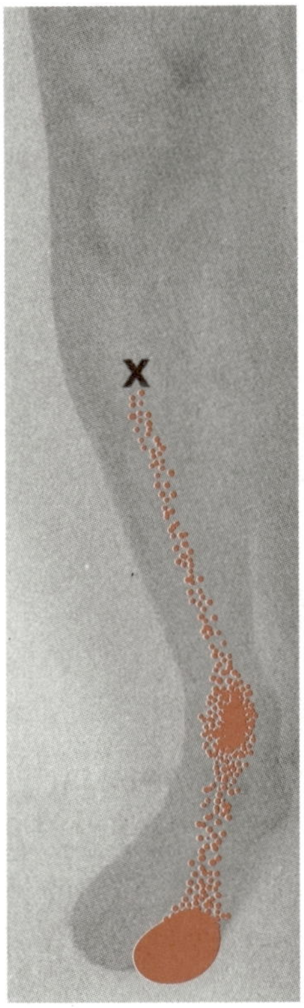

정강뼈앞근

가능한 원인과 지속인자들 Possible Causes and Perpetuators

부상 또는 근육 오용 (Injuries or Muscle Abuse)

- 그 근육으로의 직접적인 손상의 경험, 직접적인 가격 또는 어떤 다른 힘이 너무 심해서 발목을 삐게 하거나 뼈를 부러뜨림
- 거친 지면 또는 경사진 면을 걷기
- 걷는 동안 발가락이 물체에 걸림
- 겨울 내내 평탄한 면을 걸은 다음 봄에 하이킹

도움이 될 힌트 Helpful Hints

당신의 발이 안쪽으로 돌아 갔다면(회내)(당신은 당신 시발 밑창의 안쪽 가장자리가 과도하게 닳은 것을 볼 것이다), 교정 장구를 구할 필요가 있을 것이다.

당신 차의 가속 페달이 가파른 각도로 되어있다면, 당신의 발의 각도를 줄이기 위해서 페달에 밑바닥이 큰 웨지를 놓아 보아라. 그것이 거의 수평이라면, 꼭대기가 큰 웨지를 놓아 보아라. 크루즈 컨트롤을 사용하는 것이 도움이 된다. 매 30분에서 한 시간마다 휴식을 취해라.

밤에, 베개 하나를 발바닥에 닿도록 놓아서 당신의 발과 하지 사이가 90°를 유지하게 해라.

통증유발점들이 완화될 때까지 부드럽고 평탄한 면들을 걸어라. 그 다음 그 근육을 강화시키기 위해서 짧은 언덕을 걷는 것을 시작해라. 당신은 거리를 천천히 늘려가며 시작할 수 있는데, 그런 다음에 그 근육이 아프지 않은 범위까지 해 보아라.

3장의 "정강이 스프린트 및 경골 골막 스트레스 증후군들"을 읽어라. 전경골근의 통증유발점들은 경골 골막 스트레스를 일으킬 수 있으며, 그것은 때때로 "전방 정강이 스프린트(경부목)"라고 불린다.

3장의 "구획 증후군"을 읽어라. 구획 증후군이 있다면, 치료를 위해서 즉시 의사를 찾는 것이 중요하다.

자기-도움 테크닉 Self-Help Techniques

주의: 치료 부위에 정맥류가 있다면, 당신 다리에 압력을 가하지 말아라 — 그것은 응혈(clot)을 방출해서 당신의 심장 또는 뇌로 보낼 수 있다. *침술사 또는 마사지 치료사가 당신의 다리를 치료해야만 하는데, 그들은 정맥을 피할 수 있기 때문이다.* 당신은 그럼에도 불구하고 다음의 스트레치들을 할 수도 있다.

먼저 장딴지에 자기-도움 테크닉들을 하는 것이 필수적인데, 그 근육들의 팽팽함이 전경골근의 통증유발점들의 원인일 수 있기 때문이다. 먼저 전경골근을 이완한다면, 그것은 다리 전면의 통증을 훨씬 나쁘게 만들 수 있다. 15와 16장의 가자미근/ 비복근 압력 테크닉과 스트레치들을 보아라.

압력 가하기 (Applying Pressure)

전경골근 압력 가하기 (Tibialis Anterior Pressure)

대부분의 통증유발점들이 전경골근의 위쪽 1/3에서 발견된다고 하더라도, 나는 그 근육 전체를 시술하기를 원한다. 무릎을 꿇고 사지로 엎드린다. 테니스공을 하지 전면 아래에 놓으며, 당신 다리의 무게가 당신에게 충분한 압력을 준다. 다소 간의 압력이 필요하다면, 당신의 체중을 당신이 시술하는 쪽으로부터 멀게 또는 가깝게 옮긴다. 당신의 머리를 이완시키고 그것을 아래로 떨구게 한다.

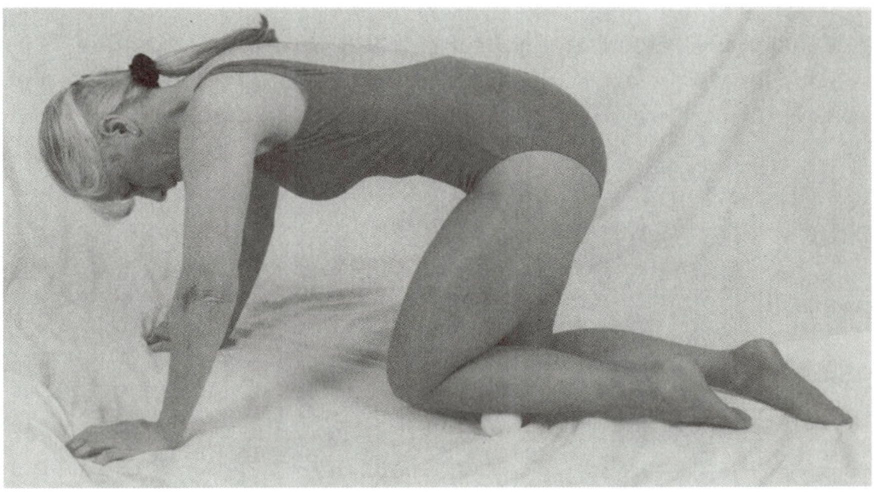

스트레치 (Stretches)

전경골근 스트레기 (Tibialis Anterior Stretch)

당신의 다리를 반대 허벅지에 교차시키고, 당신의 발과 발가락을 당신 손으로 당신을 향해서 뒤로 당겨 다리 전면에 스트레치를 느끼게 한다. 당신의 발가락을 천장 또는 바닥 쪽으로 움직이는 것이 당신에게 약간 다른 스트레치를 줄 것이며, 어떤 각도가 당신에게 제일 좋은지를 찾아라.

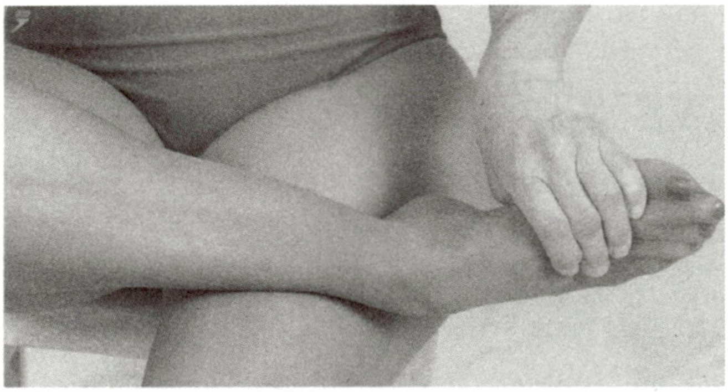

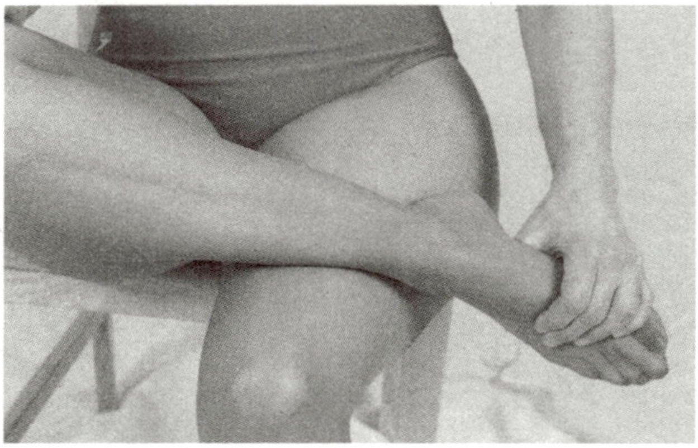

다른 포지션에서 전경골근을 스트레치 하는 것이 쉬울 수도 있다: 의자 가장자리로 몸을 당겨서, 당신의 다리를 떨어뜨려 당신의 발가락이 당신 뒤를 향하게 하고, 당신 발등이 바닥에 닿게 한다. 당신이 부드러운 스트레치를 얻을 때까지 바닥을 향하여 당신의 다리를 눌러라.

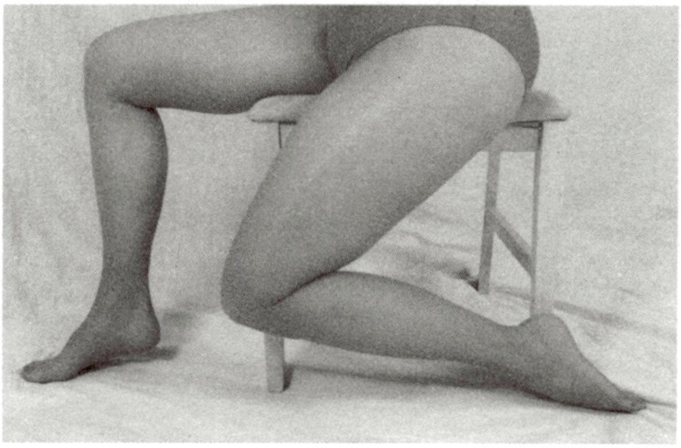

참고 근육들 Also, See

- 발가락의 긴 신근들(21장)
- 발의 표면 내재근들: 단지신근, 단무지신근(22장)
- 비골근들: 세 째 비골근, 장비골근을 보라(18장).
- 발가락의 긴 굴근들: 장무지굴근을 보라(20장).
- 발의 심부 내재근들: 첫째 골간근을 보라(23장).

결론 Conclusion

많은 다리 근육들의 통증유발점들이 유사한 연관 패턴들을 갖기 때문에, 발가락의 긴 신근들(장무지신근, 장지신근), 표면 내재근들(단지신근, 단무지신근), 비골근들(제3과 장비골근), 발가락의 긴 굴근들(장무지굴근), 및 심부 내재근들(첫째 골간근)의 통증유발점들 역시 확실히 찾아라.

전경골근의 통증유발점들을 찾았다면, 장비골근, 그리고 아마도 장지신근 및 장무지신근(발가락의 긴 굴근들)의 통증유발점들도 있을 가능성이 크다.

제 20 장

발가락의 긴 굴근들

Long Flexor Muscles of the Toes

발가락의 긴 굴근들이 평발(회내)을 보상하려고 시도할 때 망치발가락(hammer toe), 및 집게발 발가락(claw toe)이 만들어 질 수 있다. 비복근과 가자미근이 약하고(장딴지의 바깥쪽 그리고 깊게 있는 뒤쪽 근육들이 보상을 하게 만들어서), 높은 아치와 발의 회외가 결합될 때 그것들은 또한 형성될 수도 있으나, 이것은 드문 일이다.

장무지굴근의 팽팽함과 통증유발점들이 무지외반을 만들 수 있는데, 그것은 3장의 "건막류 및 무지외반"에서 논의되었다.

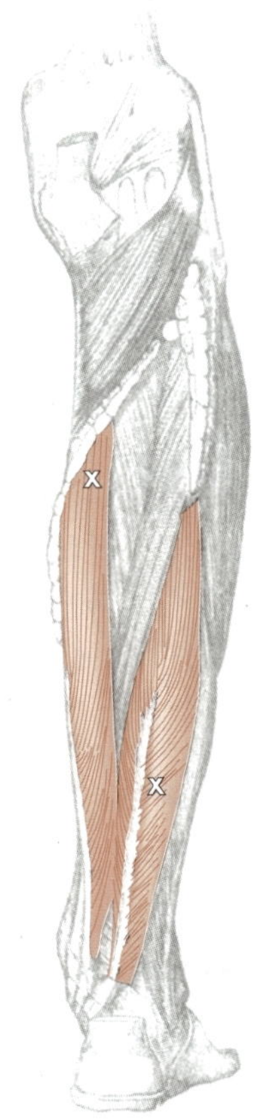

일반적인 증상들 Common Symptoms

- 장지굴근의 통증유발점들은 우선적으로 당신 발 아치의 앞쪽 반과 당신 발의 볼로, 그리고 때때로 두 번째에서 다섯 번째 발가락으로, 그리고 매우 때때로 당신의 장딴지와 발목 부위의 안쪽 위로 통증을 연관한다.
- 장무지굴근의 통증유발점들은 당신의 엄지 발가락 바닥 그리고 엄지와 인접한 당신 발의 앞부분에 통증을 연관한다.
- 아마도 걸을 때 통증이 있을 것이다.
- 통증유발점들은 때때로 비복근 경련과 유사한 아픈 경련을 만들 수 있다.

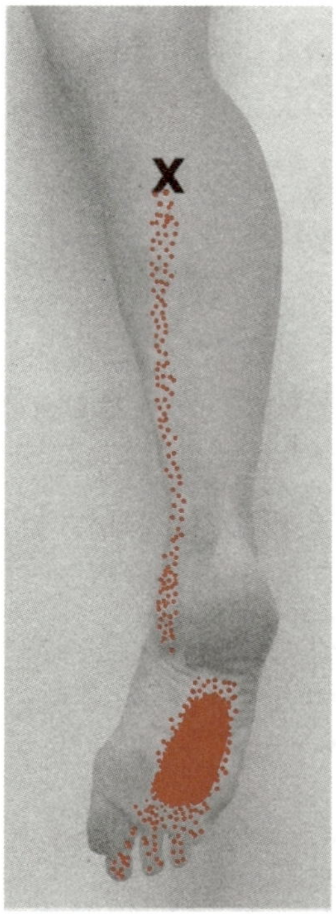

장지굴근

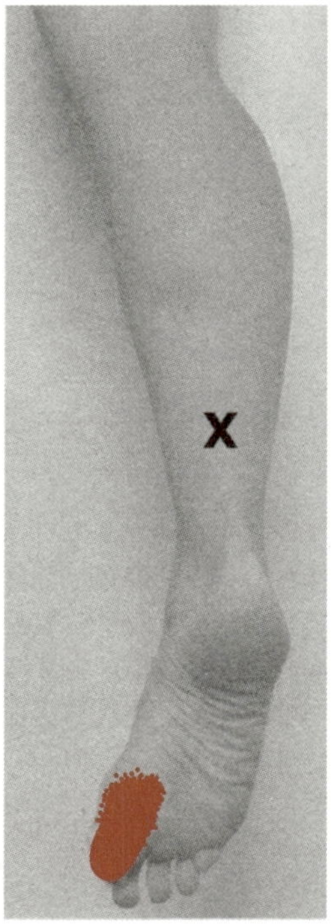

장무지굴근

가능한 원인과 지속인자들 Possible Causes and Perpetuators

부상 또는 근육 오용 (Injuries or Muscle Abuse)

- 평탄치 않은 지면, 모래, 또는 옆 경사면에서 걷기, 달리기, 또는 조깅
- 바닥이 닳고 쿠션이 준 신발 신기, 또는 매우 유연하지 않은 신발 신기

의학적 또는 구조적 문제 (Medical or Structural)

- 발 회내
- 더 긴 둘째 발가락(불안한 발목과 발 흔들림의 원인)
- 비복근과 가자미근이 약하고 높은 아치와 발의 회외가 합동할 때

도움이 될 힌트 Helpful Hints

유연한 밑창과 좋은 압력 흡수를 지닌 편안한 신발을 신어라. 그리고 그것들이 발가락 경련을 만들지 않는 지와 발꿈치가 너무 헐겁지 않은지를 확실히 해라. 닳은 신발을 교체하고, 하이힐을 신지 말아라. 당신의 발목이 많이 움직이지 않는다면(*hypomobile*), 카이로프랙터 또는 접골 요법 의사를 찾아서 유동성을 증가시켜라. 그것이 너무 많이 움직인다면(*hypermobile*), 좋은 아치 받침과 깊은 발꿈치 컵을 지닌 교정장구, 이와 함께 지탱을 위한 발목 높이 신발들이 당신의 발을 안정시키는데 도와줄 것이다.

통증유발점들이 비활성화될 때까지 오직 부드럽고 면들을 걷는데, 짧은 거리로 시작하며, 점차적으로 거리를 늘려라. 그 대신에 노 젓기, 수영, 또는 자전거 타기를 해보아라.

3장의 "정강이 스프린트 및 경골 골막 스트레스 증후군들"을 읽어라. 긴 발가락 굴근들의 통증유발점들은 내측 경골 스트레스 증후군을 일으킬 수 있다. 하지 안쪽에 붙은 장지굴근 부착은 느슨해 질 수 있으며 그리고 때때로 그 뼈의 깊은 부분에서 분리될 수 있다. 스트레스 골절이 유사한 증상들을 일으킬 수 있다.

3장의 "구획 증후군들"을 읽어라. 구획증후군이 있다면, *치료를 위해서 즉시 의사를 찾는 것이 중요하다.*

자기-도움 테크닉 Self-Help Techniques

주의: 치료 부위에 정맥류가 있다면, 당신 다리에 압력을 가하지 말아라 — 그것은 응혈(clot)을 방출해서 당신의 심장 또는 뇌로 보낼 수 있다. *침술사 또는 마사지 치료사가 당신의 다리를 치료해야만 하는데, 그들은 정맥을 피할 수 있기 때문이다.* 당신은 그럼에도 불구하고 다음의 스트레치들을 할 수도 있다.

압력 가하기(Applying Pressure)

비복근 자기-시술(15장)이 발가락의 긴 굴근들에게 이득이 될 것이다.

스트레치 *(Stretches)*

장지굴근 스트레치
(Long Toe Flexors Stretch)

앉은 포지션에서, 당신의 발꿈치를 스툴 또는 바닥에 놓고 당신의 발목을 당신 쪽인 뒤로 굽힌다. 한 손의 손가락들로, 한 발의 발가락들을 당신 쪽으로 당긴다. 그 다음 천천히 그 발가락들을 당신과 멀리 미는데, 발가락들을 당신 쪽으로 당기는데 사용하는 그 손의 손가락들에 대고 미는 것이다. 이완하고, 반복한다.

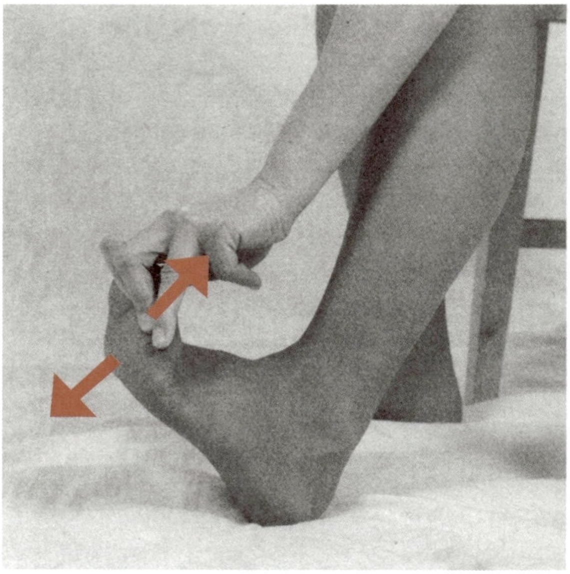

운동 *(Exercises)*

허리 깊이의 물이 찬 수영장에서 큰 발걸음으로 걷기

참고 근육들 Also, See

- 후경골근(17장)
- 발의 표면 내재근들: 무지 내전근, 골간근, 단무지굴근을 보라(23장).
- 발가락의 긴 신근들(21장)

결론 Conclusion

후경골근, 발의 표면 내재근들(소지외전근, 단지굴근), 및 발의 심부 내재근들(무지내전근, 골간근, 단무지굴근)의 통증유발점들도 찾아라. 왜냐하면 그들은 유사한 연관 패턴들을 갖기 때문이다.

장무지굴근의 건은 예전의 손상 또는 질환이 없어도, 과부하로 자연히 찢어질 수 있으므로, 외과적으로 회복되어야만 한다.

제 21 장

발가락의 긴 신근들

Long Extensor Muscles of the Toes

발가락의 긴 신근들의 만성적인 장력은 망치 발가락, 집게발가락을 만들 수 있다. 장지굴근의 만성 장력 및/또는 충양근(발바닥에 있는 깊은 근육들)의 허약은 발의 통증을 일으킬 수 있고, 앞발로 가는 압력을 피하기 위해서 평탄한 방식으로 당신의 발을 들어올리게 만드는데, 이것이 장지신근에 과부하를 주게 된다. 꽉 끼는 신발을 신는 것이 충양근들을 위축되게 만들 수 있거나, 어릴 때 정상적으로 자라지 못하게 할 수 있다.

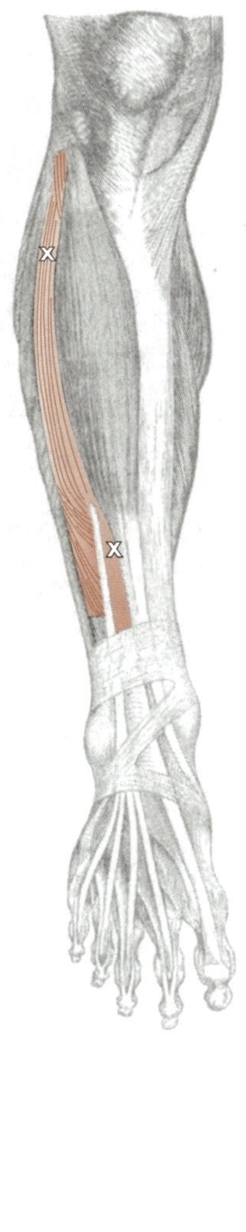

일반적인 증상들 Common Symptoms

- 장지신근의 통증유발점들은 주로 당신 발의 꼭대기로 그리고 세 개의 중간 발가락들의 꼭대기 위로, 그리고 때때로 당신 발목의 전면 위로 그리고 하지의 전면 아래 반으로 통증을 연관한다.
- 장무지신근의 통증유발점들은 당신의 엄지와 가까운 발의 꼭대기 위로, 당신 엄지의 꼭대기 위로, 그리고 때때로 당신의 발목 위와 당신의 하지 전면 약간 위로 통증을 연관한다.
- 걸을 때, 발꿈치가 닿은 후에 발의 볼이 철썩 내려 치거나, 또는 당신의 발이 약하다고 느낄 것이다.
- 하지가 피로할 때 또는 당신의 발가락들이 오랜 기간 동안 무릎 덮개 쪽으로 굽혀 있을 때, 통증유발점들은 밤에 하지 앞에 경련을 일으킬 수 있다.
- 통증유발점들 어린아이와 청소년에 "성장통"을 일으킬 수 있다.
- 팽팽한 장지신근은 심부 비골 신경을 조일 수 있고, 당신의 하지 전면에 있는 근육들에 약함을 만들며 당신의 발 앞의 상향 움직임을 조절할 수 없게 만든다.

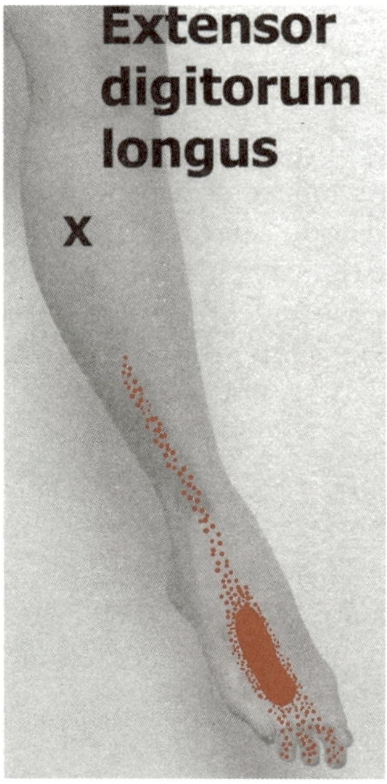

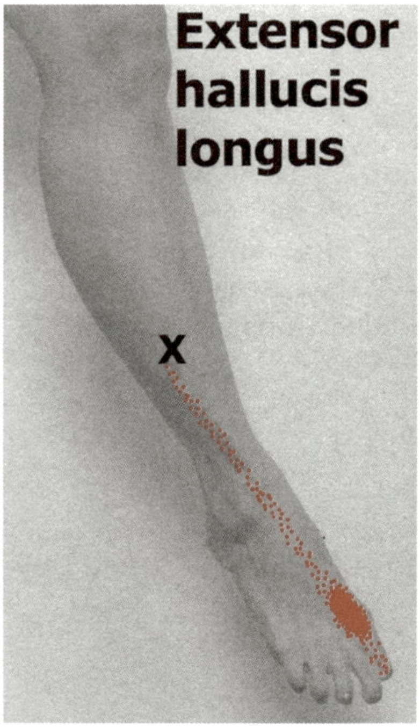

가능한 원인과 지속인자들 Possible Causes and Perpetuators

부상 또는 근육 오용 (Injuries or Muscle Abuse)

- 발을 헛디딤 또는 넘어짐
- 그 근육으로 직접적인 가격
- 공을 찰 때 발가락이 지면에 걸림
- 너무 수직이거나 너무 수평인 가속 페달이 있는 차를 몰기
- 당신의 발을 약간 뒤로 밀어 넣고 의자에 앉아있기
- 하이힐 신기

- 팽팽한 비복근 및/또는 가자미근이 아킬레스 건을 팽팽하게 만들어서 발 움직임을 제한함
- 익숙하지 않은 과도한 걷기, 조깅, 또는 달리기, 특히 울퉁불퉁한 지면에서
- 당신의 발가락을 뾰족하게 하고 자기

의학적 또는 구조적 문제 (Medical or Structural)

- L4 또는 L5 척추에서 신경 근 자극
- 하지의 뼈들 중 하나의 스트레스 골절
- 골절 후 석고 붕대, 또는 삔 다음 움직이지 못하는 것
- 전방 구획 증후군(19장, 전경골근을 보라)
- 영양 문제들(5장을 보라)

도움이 될 힌트 Helpful Hints

넓은 바닥의 낮은 힐 또는 평탄한 신발을 신어라, 그리고 약간의 좋은 장구를 구해라. 당신의 발목이 많이 움직이지 않는다면(hypomobile), 카이로프랙터 또는 접골 요법 의사를 찾아서 유동성을 증가시켜라. 그것이 너무 많이 움직인다면(hypermobile) 좋은 아치 받침과 깊은 발꿈치 컵을 지닌 교정장구, 이와 함께 지탱을 위한 발목 높이 신발들이 당신의 발을 안정시키는데 도와줄 것이다.

통증유발점들이 비활성화될 때까지 오직 부드럽고 면들을 걷는데, 짧은 거리로 시작하며, 그리고 점차적으로 거리를 늘려라. 그 대신에 노 젓기, 수영, 또는 자전거 타기를 해보아라.

잘 때, 당신의 발을 90° 중립 각도로 유지하는데, 발가락을 뾰족하게 하지 말고, 또 무릎 쪽으로 굽히지도 말아라. 베개 하나를 발바닥에 닿도록 놓아서 그 포지션을 유지해라.

당신의 하지를 따뜻하게 유지하고 덮어 주어라. 찬 바람을 피하고, 필요하다면 난로를 당신 다리 가까이 놓아라. 당신의 발을 차가운 바닥에서부터 보호해라.

차의 가속 페달이 가파른 각도로 되어있다면, 당신의 발의 각도를 줄이기 위해서 페달에 밑바닥이 큰 웨지를 놓아 보아라. 그것이 거의 수평이라면, 꼭대기가 큰 웨지를 놓아 보아라. 크루즈 컨트롤을 사용하는 것이 도움이 된다. 매 30분에서 한 시간마다 휴식을 취해라.

3장의 "정강이 스프린트 및 경골 골막 스트레스 증후군들"을 읽어라. 긴 발가락 굴근들의 통증유발점들은 경골 골막 스트레스를 일으킬 수 있는데, 그것은 때때로 "전방 정강이 스프린트"라고 불린다.

3장의 "구획 증후군"을 읽어라. 구획 증후군이 있다면, 치료를 위해서 즉시 의사를 찾는 것이 중요하다.

자기-도움 테크닉 Self-Help Techniques

주의: 치료 부위에 정맥류가 있다면, 당신 다리에 압력을 가하지 말아라 — 그것은 응혈(clot)을 방출해서 당신의 심장 또는 뇌로 보낼 수 있다. *침술사 또는 마사지 치료사가 당신의 다리를 치료해야만 하는데, 그들은 정맥을 피할 수 있기 때문이다.* 당신은 그럼에도 불구하고 다음의 스트레치들을 할 수도 있다.

압력 가하기 (Applying Pressure)

장지신근 압력 가하기 (Long Toe Extensors Pressure)

무릎을 꿇고 사지로 엎드린다. 테니스공을 하지 전면 아래에 놓는다. 당신의 하지를 다른 다리 쪽으로 옮겨라, 그래야 당신 하지의 전면 바깥 각도로 도달할 수 있다(그렇지 하지 않으면 당신은 전경골근을 시술할 것이다). 당신 다리의 무게가 당신에게 충분한 압력을 주어야만 한다. 다소간의 압력이 필요하다면, 당신의 체중을 당신이 시술하는 쪽으로부터 멀게 또는 가깝게 옮긴다.

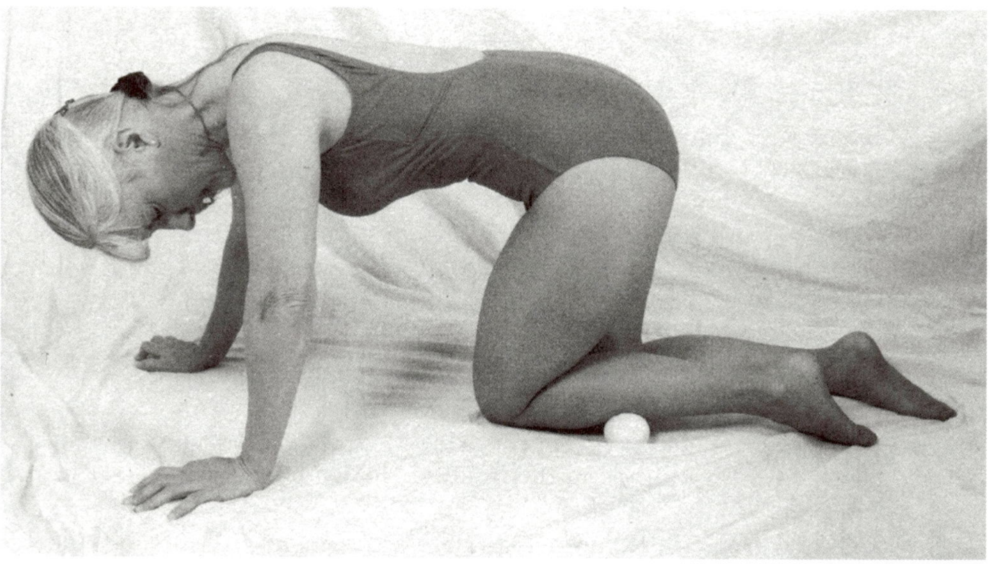

그 다음 옆으로 누워서 당신의 하지 밑에 테니스공을 놓고, 다시 하지의 전면 바깥 각도를 향해서 시술한다(비골근 압력 테크닉을 위해서 18장을 보아라. 그러나 훨씬 더 앞쪽을 시술하려고 애써라).

스트레치 (Stretches)

전경골근 스트레치(10장을 보라) 또한 발가락의 긴 신근들을 스트레치시킨다.

참고 근육들 Also, See

- 비골근(18장)
- 전경골근(19장)

결론 Conclusion

당신은 비골근들, 단지신근 및 골간근의 통증유발점들을 찾을 필요 또한 있는데, 왜냐하면 이들 또한 발, 발가락, 및 발목의 꼭대기로 통증을 연관하고, 장지신근의 통증유발점들에서 온 연관과 쉽게 혼동되기 때문이다. 또한 단무지신근과 전경골근도 탐색해라. 왜냐하면 이 근육들에서 온 통증유발점 연관들은 장무지신근에서 온 것들과 쉽게 혼동되기 때문이다.

제 22 장

발의 표면 내재 근육들

Superficial Intrinsic Foot Muscles

발의 내재근들은 발가락 움직임을 조절한다. 그것들은 충격 흡수와 균형을 위해서 유연성을 제공할 뿐만 아니라, 걷는 것을 위한 견고함과 안정성을 위한 한 단위체로 기능한다.

이 근육들의 통증유발점들에서부터 기인한 깊숙이 쑤시는 통증 때문에, 당신은 경감을 얻으려고 많은 다른 종류의 신발들과 깔창으로 시도해 보았을 것이다. 통증유발점들을 비활성화시키는 것이 통증을 없애기 위해서 결정적이다. 발목이 삐었다고 생각할 때, 발에서만 통증을 느끼고 발목 부위에서는 아니라면, 삔 것 때문이 아니라 이 근육들의 통증유발점들 때문일 가능성이 크다.

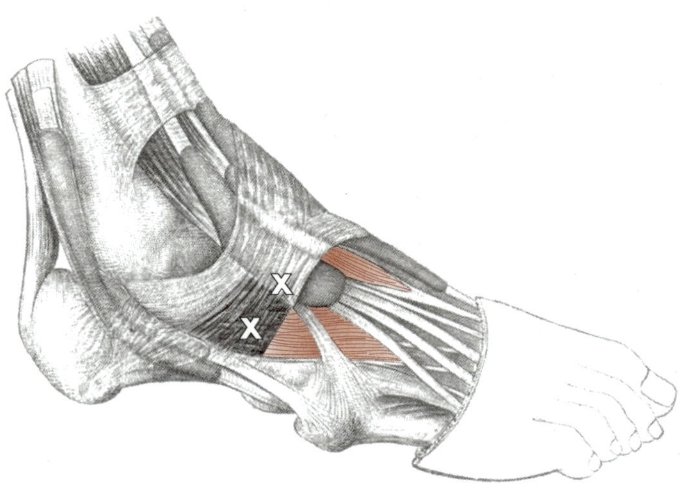

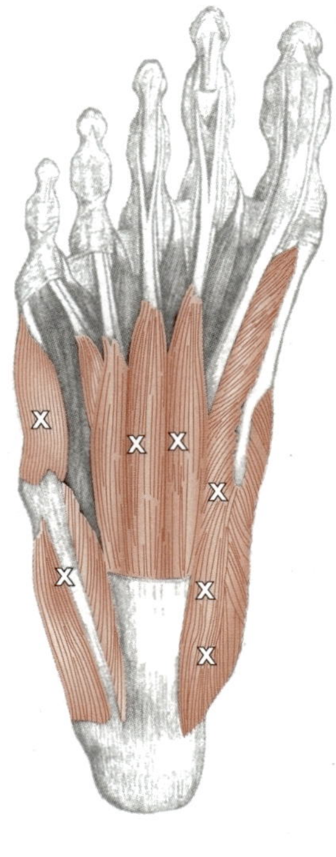

일반적인 증상들 Common Symptoms

- 통증유발점들은 통증과 압통을 당신의 발 안으로 연관하는데, 그러나 당신의 발목 또는 하지로 올라가지는 않는다.
- 당신의 발을 사용하지 않을 때 조차도, 당신은 깊고 쑤시는 통증을 가질 수 있다.
- 당신은 아마도 발을 절름거릴 수 있고, 통증때문에 멀리 걷지 못할 것이다.
- 교정 장구가 통증유발점들을 누른다면, 그것은 불편할 수도 있다.
- 팽팽함과 통증유발점들은 족저근막염(plantar fasciitis)을 만들 수 있는데, 특히 다른 근육들의 팽팽함이 동반할 때다(아래를 보아라)
- 단지신근과 단무지신근의 통증유발점들은 당신의 발 꼭대기로 통증을 연관하는데, 그러나 당신의 발은 약간의 바깥쪽을 향한다.
- 무지외전근의 통증유발점들은 주로 당신 발꿈치의 안쪽 편으로, 아치 위쪽과 당신의 발꿈치 뒤쪽으로 약간의 번지는 통증으로, 통증과 압통을 연관한다. 무지외전근의 통증유발점들은 후반 비골신경과 그것의 두 가지(내측과 외측의 족척신경)를 내측 발목뼈에 대고 조일 수 있어서, 발목 터널 증후군의 가능성도 있다.
- 소지외전근의 통증유발점들은 새끼 발가락 뒤의 당신의 발의 볼 쪽으로 통증을 주로 연관하며, 당신 발의 발바닥 쪽으로 약간 멀리 뒤로 연관한다.

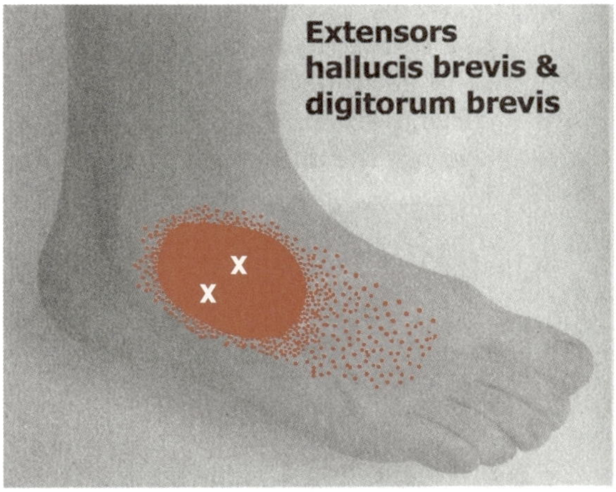

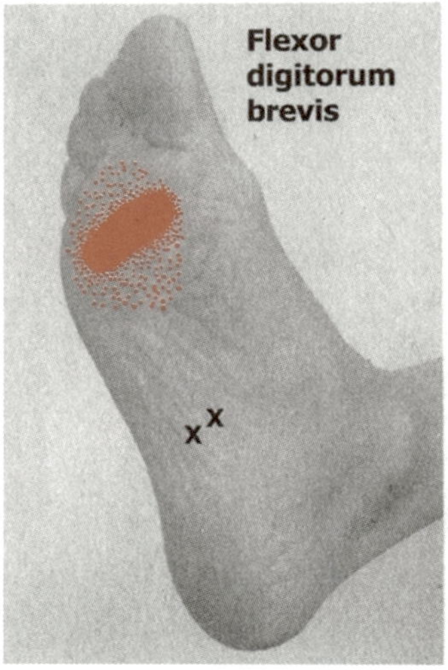

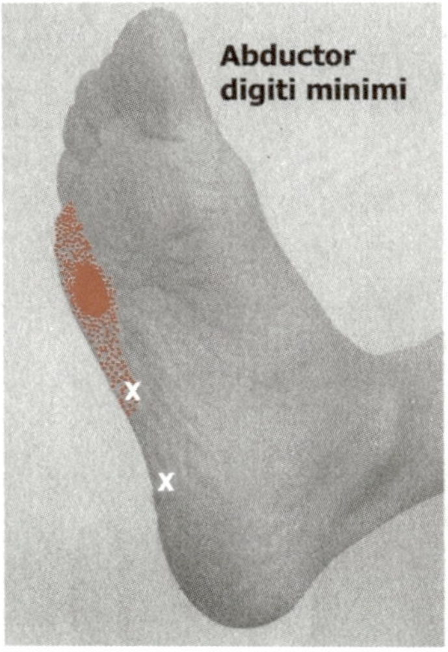

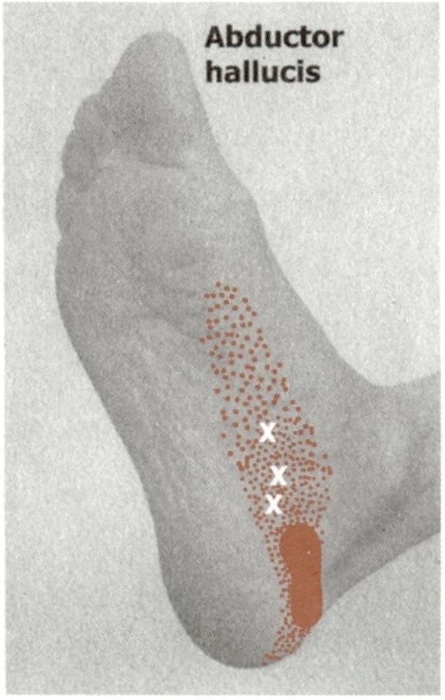

- 단지굴근의 통증유발점들은 둘, 셋, 및 넷째 발가락 뒤의 발의 볼로 통증과 압통을 연관하고, 환자들은 보통 그들이 "발이 쑤신다(sore foot)"고 말을 한다.

가능한 원인과 지속인자들 Possible Causes and Perpetuators

부상 또는 근육 오용 (Injuries or Muscle Abuse)

- 발가락과 발 볼 주위를 너무 꽉 끼게 하거나, 또는 뻣뻣한(예, 나막신) 신발 신기
- 당신의 발가락을 부딪치거나 차여서, 또는 낙상에 의해 받은 부상
- 당신이 구르는 의자에 앉아서 책상에 몸을 가깝게 두려고 반복해서 발을 사용하는 것
- 울퉁불퉁한 면 또는 옆 경사지를 걷거나 달리기

의학적 또는 구조적 문제 (Medical or Structural)

- 발 또는 발의 다른 뼈들의 골절, 특히 석고 붕대가 사용되었을 때
- 발이 흔들리게 만드는 더 긴 두 번째 발가락은 소지외전근과 무지외전근에 통증유발점들을 만들 수 있다.
- 발의 회내 또는 회외(당신 발의 안쪽 또는 바깥쪽으로 삐딱하게 서 있을 때)
- 발 관절의 운동기능과소증(hypomobility) 또는 운동기능과잉증(hypermobility)
- 통풍(혈액 검사로 진단된)

도움이 될 힌트 Helpful Hints

족저근막염(plantar fasciitis)은 발꿈치의 큰 뼈에 있는 근막 부착에 장력 과부하에 의해 기인되는데, 비복근(15장), 가자미근(16장), 무지외전근, 단지굴근, 및/또는 소지외전근들의 팽팽함 때문이다. 족척방형근(23장) 또한 관여될 수 있다. 족저근막염에 관한 자세한 정보는 3장의 "족저근막염, 뒤꿈치 통증 및 뒤꿈치 돌기"를 보아라.

당신의 발목이 많이 움직이지 않는다면(hypomobile), 카이로프랙터 또는 접골요법사를 찾아서 유동성을 증가시켜라. 그것이 너무 많이 움직인다면(hypermobile), 좋은 아치 받침과 깊은 발꿈치 컵을 지닌 교정장구, 이와 함께 지탱을 위한 발목 높이 신발들이 당신의 발을 안정시키는데 도와줄 것이다.

3장의 "건막류 및 무지외반"을 읽어라. 하이힐, 발가락이 꽉 끼는 신발, 및 뻣뻣하거나 미끄러운 깔창의 신발을 피해라. 발은 나이가 들면서 넓어지고 길어지므로, 오래된 신발들은 버려야만 한다. 넓은 밑창과 쿠션이 있는 신발을 골라라.

통증유발점들이 비활성화될 때까지 오직 부드럽고 면들을 걷는데, 짧은 거리로 시작하며, 점차적으로 거리를 늘려라. 그 대신에 노 젓기, 수영, 또는 자전거 타기를 해보아라.

자기-도움 테크닉 Self-Help Techniques

압력 가하기 (Applying Pressure)

발의 표면 내재근들 (Superficial Intrinsic Foot Muscles)

의자에 앉아서 당신의 발을 골프 공 위에 올린다. 당신은 공을 다른 점들로 굴릴 수 있는데, 7장의 일반적인 가이드라인을 따라서 압력을 유지한다. 아치의 가장자리부터 발의 바깥 가장자리까지 모든 부위를 확실하게 시술해라. 통증이 사라져감에 따라, 당신은 앞팔을 허벅지에 대서 압력을 증가시킬 수 있다. 더 큰 압력을 원한다면, 공 위에 설 수 있는데, 그러나 공 위에 실제로 서있기 때문에, 당신의 체중을 그 쪽으로 보내지 말아라.

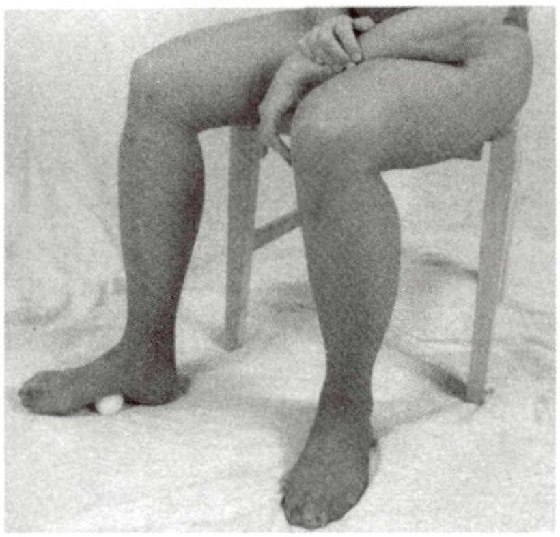

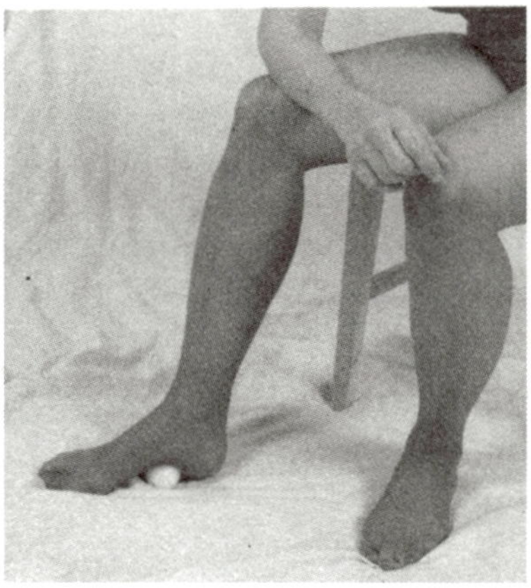

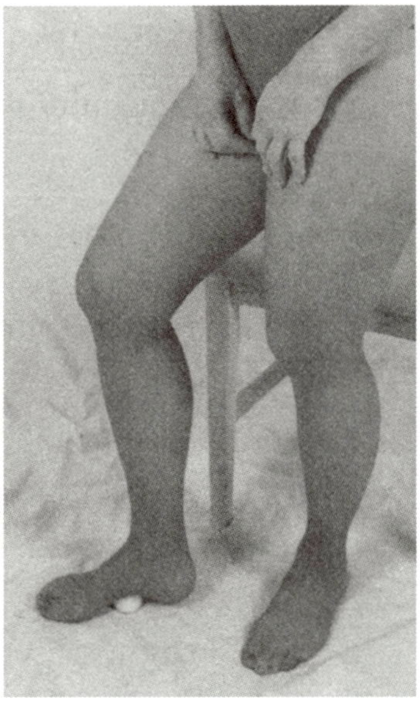

그 다음 당신의 발을 반대 허벅지에 올려 놓고, 당신의 손으로 발을 감싸라. 당신의 엄지로 당신의 아치의 안쪽 가장자리(당신의 발이 바닥에 있을 때에는 당신의 발이 골프 공에 닿을 수 없는 부위다)에 마사지를 하고 압력을 가한다.

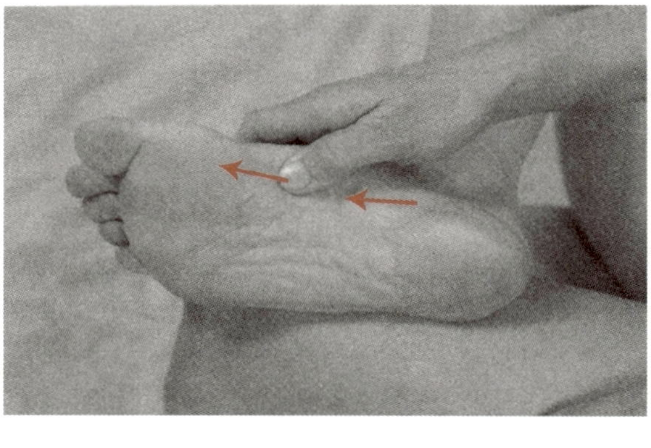

단무지신근과 단지신근의 통증유발점들을 치료하기 위해서, 당신의 손가락 또는 엄지를 바깥쪽 발목 뼈의 앞쪽인 발의 꼭대기에 대고 시술한다.

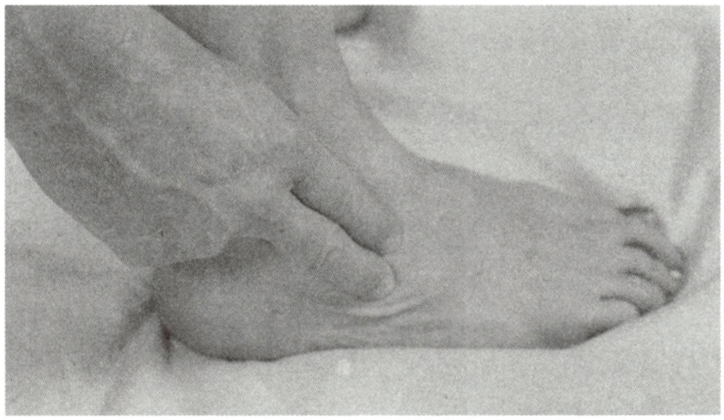

스트레치 (Stretches)

지굴근 스트레치 (Toe Flexors Stretch)

당신의 발을 반대 무릎 위에 두고, 반대 손으로 발목을 붙들고 있는다. 당신이 전체 발을 따라 스트레치를 느낄 때까지, 당신이 치료하려는 같은 쪽의 손으로 발가락을 당겨 올린다. 따뜻한 물 속에서 이것을 하는 것은 스트레치의 효과를 늘려준다.

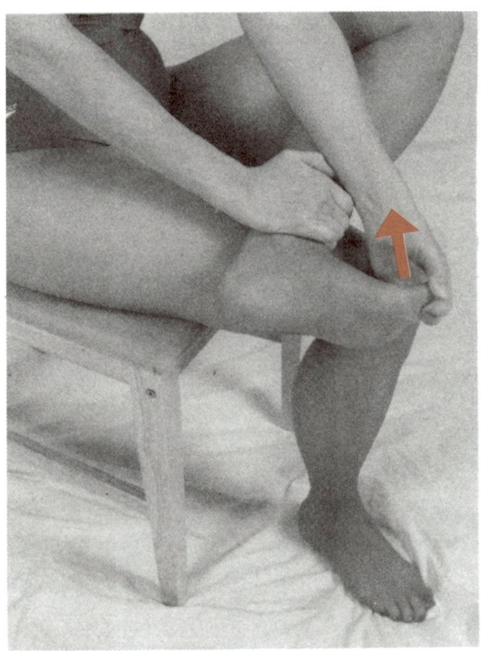

참고 근육들 Also, See

- 발가락의 긴 신근들: 장지신근을 보라(21장).
- 비골근: 장비골근과 단비골근을 보라(18장).
- 발의 심부 내재근들: 무지내전근, 단무지굴근, 골간근을 보라(23장).
- 발의 긴 굴근들: 장지굴근을 보라(20장).
- 비복근(15장)
- 가자미근/ 족척근: 가자미근을 보라(16장).
- 발의 심부 내재근들: 족척방형근을 보라(23장).

결론 Conclusion

발가락의 긴 신근들(장지신근)과 비골근들(장비골근과 단비골근)의 통증유발점들을 살펴야 하는데, 왜냐하면 단무지신근과 단지신근의 통증유발점들의 연관 패턴들이 유사하기 때문이다. 또한 발의 심부 내재근들(무지내전근, 골간근)과 발가락의 긴 굴근들(장지굴근)의 통증유발점들을 살펴야 하는데, 연관 패턴들이 단지굴근의 통증유발점들의 그것과 유사하기 때문이다.

제 23 장

발의 심부 내재근들
Deep Intrinsic Foot Muscles

발의 표면 내재근들과 같이(22장), 심부 근육들은 발가락을 움직이며 같은 기능들을 제공한다. 아마도 심부 근육들은 발가락을 도와서 여러 가지 형태의 지면에 적응하게 하고 모래 같은 부드러운 표면 위를 걸을 때 보다 효과적으로 파고 든다.

잘못 배열된 관절과 더불어서, 근육적 불균형은 무릎, 골반, 및 척추에 문제를 만들 수 있다. 그러므로 발의 통증유발점들을 치료하고 연관된 지속 인자들을 해결하는 것이 몸의 다른 부위들의 문제들을 푸는데 매우 중요하다.

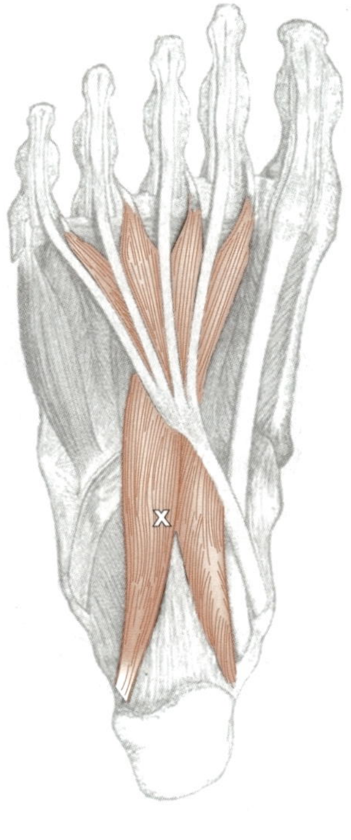

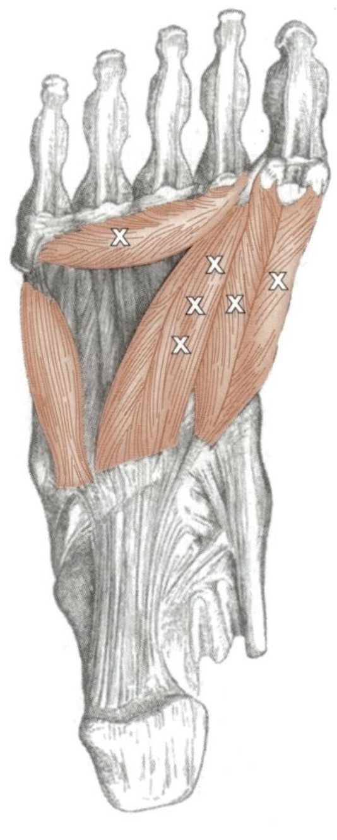

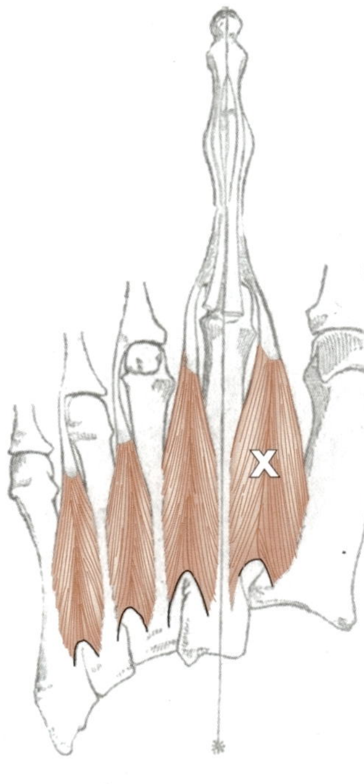

일반적인 증상들 Common Symptoms

- 족척방형근의 통증유발점들은 발꿈치 바닥에 통증과 압통을 연관한다.
- 무지내전근의 통증유발점들은 발의 볼로 통증을 연관하며 아마도 발의 볼 전체에 이상한, 솜털 같은 무감각의 느낌 그리고 붓는 느낌을 일으킬 가능성이 크다.
- 단무지굴근의 통증유발점들은 엄지와 인접한 발의 볼로, 그리고 엄지의 꼭대기와 바깥쪽으로 통증과 압통을 연관하며, 넘치는 통증은 두 번째 발가락의 대부분을 포함할 수 있다.
- 골간근의 통증유발점들은 침범한 근육과 가까운 발가락 꼭대기를 따라, 그리고 침범한 근육과 가장 가까운 부위에 있는 발의 볼로 통증을 연관한다.
- 첫 번째와 두 번째 중족골 사이의 골간근(엄지와 검지의 뒤에)의 통증유발점들은 엄지에 쑤심을 일으킬 수 있는데 그것은 또한 발의 꼭대기와 정강이까지 간다.
- 골간근들의 통증유발점들은 망치 발가락을 만들 수 있는데, 그것은 통증유발점들이 비활성화된 후에 사라질 수 있다, 특히 젊은이들에게서
- 심부 내재근들의 통증유발점들은 보통 발로 통증을 연관하는 다른 근육들의 통증유발점들과 함께 발견된다.
- 통증으로 걷는 것이 제한된다.
- 당신의 발의 전체 끝의 무감각과 더불어 붓는 느낌을 가질 수 있는데, 주로 단소지굴근, 단무지굴근, 또는 무지내전근의 통증유발점들 때문이다.
- 당신은 통증유발점들에의 압력 때문에 교정장구를 신지 못할 수도 있다.

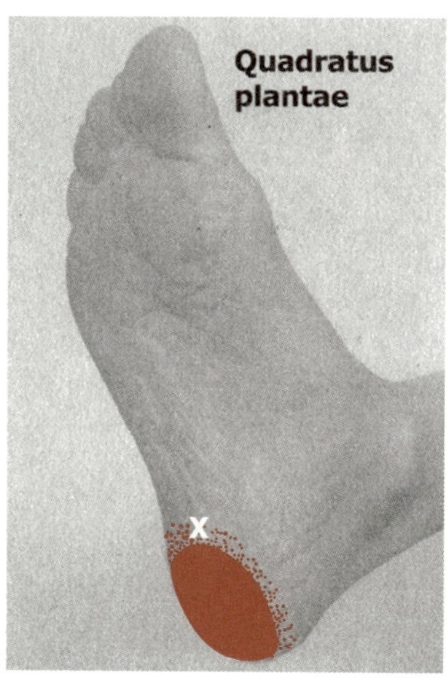

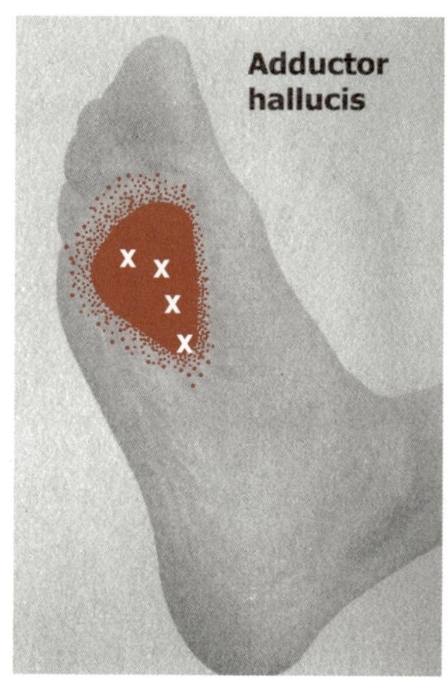

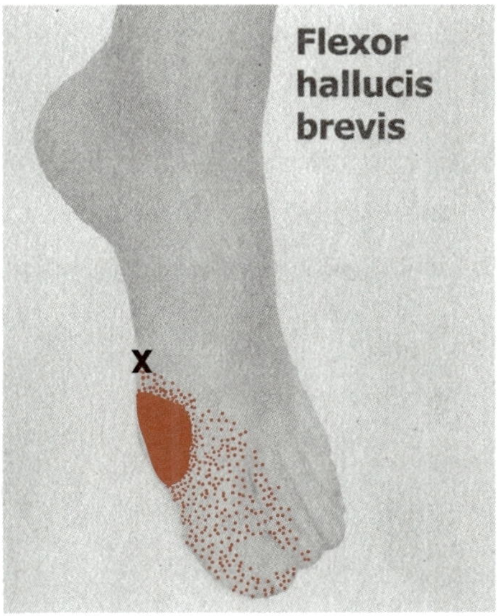
Flexor
hallucis
brevis

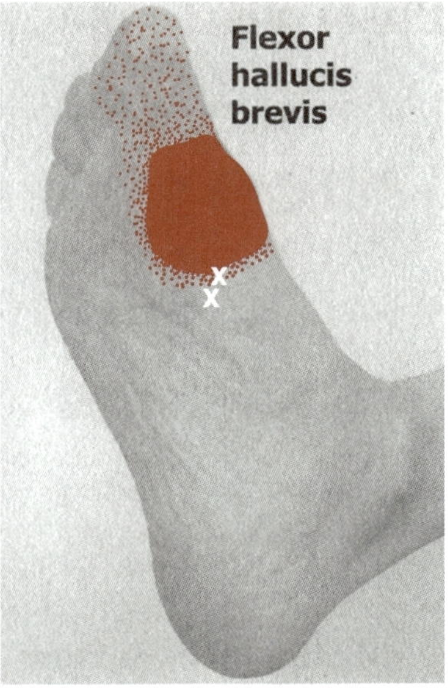
Flexor
hallucis
brevis

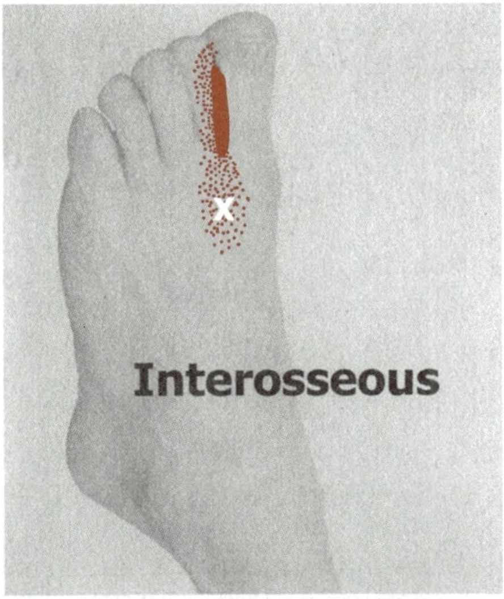
Interosseous

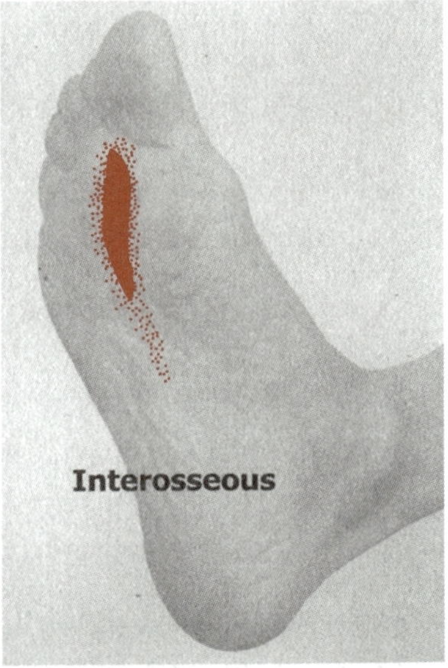
Interosseous

가능한 원인과 지속인자들 Possible Causes and Perpetuators

부상 또는 근육 오용 (Injuries or Muscle Abuse)

- 발가락과 발 볼 주위를 너무 꽉 끼게 하거나, 또는 뻣뻣한(예, 나막신) 신발 신기
- 당신의 발가락을 부딪치거나 차여서, 또는 낙상에 의해 받은 부상
- 당신이 구르는 의자에 앉아서 책상에 몸을 가깝게 두려고 반복해서 발을 사용하는 것
- 울퉁불퉁한 면 또는 옆 경사지를 걷거나 달리기
- 찬 물 속에서 당신의 발을 차갑게 하거나, 추운 날씨에 젖은 양말 신기

의학적 또는 구조적 문제 (Medical or Structural)

- 발 또는 발의 다른 뼈들의 골절, 특히 석고 붕대가 사용되었을 때
- 발이 흔들리게 만드는 더 긴 두 번째 발가락
- 발의 회내 또는 회외(당신 발의 안쪽 또는 바깥쪽으로 삐딱하게 서 있을 때)
- 발 관절의 운동기능과소증(hypomobility) 또는 운동기능과잉증(hypermobility)
- 통풍(혈액 검사로 진단된)

도움이 될 힌트 Helpful Hints

족척방형근 통증유발점들에서 온 통증과 압통은 족저근막염과 혼동될 수도 있다. 족저근막염(plantar fasciitis)은 발뒤꿈치의 큰 뼈에 있는 근막 부착(족척 건막; plantar aponeurosis)으로 가해진 장력 과부하에 기인되는데, 비복근(15장), 가자미근(16장), 무지외전근, 단지굴근, 및/또는 소지외전근들의 팽팽함 때문이다. 족척방형근(위를 보아라) 또한 관여될 수 있다. 족저 근막염에 관한 자세한 정보는 3장의 "족저 근막염, 뒤꿈치 통증 및 뒤꿈치 돌기"를 보아라.

당신의 발목이 많이 움직이지 않는다면(hypomobile), 카이로프랙터 또는 접골요법사를 찾아서 유동성을 증가시켜라. 너무 많이 움직인다면(hypermobile), 좋은 아치 받침과 깊은 발꿈치 컵을 지닌 교정장구, 이와 함께 지탱을 위한 발목 높이 신발들이 당신의 발을 안정시키는데 도와줄 것이다.

3장의 "건막류 및 무지외반"을 읽어라. 하이힐, 발가락이 꽉 끼는 신발, 및 뻣뻣하거나 미끄러운 깔창의 신발을 피해라. 발은 나이가 들어감에 따라 넓어지고 길어지므로, 오래된 신발들은 버려야만 한다. 넓은 밑창과 쿠션이 있는 신발을 골라라.

통증유발점들이 비활성화될 때까지 오직 부드럽고 면들을 걷는데, 짧은 거리로 시작하며, 그리고 점차적으로 거리를 늘려라. 그 대신에 노 젓기, 수영, 또는 자전거 타기를 해보아라.

자기-도움 테크닉 Self-Help Techniques

당신은 심부 내재근을 풀을 때 반응성 경련을 막기 위하여 먼저 단지신근(22장) 및/또는 장지신근(21장)을 치료할 필요가 있다.

압력 가하기 (Applying Pressure)

22장에서와 동일한 압력 테크닉들로 시작해라.

골간근 압력 가하기 (Interossei Pressure)

지우개가 달린 연필을 사라. 지우개 끝을 사용해서, 발 뼈들 사이를 누른다. 당신은 압력을 유지할 수도 있고, 발의 긴 뼈들 사이의 골짜기를 따라 앞뒤로 움직여도 된다.

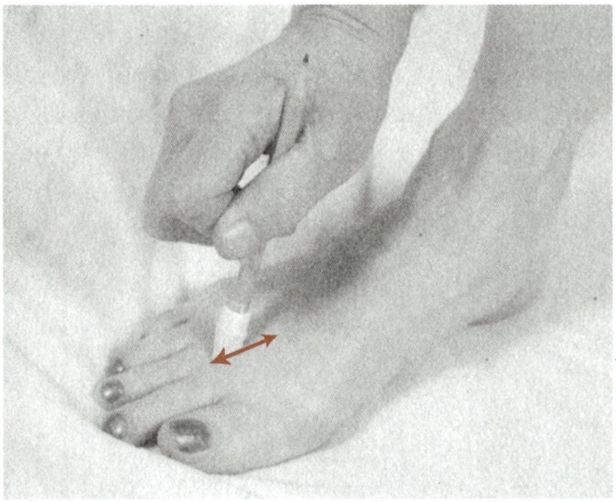

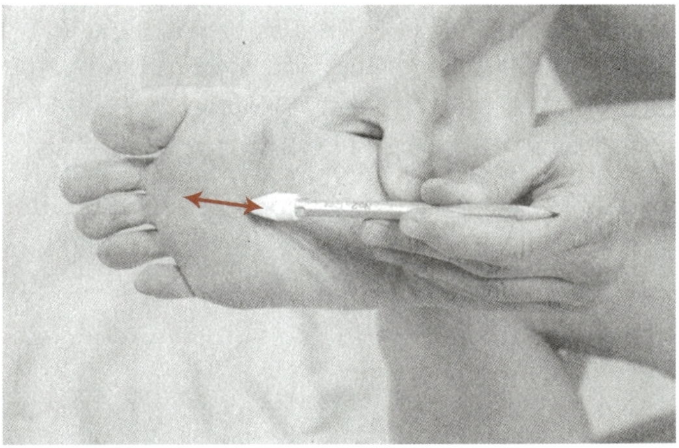

스트레치 (Stretches)

22장에서와 동일한 스트레치와 운동들이다.

참고 근육들 Also, See

- 가자미근/ 족척근; 가자미근을 보라(16장).
- 비복근(15장)
- 발가락의 긴 굴근들(20장)
- 발의 표면 내재근: 단지굴근, 무지외전근을 보라(22장).
- 전경골근(19장)
- 발가락의 긴 신근들: 장무지신근을 보라(21장).

결론 Conclusion

또한 비복근, 가자미근, 장지굴근, 및 무지외전근들의 통증유발점들을 살펴야 하는데, 왜냐하면 그들은 족척방형근의 그것과 어느 정도 유사한 연관 패턴들을 갖기 때문이다. 비복근, 장지굴근, 및 단지굴근을 살펴라, 왜냐하면 그들의 통증유발점들에서 온 연관 패턴들이 무지내전근의 그것들과 혼동될 수 있기 때문이다. 전경골근, 장무지신근, 및 장무지굴근을 살펴라, 왜냐하면 그들의 통증유발점들은 단무지신근의 연관 패턴들과 혼동될 수 있기 때문이다.

자료들
Resources

New Harbinger Publications. 뉴 하빙어 출판사는 여러 가지의 도움이 되는 자기-도움 주제들에 관한 책을 발간. 800-748-6274. www.newharbinger.com.

The Pressure Positive Company. 이 회사는 자기-압력 도구들과 마사지 도구를 판매. 그들의 웹사이트는 논문들의 정보 센터이며 다른 유용한 사이트와 연계됨. 800-603-5107. www.pressurepositive.com

Superfeet. 이 회사는 신발 깔창을 판매하고 그리고 그들의 웹사이트는 Superfeet 깔창을 당신에게 맞출 수 있는 딜러를 찾는데 도움을 준다. 800-634-6618. www.superfeet.com

TriggerPointRelief.com. 저자의 웹사이트로 여러 참고자료, 논문, 및 유용한 사이트와 연계

참고문헌
References

Audette, J. F., F. Wang, and H. Smith. 2004. Bilateral activation of motor unit potentials with unilateral needle stimulation of active myofascial trigger points. *American Journal of physical Medicine and Rehabilitation* 83(5):368–74.

Balch, J. F., and P. A. Balch. 2000. *Prescription for Nutritional Healing: A practical A-Z Reference to Drug-Free Remedies Using Vitamins, Minerals, Herbs and Food Supplements*. New York: Avery.

Borg-Stein, J,. and D. G. Simons. 2002. Myofascial pain. *Archives of physical Medicine and Rehabilitation 83*(Suppl 1): S 40–47.

Chen Q., S. Bensamoun, J. R. Basford, J. M. Thompson, and K. N. An. 2007. Identification of myofascial taut bands with magnetic resonance elastography. *Archives of Physical Medicine and Rehabilitation 88*: 1658–1661.

Edwards, J., and N. Knowles. 2003. Superficial dry needling and active stretching in the treatment of myofascial pain-a randomised controlled trial. *Acupuncture in Medicine 21* (3):80–86.

Hinkers, M. 2009. Diabetes: Taking steps to prevent amputation. Lower Extremity Review 1(2):33–40.

Issbener, U., P. Reeh, and K. Steen 1996. Pain due to tissue acidosis: A mechanism for inflammatory and ischemic myalgia? Neuroscience Letters 208 (1996): 191–194.

Kuan, T. 2009. Current studies on myofascial pain syndrome. *Current Pain and Headache Reports 13*:365–369.

Latremoliere, A., and C. J. Woolf. 2009. Central sensitization: A generator of pain hypersensitivity by central neural plasticity. *The Journal of Pain 10*(9): 895–926.

Li, J., and C. Muehleman. 2007. Anatomic relationship of heel spur to surrounding soft tissue: Greater variability than previously reported. *Clinical Anatomy 20*: 950–955.

Marcus, D. A., L. Scharff, S. Mercer, and D. C. Turk. 1999. Musculoskeletal abnormalities in chronic headache: A controlled comparison of headache diagnostic groups. *Headache: The Journal of Head and Face pain 39*(1):21–27.

Murphy, L., T. Z. Schwartz, C.G. Helmick, J.B. Renner, G. Tudor, G. Koch, A. Dragomir, W.D. Kalsbeek, G. Luta, and J. M. Jordan. 2008. Lifetime risk of symptomatic knee osteoarthritis. *Arthritis and Rheumatism 59*(9): 1207–111213.

Niddam, D. M. 2009. Brain manifestation and modulation of pain from myofascial trigger points. *Current Pain and Headache reports 13*:370–375.

Partanen, J., T.A. OjaLa, and J. P. A. Arokoski. 2009. Myofascial syndrome and pain: A neurophysiologic approach. *Pathophysiology*, doi:10.10266/j.pathophus.2009.05.001.

Shah, J.P.J. V. Danoff, M. J. Desai, S. Parikh, L. Y. Nakamura, T. M. Phillips, and L/ H. Gerber. 2008. Biochemicals associated with pain and inflammation are elevated in sites near to and remote from active myofascial trigger points. *Archives of Physical Medicine and Rehabilitation* 89:16–23.

Simons, D. G. 2003. Enigmatic trigger points often cause enigmatic musculoskeletal pain. Presentation at the STAR Symposium. Columbus. Ohio. May 22. Available at http://ergonomics.osu.edu/pdfs/2003%20STAR%20Symposium/Simons%20Trigger.pdf.

——. 2004. Review of enigmatic MTrPs as a common cause of enigmatic musculoskeletal pain and dysfunction. *Journal of Electromyography and Kinesiology 14*(1):95–107.

Simons, D. G., J. G. Travell, and L. S. Simons. 1999. *Myofascial pain and Dysfunction: The Trigger point Manual. Vol. 1, The Upper Extremities*. 2nd ed. Baltimore: Lippincott Williams & Wilkins.

Travell, J. G., and D. G. Simons. 1983. *Myofascial pain and Dysfunction: The Trigger point Manual*. Baltimore: Lippincott Williams & Wilkins.

——. 1992. *Myofascial pain and Dysfunction: The Trigger Point Manual*. Vol. 2, *The Lower Extremities*. Baltimore: Lippincott Williams & Wilkins.

Wickstrom, E., and M. Cordova. 2009. Ankle balance training targets recurrent injury. *Lower Extremity Review* 1(3):51–54.

찾아보기

Index

자

차

카

타

파

하

Valerie, DeLaune, L. Ac.,는 면허를 가진 침사(acupuncturist) 이며, 공인 신경근 치료사이며, 노스웨스트 침술 연구소와 동양 의학에서 침술 석사 학위를 그리고 워싱턴 대학에서 이학사 학위를 받았다. 그녀는 Heartwood 연구소와 Brenneke 마사지 학교에서 전문 공인증을 갖고 있다. 그녀는 통증유발점들과 침술에 대한 책과 논문들을 저술하고 현재는 알래스카에서 살고 있다. www.triggerpointrelief.com